당신께 귀 이야기를
들려 드릴게요

당신께 귀 이야기를 들려 드릴게요

제1판 1쇄 2022년 11월 22일

지은이 문경래
펴낸이 이경재

펴낸곳 도서출판 델피노
등록 2016년 8월 11일 제2020-000082호
주소 서울시 양천구 신정중앙로 86, 덕산빌딩 5층
전화 070-8095-2425
팩스 0505-947-5494
이메일 delpinobooks@naver.com
ISBN 979-11-91459-44-9 (03510)

당신께 귀 이야기를 들려 드릴게요

마음과 철학을 담아 치료하는 이비인후과 전문의의
난청, 이명, 어지럼증 이야기

문경래 지음

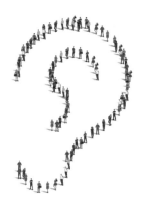

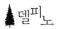

귀(耳)한
사람이 되어

이비인후과 레지던트가 끝나고 귀, 코, 목(두경부) 중 세부 전공을 정할 때였습니다. 이비인후과 의사가 아닌 사람들이 보기에는 그게 그거 같은 비슷한 귀, 코, 목이겠지만, 이비인후과 의사로서는 셋이 너무나 달라서, 무엇을 선택할지 왜 이리 고민이 되던지요. 하지만 레지던트 시절을 돌이켜보고 제 마음을 들여다보니, '귀'를 선택하는 게 당연한 일이었습니다.

이비인후과의 복잡한 세 가지 세상인 귀, 코, 목 중에서 귀는 제일 작지만, 해부학적으로나 신경생리학적으로나 복잡하고 이해하기도 어려운 분야였습니다. 하지만 저는 귀가 제일 좋았습니다. 바깥 귀 모양의 오묘한 균형적인 모습, 사람들과 소통하는데 중요한 청력 기관이자 우리 몸의 균형을 잡는 평형 기관. 몸에서 가장 작은 뼈가 있는 곳이자 가장 예민한 기관인 귀. 기증받은 감사한 시체로 해부를 할 때, 양쪽에 있는 귀를 동시에 해부하기 위해서 홀로 시체 실습실에서 울면서 시체 머리를 자르던 기억도, 나와 귀의 특별한 인연을 말해주는 에피소드처럼 생각되었습니다.

그렇게 귀를 하겠다고 결정하고 교수님들께 말씀드렸을 때 한 교수님께서, "문 선생이 귀를 하다니, 문 선생은 이제 정말 귀한 사람이 되겠구만!" 하고 말씀하셨습니다. 귀(耳)를 전공한 사람이자 귀(貴 precious)한 사람이라는 중의적 의미의 표현이 제 마음에 와닿았습니다.

이후 귀한 사람이 되어, 귀만 전문적으로 진료하며 십 년여를 열심히 살았습니다. 난청, 이명, 청각과민증, 어지럼증이나 만성 중이염, 선천성 귀 기형 등 귀 환자들을 진료하고 수술하는 시간이 참으로 뿌듯하고 감사했습니다.

조용하고 어두운 수술방에 현미경 불빛만 빛나는 모습과 수술방에 퍼지는 드릴 소리, 난청으로 잘 못 들으시는 할머니들의 아기 같은 모습, 난청 때문에 목소리가 커 성질 셀 것 같아 보여도 사실은 마음이 여린 할아버지 환자들, 오랫동안 귀 진물로 고생한 중이염 환자들의 완치 후 기뻐하는 모습, 인공와우나 보청기를 낀 한 명 한 명 똑똑하고 귀여운 아이들, 삶의 무게에 어지러움에 힘들어하는 중년 환자들, 예민하고 까다롭지만 공감을 바라고 있었던 너무나 착한 이명과 청각과민증 환자들….

귀 진료를 보는 동안 느낀 것은 나만 귀한 사람이 아니었다는 점이었습니다.

진료실에서 나에게 몸을 맡겨주었던 환자분들과 보호자분들, 나와 함께 전문 진료를 펼쳐주었던 청각사 언어치료사 음악치료사 간호사 간호조무사와 행정직원들, 지식뿐만 아니라 환자를 보는 마음가짐을 가르쳐 주셨던 여러 스승님과 동료 원장님들, 학회에서 만나 함께 공부하고 의견을 나누었던 이비인후과 교수님들과 원장님들… 모두가 귀한 사람들이었습니다.

나를 힘들게 했던 사람들도, 지치게 했던 기억들도, 부족한 나라서 괴로웠던, 실패해서 부끄러웠던 일들도 지금의 나를 있게 해준 귀한 경험이었습니다.

귀한 사람들의 이야기, 나의 귀한 경험들을 누군가에게 얘기하고 싶었습니다. 그리고 제가 가진 지식과 경험을 진료실에서의 짧은 시간만이 아니라 길게 나누고 싶었습니다. 환자와 보호자뿐 아니라 일상을 사는 다른 사람들에게도 귀의 소중함을 알려드리고 싶었습니다. 그래서 난청, 이명과 청각과민증, 어지럼증에 대한 이야기를 지식과 제 경험과 생각을 함께 녹여 책으로 쓰게 되었습니다. 의학책으로 딱딱하게 생각하지 마시고, 편안히 읽어 주셨으면 합니다.

귀(耳)한 사람이 귀(貴)한 분들께 소곤소곤 들려드리는, 귀와 인생 이야기이니까요.

이비인후과 귀 전문의
문경래

귀를 사랑하는 의사가 건네는
따뜻한 위로

황승택
「다시 말해 줄래요」 작가
(2020년 인공와우 시술)

2020년 8월 나는 도대체 내 몸에 무슨 일이 일어났는지 알 수 없었다. 며칠간 고열에 시달리고 귀에서 진물이 나와서 응급실을 찾았다가 의식을 잃고 다시 입원까지 하게 됐다. 더 큰 문제는 갑자기 귀로 어떤 소리도 들을 수 없다는 사실이었다. 앞서 '다시' 입원했다는 말을 쓴 이유는 2015년 10월부터 발병한 혈액암 발병과 재발로 2018년 4월까지 무수히 많은 입·퇴원을 반복했었기 때문이다. 생과 사를 오가는 암과 전쟁을 해온 경험이 있기에 안내받은 이비인후과 입원과 치료 과정은 그리 어렵지 않을 것이라고 당시 나는 지레짐작했다.

섣부른 판단이 틀렸다는 건 알게 되는 데는 그리 오랜 시간이 걸리지 않았다. 급성중이염 염증을 제거하는 1차 수술 직후 귀에서는 천둥소리 같은 정체 모를 소음이 계속됐다. 훼손된 평형감각 때문에 책은 고사하고 병실에 있는 텔레비전을 10초만 봐도 어지러웠다. 병상에서 일어나 화장실로 가려면 링거대를 잡고 걸음마를 다시 배우는 아이처럼 뒤뚱거리며 걸을 수밖에 없었다. 청력을 잃었다는 건 단순한 감각기관의 손실이 아니라 내 몸에 대한 통제권을 잃었다는 중대한 선고였다.

이후 인공와우 수술과 청력 재활, 직장 복직을 위해 숨 가쁘게 달려오다 현직 이비인후과 전문의인 문경래 작가의 「당신께 귀 이야기를 들려드릴게요」를 읽고 나서야 비로소 당시 내가 왜 아팠고 청력을 상실했는지 알게 되었다. 우리가 한 번쯤 겪어봤을 각종 귀에 관한 사례와 이해하기 쉬운 친절한 책 속의 문장을 읽다 보면 그가 진료실에서 환자를 대하는 모습이 자연스럽게 그려진다.

청력에 문제가 생겼을 때 블로그나 인터넷 카페 등을 찾느라 고민했던 독자들에게 이 책은 안전하고 믿을 수 있는 안내서다. 그러나 내가 저자의 책 속에서 읽어낸 가장 큰 메시지는 청력 손실, 이명, 혹은 청력장애 등을 절대 부끄러워하거나 숨기려 하지 말고 긍정적인 태도로 적극적으로 대처하라는 당부다.

이비인후과 의사인 저자 역시 이명과 청각과민을 경험한 적이 있음을 책 속에서 주저 없이 밝힌다. 또 미국의 빌 클린턴 대통령 역시 대통령 재임 시절 보청기를 사용했었다는 잘 몰랐다는 사실도 설명한다. 작가가 굳이 자신의 경험과 미국 대통령을 사례로 든 이유는 불가항력적인 신체장애를 능력의 결함으로, 보청기처럼 눈에 드러나는 보조기구 착용을 유별나게 바라보는 한국 사회의 비장애인 중심성에 경종을 울리는 동시에 적극적인 치료로 삶의 질을 향상시킬 수 있다는 굳건한 믿음에서 비롯됐음을 알 수 있다.

　나 역시 40대 초반까지 청인(廳人)으로 살다가 갑자기 청력을 잃고 인공와우 수술 이후 양쪽 귀 위에 헤드폰 같은 외부 기기를 착용하는데 주저했었다. 또 소음이 많은 환경에서 예전처럼 상대편의 목소리를 잘 들을 수 없을 때면 왜 나에게 이런 일이 생겼나 원망한 적도 많았다. 다행히 지금은 청각장애를 우리 사회가 비장애인 중심사회로 운영되고 있다는 점을 깨닫게 해준 소중한 계기로 받아들이게 됐다. 이와 비슷한 경험을 저자가 난청인 작가 시시벨이 자신의 장애를 수용하고 오히려 감사하게 여기게 됐다는 대목으로 소개할 때 지금의 내 생각이 틀리지 않았다는 작가의 격려를 받는 생각마저 들었다.

"지금의 나는 난청을 약간 불편한 일로 여기고, 이상하게 들리겠지만 때로는 축복으로도 여깁니다. 남들과 다른 것? 그것은 내 인생에서 가장 좋은 부분이 되었습니다. 약간의 창의력과 많은 노력을 기울이면, 어떤 '다름'도 놀라운 것이 될 수 있음을 알게 되었습니다. 남들과 다른 것이 우리의 '슈퍼 파워'입니다."

이 책의 마지막 장을 덮고 나면 일반 독자들은 당연하게 생각했던 귀의 소중함을 생각해보는 계기를 얻게 될 것이다. 난청 혹은 청력 장애를 겪고 있는 환자와 가족들은 든든한 위로와 함께 회복할 수 있다는 희망을 찾을 수 있다. 이번 책이 많은 독자를 만나 저자의 바람처럼 귀한 정보와 따뜻한 위로가 우리 사회에 더 많이 퍼지기를 기원한다.

오천만 명 중의
한 명

문인석

연세대학교 강남세브란스병원 이비인후과 과장

'러브스토리'의 작가로 유명한 에릭 시걸의 소설 중에 '닥터스'라는 소설이 있다. 하버드 의대생들의 연애담을 다룬 소설로 1980년대 후반 이 소설이 국내에 번역되어 출판되고서 몇 년간 의과 대학 입시 커트라인이 갑자기 높아졌다는 이야기도 있다. 과장된 면이 있지만 필자도 이 소설을 읽고서 의대에 진학할 생각이 좀 더 굳어진 사람 중의 하나이니 전혀 근거가 없는 것은 아니다.

의과대학 입학 후 실생활은 그런 연애담이나 낭만과는 거리가 멀었다. 하지만 의대생이 된 후 환자의 생명을 살리고, 환자분들의 아픈 마음을 어루만지며, 불의에 저항하고, 내 전 재산을 털어서라도 가난한 분을 돕는 꿈과 사명감을 가지게 되었다. 그러한 생각은 대학생 시절 방송

되었던 '종합병원'이라는 드라마, 'ER'이라는 미국드라마를 비롯한 많은 매체들의 영향이 컸다. 꿈과 사명감이 넘쳤던 의대생 생활을 지나 수련의/전공의/강사를 하면서 마주한 현실은 물론 또 달랐다. 소설이나 드라마는 현실과는 괴리가 있는 허구의 창작물들임을 다시 한번 깨달았다. 하지만, 그래도 현실의 냉엄한 조언보다 오히려 내 의사로서의 삶에 더 큰 영향을 미친 것은 바로 그 콘텐츠들이었다.

환자들의 경우도 마찬가지다. 많은 사람들이 질병에 대해서 쉽게 접하고 받아들일 수 있도록 해주는 것은, 진료실에서 딱딱하게 마주 앉아 3~4분 이내에 의사로부터 결정사항을 통보받는 행위보다는, 본인이 쉽게 접할 수 있고 원하는 시간만큼 상황을 파악할 수 있게 해 주고 치료에 대한 희망을 주는 내용을 담은 매개체들이다. 그러나 전문적이고 정확한 정보를 전달하려고 하면 할수록 이해가 어렵고, 거꾸로 쉽게 전달하고 흥미를 유발하려면 할수록 전문성이 떨어져서 치료를 방해하는 결과를 초래한다.

질환으로 고생하는 많은 분들이 그러하듯이, 귀 질환의 경우도 완치보단 (마치 당뇨병이나 고혈압처럼) 관리를 하면서 더불어 가야 하는 경우가 많고 보청기 같은 보조기구가 필요한 경우가 많다. 그러다보니 환자분들은 현실적인 조언보다는 판타지에 더 기대는 경우가 많다.

수술이나 약물치료 시기를 놓쳐서 오신 환자분들에게 냉혹한 현실에 대해서 설명해 드리면,

"옆집에서 그러던데 OO을 먹고서 좋아졌다는데 저는 어떻게 하면 될까요?"

"아시는 분이 그러셨는데 XX병원에서 약을 잘 지어 주셔서 그 약을 먹고 나았다는데 저도 같은 약으로 부탁드립니다."

"제 친척은 ~~에서 어떤 처치를 받으면 될 거라는데요."

같은 말씀들을 진료실에서 하는 경우가 많다. 솔직히 반박을 하거나 설명하기도 어렵고, 빨리 그런 상황을 모면하고 의사의 뜻을 관철시켜야 하는 상황에서 필자는 환자분들을 가볍게 타박하면서 권위로 누르는 전략으로 진료를 마무리한다.

"환자분, 우리나라에 의사가 몇 명인 줄 아세요? 오천만 명이랍니다. 다 자기가 전문가이고 의사같이 조언하지요? 그런데 그거 정말 맞는 이야기일까요? 그분들 미심쩍어서 저 찾아오셨죠? 저는 이 질환만 20년 보고 있는 사람이에요. 오천만 명 의사 중에 제일 잘 아는 의사예요. 그러니까 그냥 제 말 믿고 따라주세요."

이런 식으로…. 물론 나보다 더 잘 아는 분이 있는 것을 알지만 그래도 그런 식으로 어물쩍 넘어가기도 하고, 내가 환자분에게 말하면서 스스로도 (환자분들의 마음은 어루만져 주지 못할망정) 최고 전문가가 되자고 결심하는 그런 전략이다.

하지만, 문경래 선생님의 책을 읽고서 생각이 바뀌었다. 내가 오천만 명 중의 하나가 아니었다.

문경래 선생님은 오천만 명 중에 귀 질환을 제일 잘 치료하는 의사일 뿐만 아니라 알기 쉽고 흥미롭게 또한 환자분들의 마음을 어루만져 주면서도 정확한 정보를 전달해 주는 필력을 가진 분이다. 문 선생님을 알고, 같은 분야의 논의를 해본 것은 벌써 10년 이상 되었으나 문경래 선생님이 이렇게 진실된 마음을 가지고 환자분들을 대하시고 마법 같은 문장을 가지고 사람들에게 다가갈 수 있는 분인 것은 오늘에야 알았다.

이 책은 가장 정확한 정보를 가장 접근하기 쉬운 말로 풀어낸, 오천만 명 중에 가장 귀한 한 사람이 다른 모든 분들이 건강하게 귀~해지도록 영향을 주는 매개체이다.

PART 1 난청: 안 들리는 건 어쩔 수 없다?

**PART 3   어지럼증:
어지럼증은 약을 오래 먹어야 낫는다?**

PART 1

난청
안 들리는 건
어쩔 수 없다?

01
나이 들어 생긴 난청, 어떻게 해야 할까?

- 100세 시대 즐기려면 귀 건강부터 챙기자
- 엄마는 그래도 되는 줄 알았습니다
- 할머니, 기도해 주시기에요!

100세 시대 즐기려면
귀 건강부터 챙기자

2017년 EBS에서 "100세 쇼크"라는 초고령자의 삶에 관한 다큐멘터리를 3부에 걸쳐 방영한 적이 있다. 초고령자에게 생기는 정서, 건강, 사회적 문제 등을 다루었는데, 1부 맨 처음에 할머니 두 분이 등장한다. 88세 임부남 할머니와 친구 순천댁 할머니이다. 혼자 사시는 임부남 할머니는 적적한 하루를 보내다 순천댁 할머니를 찾아간다.

"쌀 들어왔어?"

"딸?"

"호랑이 안 내려와?"

"돼지? 안 내려와 돼지"

혼자 있으면 외로워 친구를 만나러 가지만, 서로 엉뚱한 답변만 하다가, 어색해져서 얼른 일어나는 임부남 할머니.

초고령자들의 삶을 다룬 이 다큐멘터리에서 가장 첫 부분을 장식한 것이 바로 청력 문제이다. 청력은 삶의 질과 사람들과의 관계에 큰 영향을 주기 때문이다. 초고령자들의 삶을 들여다보면, 혼자 살든 가족과 살든, 감정적 교류가 없이 살아가는 경우가 많은데, 이러한 '관계 단절'에 가장 큰 영향을 주는 문제가 청력 저하이다. "눈이 안 보이면 사물에서

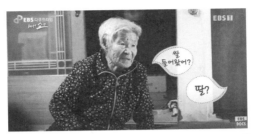

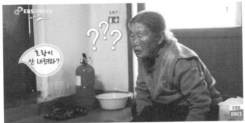

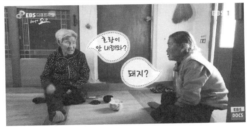

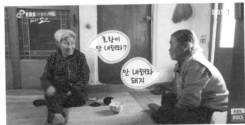

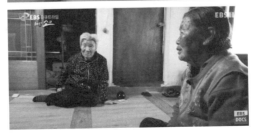

멀어지고 귀가 안 들리면 사람에서 멀어진다."라는 말이 안타깝지만…
사실이다.

　　사실 청력이 떨어지는 것은 어릴 때부터 일어나는 일이다. 우리 귓속
의 달팽이관 세포는 태어났을 때 상태가 제일 좋고 시간이 흐르면서 조
금씩 망가진다. 달팽이관 세포는 중간에 새로 만들어지는 세포도 없고,
망가졌던 세포가 되살아나지도 않는다. 처음 갖고 태어난 그 세포 그대
로 평생을 간다. 평생을 사용하는 달팽이관 세포들이기 때문에 시간이
갈수록 점점 세포들이 늙어간다. 시끄러운 소음이나 독한 약물에 노출
되면 달팽이관 세포들이 손상을 받아 노화가 더 빨리 진행된다. 사람마
다 차이가 크지만, 대략 40대부터 달팽이관 세포의 노화가 한계점을 넘
어 난청이 시작되며 70대 이후에는 일상생활에 영향을 미칠 정도로 세
포들이 사라진다.

　　세포들이 얼마나 망가졌고 사라졌는지에 따라 난청의 심각한 정도가
달라진다. 난청의 심각도는 다섯 단계로 나뉜다. 경도 난청, 중도 난청,
중고도 난청, 고도 난청, 심도 난청이다. 중도 난청은 세탁기 돌아가는
소리의 크기로 대화를 해야 하고, 고도 난청은 기차 지나가는 소리 정도
는 돼야 대화가 가능하다. 심도 난청은 소리가 거의 들리지 않으며 진동
으로만 느낀다.

　　노인들의 청력저하는 결국 사람들과 자유롭게 대화할 수 없게 만들
고 자신감을 잃거나 소외감마저 느끼게 만든다.

"귀가 안 들리니 답답해요."

인간의 감각 기능 중 가장 빠르게 노화가 진행된다는 청력.
100세 시대에 노년을 다른 사람들과의 관계를 즐기며 지내기 위해서
가장 먼저 챙겨야 할 것은 바로 '청력'이다.

엄마는 그래도 되는 줄
알았습니다

요사이 눈이 많이 와

고샅을 미끄러서 다닐 수가 없습니다

동네 앞 당산나무 눈꽃이 아름답습니다

우리는 화토를 치며 하루 이틀 보냅니다

설도 며칠 안 남았는데

설을 쇠면 봄이 돌아오고

일할 것을 생각하니

눈더미에 눌린 것처럼 힘이 듭니다

- 시 '겨울' 김점순(시집살이, *詩*집살이 중)

우리나라의 대명절, 설과 추석. 명절은 떨어져 지내던 가족들이 모여 즐겁기도 하지만, 어떤 이들에게는 스트레스가 되기도 하고, 오랜만에 만난 가족에게서 변화를 발견하는 시간이 되기도 한다. 설과 추석이 지나고 나면 나의 진료실에는 여자 환자들이 부쩍 눈에 띄게 많이 온다. 두 부류인데, 한 부류는 어지럼증을 호소하는 며느리분들이다. 명절 때 받는 스트레스와 과로로 어지럼증이 발생해서 진료를 받으러 많이 오신다.

또 다른 한 부류는 연세가 많은 할머님들이시다. 난청이 있는 어머니를 자녀들이 병원으로 모시고 오는 경우이다. 명절이라 오랜만에 내려간 고향집에서 어머니의 난청을 발견하고, 자녀들이 어머니를 병원에 모시고 온다. 일흔이 넘은 아들이 아흔이 넘은 어머니를 갓난아기 다루듯 조심조심 모시고 와서 진료를 보기도 하고, 형제 여러 명이 사이좋게 어머니 아버지를 모시고 오기도 한다. 어떤 딸은 진료실에서 눈물을 흘리고 나가고, 어떤 형제들은 곁에 부모님을 둔 채로 내 앞에서 싸우기도 한다.

어느 설 연휴가 지난 다음 날, 화장이 진한 미인형의 50대 여성과 함께 80세 김순례 할머니가 병원에 처음 오셨다. 같이 온 화려한 여성 보호자는 빠른 걸음으로 먼저 진료실로 오고, 뒤이어 왜소한 체구에 허리는 기역자로 굽은 까무잡잡한 얼굴의 어르신이 들어오셨다. 할머니가 자리에 앉기도 전에 이야기를 쏟아내는 보호자.

"선생님! 엄마가 전혀 알아듣질 못해요. 점점 잘 못 듣는 거 같긴 했는데 이번에 시골집에 가보니 말귀를 전혀 못 알아들으시더라고요. 그러면서도 병원에 안 온다고 하는 걸, 어휴, 겨우 데려왔어요."

투덜대듯 당당히 이야기하는 딸에 비해 혼나는 학생처럼 앉아 계신 굽은 등의 할머니. 가지런히 모은 두 손이 고목처럼 어둡고 가칠해 보인다.

"김순례 님! 소리가 잘 안 들리세요?"

할머니는 처음엔 대답을 안 하시다가 다시 한번 큰 목소리로 소리치듯 여쭈니 그제서야 말없이 고개를 끄덕이신다.

"왜 그러신지 제가 귀 안을 들여다볼게요. 여기 현미경 앞에 앉아보세요."

현미경으로 귓속을 보니 귀지가 완전히 꽉 차 있다. 너무 딱딱해서 한 번에 안 빠질 정도다. 옆에서 딸이 부끄러워하며 괜히 부산을 떤다.

"아니 엄마! 귀지가 왜 이리 많아! 지저분하게!! 우리 엄마가 원래 이렇게 지저분한 사람이 아닌데…."

"연세 드시고, 몸 안에 기름도 없어지면서 귀지도 마르게 되죠. 지저분한 거 아니고, 많이들 그러세요."

내 말에 딸은 약간 안심했는지 말을 더 잇는다. 처음과는 달리 목소리가 조용하다.

"누가 봐 드릴 사람이 있어야죠. 시골에서 혼자 농사지으며 사시니 이런 것도 누가 안 봐주고… 자식이 많아도 모시고 살 사람도 없고. 저도 사는 게 바빠 자주 가지도 못하고… 엄마가 원래 정말 깔끔한 분이신데…."

귀 안에 마취제를 뿌려놓고 20분 후 다시 뵙기로 했다. 그러면 시간은 좀 걸리지만, 귀지가 마취액에 불어서 잘 빠지기도 하고, 귓구멍 피부도 마취가 되니 덜 아프게 뺄 수 있어 일석이조의 방법이다.

다시 진료실에 들어온 할머니는 말없이 현미경 앞 의자에 기대 누우시고, 나는 현미경 배율을 조절하며 귀지를 뺀다. 잘 참고 계시던 할머니가 귀지의 딱딱한 부분이 나오면서 약간 아프셨는지 어깨를 움찔하신다.

"할머니! 아프셨어요? 움직이시면 다치세요! 잠시만 가만히 계셔보세요!"

딸이 보호자 의자에서 일어나 할머니 곁으로 가서 손을 잡는다.

"엄마, 조금만 참아봐!"

현미경 앞에 귀를 맡기고 딸에겐 손을 맡기고, 비스듬히 누워 계신 조그마한 할머니. 아프셔서인지 눈가에 눈물이 살짝 어리는 게 보인다.

누워 있는 할머니의 눈물이 통증 때문만은 아닐 것이다. 명절 때 서울에서 오랜만에 온 딸이 반갑고 좋지만, 그 딸에게 조금이라도 폐가 될까 걱정되는 마음으로 서울로 오셨을 것이다. 번쩍번쩍해 보이는 큰 병원에 흰 가운을 입은 젊은 여의사를 만나서도 마음이 편하지 않으셨을 것이다. 잘 안 들리는 것이 맞긴 한데, 딸이 혹시라도 본인 때문에 큰돈 쓰게 될까 봐 그게 걱정되셨을 것이다. 게다가 진료를 보는데 귀지가 가득하다 하니 깔끔하게 살아오신 분인데 딸 앞에서 괜히 작아지는 기분이 드셨을 것이다. 귀를 누군가에게 맡기고 누웠을 때의 훤히 발가벗겨지는 듯한 기분… 나도 그렇게 있어봐서 안다. 얼마나 작아지는 기분이 드는지. 그리고 그때 손을 잡아주는 딸 손의 온기….

"할머니, 귀지는 이제 깨끗하게 다 나왔어요! 이제 좀 시원하시지 않으세요?"

"응, 잘 들리는 거 같애…." 하시는 할머니.

"그래도 청력검사 받아 보셔야 해요! 귀지 때문에 잘 안 들리는 건 조금이고, 다른 문제가 있을 수 있거든요!"

소리치듯 말해야 알아들으시는 걸 보아 분명 청력이 안 좋으시리라… 귀지도 뺐고 고막도 괜찮은데도 안 들리시는 걸 보면 노화 때문에 생긴 난청일 가능성이 크고… 보청기를 하셔야 할 텐데 어쩌나… 차라리 청각 장애 등급에 해당될 정도로 청력이 나쁘면 정부에서 주는 보청기 지원금을 받으실 수 있을 텐데, 그 정도는 아닐 것 같은데… 머릿속으로 여러 가지 생각을 하며 할머니와 그 따님을 청각검사실로 안내했다.

두 모녀가 진료실을 나간 후, 먹먹한 마음이 한참 들었다. 딸의 눈치를 보시는 나이 드신 어머니, 그런 엄마에게 짜증 내듯이 말하지만, 사실은 그 엄마가 너무 안쓰럽고, 여태껏 신경 쓰지 못한 자신에게 죄책감이 드는 딸….
진료실 안의 공기에서 짠맛이 나는 것 같은 기분이다.

엄마는 그래도 되는 줄 알았습니다
하루 종일 밭에서 죽어라 힘들게 일해도
엄마는 그래도 되는 줄 알았습니다
찬밥 한 덩이로 대충 부뚜막에 앉아
점심을 때워도
엄마는 그래도 되는 줄 알았습니다

힘겨운 냇물에서 맨손으로
빨래를 방망이질해도
엄마는 그래도 되는 줄 알았습니다

배부르다 생각 없다
식구들 다 먹이고 굶어도

엄마는 그래도 되는 줄 알았습니다

발뒤꿈치 다 헤져도
이불이 소리 내도
엄마는 그래도 되는 줄 알았습니다

손톱이 깎을 수조차 없이 닳고 문드러져도
엄마는 그래도 되는 줄 알았습니다.

아버지가 화내고
자식들이 속썩여도 끄덕 없는
엄마는 그래도 되는 줄 알았습니다

외할머니 보고 싶다
외할머니 보고 싶다
그것이 그냥 넋두리 인줄만
한밤중 자다 깨어 방구석에서 한없이
소리죽여 울던 엄마를 본 후론
아!
엄마는 그러면 안 되는 것이었습니다.

- 시 '엄마는 그래도 되는 줄 알았습니다', 심순덕

아야 뛰지마라 배 꺼질라

가슴 시린 보릿고개길

주린배 잡고 물 한바가지 배채우시던

그 세월을 어찌 사셨소

초근 목피에 그 시절 바람결에 지워져갈 때

어머님 설움 잊고 살았던 한 많은 보릿고개여

풀피리 꺾어 불던 슬픈 곡조는 어머님의 한숨이었소

- 가요 '보릿고개', 진성

할머니,
기도해 주시기에요!

"원장님, 원장님은 할머니 환자들을 유난히 좋아하시는 것 같아요."

진료를 마치고 책상 앞을 정리하는데, 내 진료 어시스트를 몇 년째 하고 있는 나리 씨가 말을 꺼낸다.

"내가 그런가?"

그러고 보니 그런 것 같긴 하다. 매일 많은 환자를 만나지만, 유독 마음에 남는 환자들이 있다. 귀여운 어린이 환자, 의젓한 학생들, 취업과 직장 문제로 스트레스받는 젊은이들과 중년의 남성분들, 정이 많은 중년 여성분들, 예의를 갖춰 대해주시는 할아버지들… 모두 내가 좋아하는 환자분들이지만, 특히 내가 편애하는(?) 분들은 나이 드신 할머니 환자들이다.

나리 씨가 말을 꺼내기 바로 전에 다녀간 82세 손양자 할머니는 삼출성 중이염으로 내가 고막 환기관 삽입 수술을 해드린 환자분이다. 삼출성 중이염은 고막 안쪽, 중이에 물이 차는 질환으로, 어린아이들한테서 귀감기로 많이 온다. 그런데 어린이뿐 아니라 노인들에서도 삼출성 중이염이 잘 생긴다. 나이가 들면서 이관의 기능이 원활하지 않아져서, 고막 안쪽에 공기가 들어가지 못하고 물이 차기 때문이다.

삼출성 중이염 환자에서 약물과 행동치료를 하며 기다려 봤는데도 물이 안 빠질 때는, 고막을 칼로 째서 일부러 작은 구멍을 뚫어주고 물을 빼기도 한다. 그런데 이 구멍이 오래 유지가 되면 구멍을 통해서라도 공기가 공급되니 좋은데, 구멍이 다시 막혀 버리면 다시 물이 차고 또 차고를 반복하는 경우가 종종 있다. 그래서 그런 경우엔, 고막에 환기관(일종의 고무 튜브)을 넣어준다. 환기관을 넣으면 그 관이 고막의 구멍을 유지시켜주고, 그러면 그 구멍을 통해서 고막 안으로 공기가 공급이 되니, 이관의 기능이 안 좋아도 물이 안 찰 수 있다.

손양자 할머니는 삼출성 중이염이 자꾸 반복돼서 고막 환기관 수술을 해드린 경우이다. 할머니는 고막 환기관 수술을 받고 청력이 많이 좋아졌던 분인데, 튜브가 종종 막히면서 고막 안에 물이 차면 잘 안 들린다고 오신다. 이번에도 그래서 오셨다. 현미경으로 보면서 튜브 안을 잘 뚫어서 고막 안쪽의 물을 다 빼니 잘 들린다며 좋아하신다. 다행이다. 현미경 앞 의자에 누워 있는 할머니의 옷깃에 브로치가 보인다. 병원에 오신다고 차려입으신 걸까, 좋은 누구를 만나고 오신 걸까, 괜히 혼자 생각해본다. 할머니의 주름진 손가락에 묵주 반지도 보인다. 할머니는 항상 묵주 반지를 끼고 다니시면서 나에게도 열심히 성당을 다니라고 매번 얘기하시는, 열성 가톨릭 신자이시다.

귀 드레싱이 끝나고 눕혀 있던 의자를 곧게 세우자 할머니가 앉으시며

"아유, 이제 잘 들리네! 원장님이 하면 귀가 하나도 안 아파!"하고 날 칭찬해 주신다.

나는 할머니 귀에다 대고 큰 소리로 소리친다.

"할머니, 저 로사인거 아시죠?! 기도해 주신다고 하셨잖아요! 하고 계세요?!"

"그럼, 내가 우리 원장님 위해 항~상 기도하고 있지!"

하시며 내 손을 꼭 잡으시는 손양자 할머니. 정말 말씀처럼 항상 하시는지는 의문이긴 하지만.

이렇게 나를 위해 기도해 주시기로 약속하신 할머니들이 많이 계신다. 기독교 신자도 계시고, 가톨릭 신자도 계시고, 불교 신자도 계시다.

진료실에서 할머니들을 뵐 때 나의 친할머니, 외할머니를 종종 떠올린다. 특히 얼마 전까지도 (얼마 전이라고 쓰고 보니 벌써 돌아가신 지 10년이 넘었다) 곁에 계셨던 외할머니는 자주 생각난다. 외할머니는 체구가 작고 마른 분이셨다. 넉넉지 않은 형편이었지만 항상 우아하신 분이었다. "외할머니"란 단어에 마음이 따뜻해지는 그런 분이셨다.

외할머니를 생각하면, 가장 먼저 떠오르는 모습은 할머니가 밥과 반찬들이 담긴 소반을 들고 부엌에서 마루로 등이 구부정한 채 걸어 나오시는 모습이다. 배경은 외할머니가 마지막에 지내셨던 서울의 한 작은 빌라이기도 하고, 외할머니의 고향이자 나의 고향인 제주도 바닷가 근처의 무화과나무와 앵두나무가 마당에 있던, 이제는 없어진 그리운 제주도 시골 외가댁이기도 하다. 할머니가 들고 계신 소반 위에는 지금 갓 한 밥이 가득 담긴 밥그릇과 직접 구운 김, 양념간장, 구운 고등어 등이 올려져 있다. 내가 먹는 동안 곁에 앉아서 고등어 살을 발라 주시던 모습이 아직도 생생하다.

동생이 셋이나 되는 나에게 외할머니댁은 어리광을 부릴 수 있는 둥지나 쉼터 같은 곳이었다. 외할머니에겐 손자 손녀가 많았는데, 그중 가장 왜소하고 까무잡잡한 나를 제일 예쁘다며 예뻐해 주셨다. (나만의 생각일지도 모른다. 모든 손자 손녀들이 자신이 젤 예쁨 받았다고 생각할지도.)

외할머니댁에서는 오래된 것들의 냄새가 났다. 외할머니와 함께 사시던 이모와 외삼촌의 어려운 책들이 쌓여 있어, 심심할 때는 그 책들 중 재밌어 보이는 걸 골라서 읽곤 했다. 오래된 소파에 누워서 오래된 쿠션을 베고서 어려운 책을 읽고 있노라면 모든 시간이 정지된 듯했고, 나는 어떤 위험이나 판단에서도 벗어난 고요함 속에 있는 것 같았다. 놀 것이 없어 심심했지만 나는 그 심심한 시간을 사랑했다.

소파에 누워서 책을 읽고 있으면, "아이스께끼 줄까?" 하시며 냉동실에서 아이스크림을 꺼내 주시던 할머니, 내가 성인이 된 다음에도 뵈러 가면 "밥 먹고 가야지"라고 하시며 고봉밥을 주시던 할머니. 집에 돌아갈 때는 꼬깃꼬깃하게 접은 몇천 원을 손에 쥐어 주시던 모습이 지금, 글을 쓰고 있자니 눈앞에 재생된다.

분홍색 카디건이 어울리는 우리 우아한 할머니에게도 힘든 젊은 시절이 있었다는 것을 알게 된 것은 내가 성인이 되고 나서였다. 중학교 교장 선생님이었던 외할아버지가 일찍 돌아가시자, 할머니는 생계유지를 위해 보험 회사에 다녔던 적이 있다고 했다. 아마 그 시절 여자가 할 수 있는 몇 안 되는 직업이었을 것이다. 나는 할머니를 인자하고 우아한 할머니로만 기억하지만, 할머니께는 삶의 물살을 홀로 헤쳐 나가던 힘든 시기가 있었던 것이다. 그 시기를 억척스럽게 훌륭히 넘기시고 난후, 인자하고 따뜻한 할머니로 사랑을 베풀며 지내셨던 것이다. 할머니란 그런 존재다. 내가 만나는 이 할머니는 지금의 모습만이 아니라, 어린 소녀, 당찬 젊은 여성, 삶의 고난을 이겨낸 시절… 그 모든 시간의 축적인 존재이다.

물론 외할머니는 이젠 돌아가셔서 다시 뵐 수 없다. 내가 둘째 아이를 임신해 있던 십 년 전 어느 날, 아흔의 연세로 주무시다가 돌아가셨다. 어쩌면, 우아한 연분홍색 카디건이 어울리는 우리 할머니에게 어울리는, 그런 우아한 죽음이었다. 다들 호상이라고 했다. 하지만 나는 그 상중에 "호상이라는 건 없어. 어떻게 죽음에 좋은 죽음이 있겠니." 하시던 지도교수님의 말씀에 눈물을 터뜨렸었다.

할머니와의 추억이 남아있는 사람이라면, 인터넷에 돌아다니는 이 '비밀번호'라는 동시를 읽고 눈물 흘리지 않을 사람은 없을 것이다.

우리 집 비밀번호
□□□□□□□

누르는 소리로 알아요
□□□ □□□□ 는 엄마
□□ □□ □□□ 는 아빠
□□□□ □□□ 는 누나
할머니는

□ □ □ □
□ □ □

제일 천천히 눌러도
제일 빨리 나를 부르던
이제 기억으로만 남은 소리
보고 싶 은
할 머 니

- 시 '비밀번호', 문현식

나도 이 동시를 읽고 연분홍색 카디건을 입은 외할머니, 오랜 밭일로 등이 굽은 친할머니, 내 딸 아들을 오래 돌보아 주신 나의 어머니 생각에 눈물이 왈칵 쏟아졌었다. 나의 외할머니, 친할머니는 언젠가 내가 꿈에서 뵈었던 것처럼 편안한 미소를 지으신 채 천국에서 행복하게 지내고 계실 것이다. 이제 나는 할머니를 실제로 뵐 수 없지만, 그래도 진료실에서 누군가의 할머니들을 매일 만난다. 그리고 할머니들께 인사하고, 치료해 드리고, 손을 잡는다.

내가 나의 할머니들, 그리고 이제 내 딸의 할머니가 된 내 어머니에 대한 애틋함과 그리운 마음 때문에 할머니 환자들을 좋아하기도 하지만, 그것이 이유의 전부는 아니다. 할머니 환자들 특유의 정(情)과 배려심 때문에도 할머니 환자들을 좋아한다. 물론 다른 나이대의 환자분들

중에서도 그런 분들이 많이 계시지만, 할머니 할아버지 환자들, 특히 할머니 환자분들은 거기에 오래된 삶의 연륜에서 나온 여유까지 더해져서 나에게 울림을 주시는 분들이 많다. 거기다 할머니들이 기분 나빠 하시지 않는다면, 이런 표현이 괜찮을지 모르겠지만, 속마음으로는 귀여우시다고도(!) 느낀다.

본인도 한참 진료를 기다리셨을 텐데, 아기가 칭얼거리는 게 안쓰럽다고 아기 엄마에게 진료순서를 양보해 주시던 할머니, 약 먹고 속이 안 좋았지만 약 처방해 준 선생님 생각에 다 안 먹을 수가 없었다며 2주간 약을 꼬박 드시고 오셔서는 내가 미안해할까 봐 속이 안 좋았다는 이야기를 조심스레 꺼내시는 할머니, 오실 때마다 작은 머리핀을 하나씩 갖다 주시던 할머니, 나이 일흔에 엄마 없는 말괄량이 손녀 키우는 얘길 하시며 눈물과 웃음을 함께 지으시던 어지럼증이 있던 할머니, 휠체어 타고 힘들게 힘들게 중이염 진료 보러 오시면서도, 선생님 보고 가니 힘이 난다며 웃으며 가시는 할머니, 코에 생긴 암을 수술받아서 코가 없어진 남편의 중이염 때문에 진료받으러 오시는데, 항상 남편 손을 잡고 남편 얼굴을 사랑스럽다는 듯이 만지시는 씩씩한 보호자 할머니, 몸이 아프셔도 손자·손녀 키우느라 일을 그만두질 못해 김밥 싸는 일을 매일 하시면서 김밥 다섯 줄이 들어있는 비닐봉지를 수줍게 주고 가시던 할머니… 또, 아드님과 열심히 오시던 90 넘은 귀여우신 할머님이 한동안 안 오셔서 아드님께 연락드렸다가 이제 안 계시단 말씀을 듣고 마음이 황망했던 기억.

삶의 여러 힘든 시간을 이겨내고, 다른 사람들의 고통에 관심을 갖고 도움을 주려 노력하시는 할머니들… 나의 최애 할머니들과 이런저런 소소한 추억을 쌓는 게 진료실에서의 부차적인 기쁨이기도 하다. 할머니들이 진료를 보고 천천히 진료실을 나서는 뒷모습을 보며 나는 마음으로는 화살기도를 하며 소리친다.

"할머니! 다음에 오실 때까지 건강히 잘 지내시고 오시기에요!"

02
수술로 고칠 수 있는 난청,
고칠 수 없는 난청

- 보청기를 결심하고 왔지만 수술로 치료하다
- 소리를 듣는 과정 중 어디가 문제?
- 본인도 몰랐던 잃어버린 청각을 되찾다
- 돌발성 난청의 모든 치료법, 그리고 기다림

보청기를 결심하고 왔지만
수술로 치료하다

끼익, 진료실 문을 열고 들어온 60대 남성, 김성남 님. 구릿빛 피부에 반듯한 자세로 60대이시지만 훨씬 더 젊고 건강해 보이는 분이었다. 진료실 의자에 앉으시자마자 10년 전부터 잘 안 들려서 너무 괴로웠다고 하시며 보청기를 맞추고 싶다고 하셨다.

"빨리 오고 싶었는데, 돈 마련하느라 시간이 걸렸어요. 이제 보청기 하려구요."

청력검사를 해보니 청력이 상당히 떨어져 있어서 일상생활에서 대화가 힘드실 만했다. 그러나 이분은 보청기가 필요한 경우가 아니었다. 귓속을 확인해보니, 양쪽 고막에 구멍이 크게 뚫려 있었다. 이분의 청력이 떨어진 이유는 바로 구멍 난 고막 때문이니, 이 구멍만 막아주면 정상처럼 잘 들을 수 있는 분이었다. 그런데도 보청기를 해야 한다는 부담에 이비인후과에 오지 못하고 계셨다니… 우리나라처럼 병원 문턱이 낮은 곳에서! 너무 안타까웠다.

"김성남 님! 보청기 하실 게 아니라 수술을 받으셔야 해요! 여기 고막에 구멍이 뚫려서 잘 못 들으신 거예요! 수술만 받으시면 잘 들으실 수 있겠어요!"

난청 환자를 많이 보는 나는 매일 크게 소리치며 진료한다.

"뭐요? 예전에 보청기 해야 한다고 들었는데… 정말요? 수술만 하면 잘 들을 수 있어요?"

김성남 님은 이제껏 그런 줄도 모르고 힘들게 사신 세월을 생각하며 억울하고 속상하다고 하시며 눈물 흘리셨다.

환자분을 위해 차례로 양쪽 고막재생수술을 해드렸다. 한쪽은 소리 전달하는 뼈가 굳어져 있어서 인공 뼈로 대체해주는 수술도 함께 진행하였다. 수술실에서 수술이 끝날 때, 잘 들리시는지를 묻자, "오 진짜 크게 잘 들려요!"라고 좋아하며 말씀하셔서 수술실에 있던 간호사들도 나도 환자분과 함께 웃었다. 김성남 님은 결국 보청기 없이 양쪽 다 잘 들려서 행복해하며 지내고 계시다.

김성남 님처럼 청력이 떨어져도 나이가 들어서 그런가 보다 하고 참고 지내다 진료를 받고 수술이 가능하다는 걸 알게 되는 경우가 종종 있다. 고막이 없는 만성 중이염 때문에 그러기도 하고, 소리 전달하는 뼈가 굳는 이경화증 때문에 그러기도 한다. 그런 분들은 진료를 받으며 알게 된 본인의 귀 상태에 놀라기도 하고 좋아하기도 하신다. 왜 여태껏 병원을 찾지 않았나 자신을 책망하시기도 한다. 이런 분들을 곁에서 보고 치료해 드릴 때면, '좀 더 일찍 치료받으셨으면 좋았을 텐데…' 하는 안타까운 마음 반, '그래도 수술로 잘 들리게 해드릴 수 있어 잘됐다' 하는 다행인 마음 반이다.

소리를 듣는 과정 중
어디가 문제?

　왜 어떤 난청은 수술로 치료가 가능하고, 어떤 난청은 수술이 불가능할까? 귀의 어느 부분이 문제가 돼서 난청이 생겼는지에 따라 수술 여부가 결정된다. 그래서 난청이 있을 땐, 귀의 어느 부분에 문제가 생겼는지를 파악하는 것이 매우 중요하다. 그럼 귀의 어떤 부분들이 잘 못되어 난청이 되는 걸까? 소리를 듣게 되는 과정을 살펴보자.

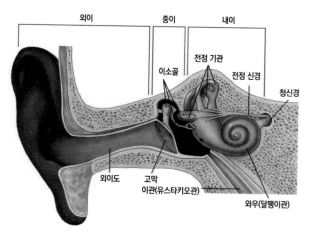

[그림1-1] 귀의 구조

인간은 여러 단계를 거쳐서 듣게 되어 있다. 밖에서 누가 당신의 이름을 부른다고 하면, 그 소리는 먼저

1. 귓구멍(외이도)으로 들어와서,
2. 고막을 흔들고,
3. 고막에 붙어있는 소리 전달하는 뼈(이소골)를 움직인다.
   그리고 나서 소리 전달하는 뼈와 연결된
4. 달팽이관으로 진동이 전달되면, 달팽이관 내의 세포들을 통하여 진동이 전기신호로 바뀌게 된다.
5. 이 신호가 전깃줄에 전기 흐르듯이 청신경을 통해 흘러가서
6. 뇌의 청각 피질 부위에서 최종적으로 신호를 받고,
   '아, 나를 불렀구나' 하고 알게 되는 것이다.

이 1부터 6까지의 과정 <귓구멍 - 고막 - 이소골 - 달팽이관 - 청신경 - 뇌> 중에 문제가 발생하면 난청이 생긴다. 각각을 예를 들어 설명하면 이렇다.

1. 귓구멍의 문제로 안 들리는 경우가 있다. 가장 간단하게는 귀지가 꽉 막혀서 안 들리는 경우가 그렇다. (종종 귀가 안 들린다고 오셨는데 확인해보니, 귓구멍 안에 꽉 찬 귀지가 있는 경우가 있다. 귀지를 제거하면 갑자기 잘 들린다고 너무 감사해 하시며 나를 명의로 만들어 주신다. 세상의 난청이 다 이렇게 해결할 수 있다면 얼마나 좋을까?!) 선천적으로나 후천적으로 귓구멍이 좁아진 외이도

협착증이나 외이도염 등 때문에 이런 일이 발생하기도 한다.

2. **고막**에 이상이 있어도 청력이 떨어진다. 앞서 이야기했던 김성남 님의 경우처럼, 젊었을 때 염증으로 고막에 구멍이 뚫려 있는 (이를 만성 중이염이라고 한다) 경우가 그렇다. 수술로 고막을 잘 만들어주면 잘 들을 수 있다.

3. **이소골**이 굳어져 있거나, 태어날 때부터 기형이 있는 경우도 종종 있다. 이런 경우, 굳어져 있는 이소골을 움직이게 해주거나, 이소골을 제거하고 인공이소골을 넣어 주기도 한다. 이 수술을 받은 환자분들은 정말 만족도가 높다.

4. **달팽이관**의 세포가 손상되어도 잘 안 들린다. 흔히 말하는, 나이가 들어서 청력이 나빠졌다고 하는 경우는 달팽이관 세포가 노화로 인해 손상되어서 잘 안 들리는 것이다. 또한, 소음이나 약물에 의해서도 달팽이관이 손상되어 난청이 생길 수 있다.

5. **청신경**에 문제가 있을 수도 있다. 하지만 "신경이 죽어서 소리가 안 들리는 것"일까 봐 걱정하는 분들이 많은데, 신경이 죽어서 소리가 안 들리는 경우는 거의 없다고 봐도 된다. 신경의 문제라고 알고 있는 대부분은 "달팽이관 세포"의 문제이다. 드물긴 하지만 청신경에 혹이 있어 한쪽 귀가 잘 안 들리기도 한다. 청신경의 혹이 의심되면 MRI를 촬영해 보아야 한다.

6. 뇌의 소리 듣는 부분(청각 피질)에 문제가 있어 잘 안 들릴 수도 있다.

이 중, 4, 5, 6번, 즉 달팽이관이나 청신경, 뇌의 청각피질의 문제가 있어 잘 안 들리는 경우(이를 감각신경성 난청이라고 한다)는 수술로 청력을 회복시키는 것이 불가능하다. 하지만 1, 2, 3번의 경우(이를 전음성 난청이라고 한다)에 해당되는 난청인들은 수술을 받으면 잘 들을 수 있다.

이렇게 수술로 잘 들을 수 있는 난청인들이 사실은 꽤 많다. 하루에도 여러 환자분이 포기하며 지내다가 "네? 수술이 가능하다고요?"라고 되묻는다.

본인도 몰랐던
잃어버린 청각을 되찾다

얼마 전, 왼쪽 귀가 잘 안 들리는 젊은 여성 이민주 씨가 어머니와 함께 병원에 내원했다. 걱정스러운 표정의 어머니와는 달리 민주 씨는 차분한 표정이었다. 민주 씨는 어렸을 때부터 왼쪽 귀가 잘 안 들렸기 때문에 이미 적응이 되어서 많이 불편한 줄을 모르고 지내왔다고 하였다. 그런데 최근에 취업하느라 받은 청력검사에서 왼쪽 청력이 매우 나쁘게 나와서, 정밀 청력검사를 받아야 하니 내원한 것이다. 민주 씨는 불편하지 않은데 굳이 검사를 받아야 하는지 모르겠다고 하였다. 그렇지만 나는 얼굴도 예쁜 젊은 아가씨가 한쪽 청력이 잘 안 들린다고 하니 안타까운 마음이 들었다. 사실 민주 씨도 민주 씨지만, 걱정스러운 어머니의 얼굴이 더 마음이 쓰였다. 진료 내내 어머니는 무릎에 올려놓은 가방을 꽉 쥐고 계셨다.

내켜 하지 않던 민주 씨는 취업 문제가 걸려있으니 그래도 정밀한 청력검사를 받았다. 청력검사에서 오른쪽은 정상, 왼쪽은 중등도 난청이 있었다. 난청이 있는 왼쪽의 귓구멍과 고막은 모두 정상이었다. 그리고 달팽이관, 청신경 검사도 모두 정상이었다. 그렇다면 왼쪽 귀의 어디가 문제겠는가? 맞다, 소리 전달하는 뼈(이소골)의 이상을 의심해 볼 수 있다.

CT를 찍어보니 역시나, 왼쪽 이소골 중 하나의 뼈가 정상보다 짧다.

즉, 소리 전달하는 뼈들이 제대로 다 연결되지 못한 것이다. 그러니 소리가 제대로 전달이 되지 못할 수밖에… 선천적으로 이소골 기형이 있는 경우는 태어나면서부터 한쪽이 잘 안 들리다 보니 거기에 적응이 되어서 그다지 불편해하지 않는다.

민주 씨는 국소마취로, 귓구멍 안으로 수술을 진행했다. (국소마취로 수술하면 전신마취와는 달리 환자가 완전히 잠들지 않기 때문에, 수술하면서 환자의 청력 개선 정도를 확인해 볼 수 있다. 그리고 귓구멍 안으로 수술하면 겉으로는 전혀 상처가 남지 않는다!) 고막을 열고 이소골의 모양과 움직임을 확인해보니, 이소골 3개 중에서 중간 뼈의 모양에 문제가 있었다. 이 이소골 기형 때문에 소리가 달팽이관까지 전달이 잘 안 되었던 것이다. 기형 이소골을 조심히 제거하고 티타늄으로 만들어진 인공이소골을 필요한 길이를 맞추어 넣어주었다. 인공이소골이 고막 바깥으로 나오지 않도록, 인공이소골과 고막 사이에 연골을 튼튼하게 넣어주는 것도 물론이다.

민주 씨의 왼쪽 청력은 수술 이후 완전히 정상 청력으로 돌아왔다. 민주 씨는 "양쪽으로 듣는 게 이런 건지 몰랐어요."라고 수줍게 이야기했다. 첫 진료 때 딸 곁에서 죄인처럼 미안해하셨던 어머니가 수술 후 첫 청력검사를 하던 날, 청력이 좋아졌다는 것을 확인하고는 나에게 감사하다고 얘기하며 고개를 여러 번 숙여 인사하셨다. 나 또한 두 아이의 엄마로서 그 어머니의 마음을 알 것 같아 뭉클하던 순간이었다.

이렇듯 잘 들리기를 포기하고 지냈던 환자 중에서, 또는 잘 들린다는 것이 어떤 건지도 모르고 살던 환자 중에서, 수술로 새로운 세상을 얻은 사람들이 많다. 난청이라고 해서 다 똑같은 난청이 아니다!! 난청이 귀의 청각 단계 중 어느 단계에서 문제가 생겨서 발생되었는지를 진단받는 것이 반드시 필요하다. 수술을 해서 고칠 수 있는 경우라면 수술을 받으면 된다. 그래야 나중에 억울한 일이 안 생긴다.

돌발성 난청의 모든 치료법,
그리고 기다림

갑자기 생기는 돌발성 난청은 정말이지, 당한 사람에겐 말 그대로 "마른하늘에 날벼락" 같은 일이다. 특히 스트레스가 많고 피곤하거나, 과로하거나, 바이러스 질환 끝이거나… 이럴 때 생기는 경우가 많은데, 안 그래도 힘든 상황에서 마치 정점을 찍는 듯이 쾅! 하고 한쪽 귀가 안 들려버리니… 미칠 노릇이 된다.

이비인후과 레지던트 시절, 평소 아끼던 다른 과 후배가 한쪽 귀 돌발성 난청이 와서 괴로워했던 적이 있었다. 옆에서 보면서도 참 마음이 아팠다. 후배는 레지던트 수련이라 힘든 와중에 이런 일이 생긴 것이라 힘들어했는데, 하지만 병원 일을 쉴 수도 없었다. (그때는 왜 그랬을까? 무슨 대단한 사고가 난 게 아니면 병가 따윈 없었다.) 스트레스를 덜 받아야 한다고 하지만, 한쪽 귀가 안 들리는데 어떻게 스트레스를 안 받을 수가… 더더욱 스트레스로 힘들어하고, 나는 내가 옆에서 해줄 수 있는 치료에 한계가 있어서 마음이 괴로웠던 기억이 난다.

돌발성 난청이 갑자기 찾아온 모든 환자는 '절박한' 마음일 수밖에 없다. 모든 병이 그렇지만 돌발성 난청은 더욱 그렇다. 의사들은 쉽게 "이 병의 30~50%는 치료됩니다."라고 하지만, 내가 낫는 30~50%에 해당될지, 안 낫는 50~70%에 해당될지 모르기 때문에, 환자들은 썩은 동아줄이라도 붙잡고 싶은 심정이 된다. 그래서 할 수 있는 모든 치료를 다 해보자는 생각을 하게 된다.

하지만 사실, 돌발성 난청에 효과가 있다고 연구에서 판명이 난 치료는 별로 없다. 스테로이드 치료밖에 없다고 할 수 있다. 그리고 고압 산소 치료 정도다. 초기 스테로이드 치료마저도 선택사항이라고 분석한 연구도 있다.

그런데 만약에 정말, 나, 내 가족, 또는 친한 친구에게 돌발성 난청이 생긴다고 상상했을 때 스트레스와 과로로 피곤해하던 중에 돌발성 난청이라는 마른하늘에 날벼락 같은 일이 생겼다면, 절박한 심정의 그에게, 아무런 조치 없이 그저 "기다려보자"라고 할 수 있을까? 절대 그럴 수 없을 것이다. 환자에게도 그렇다.

물론 그렇다고 해서 할 수 있는 치료는 다 해 봐야 한다는 것은 아니다. 효능이 단 1도 없다고 밝혀진 치료법이거나 아무 연구 결과도 없는 치료법을 무조건 시행하지는 말아야 한다. 부작용만 생기고, 헛된 기대만 품게 한다. 안전성이 검증되어있고 세계 다른 나라에서도 시행하고 있는 치료를 해야 한다. 또한, 비용도 고려해야 한다. 물론 낫기만 한다면 돈은 많이 쓸 수도 있다는 게 이 돌발성 난청 환자들의 마음이지만, 이 마음을 이용해서 돈을 버는 그런 치료는 하면 안 된다.

그렇다면, 나나 내 가족이 돌발성 난청이 걸렸다고 생각해 봤을 때, 해 볼 수 있는 치료에는 어떤 방법들이 있을까?

첫 번째는 스테로이드 치료이다. 스테로이드는 항염증 효과가 있고, 달팽이관의 미세혈류를 증가하게 해주어서 달팽이관 세포의 손상을 회복시켜주는 효과가 있는 것으로 알려져 있다. "고용량 전신 스테로이드 치료(systematic high dose steroid therapy)" 또는 "고막 내 스테로이드 주입 치료(intratympanic steroid injection therapy)"로, 즉, 먹거나 혈관에 주사해서 스테로이드를 우리 몸에 투여하거나, 또는 고막을 찔러 스테로이드를 주입한다.

스테로이드 치료는 돌발성 난청 환자들에게 제일 도움이 될 수 있는 초기 치료이며, 초기 치료에서 효과가 없을 경우에는 반복해서 고막 내 스테로이드 주입 치료를 하기도 한다.

두 번째로는 "달팽이관의 미세혈류 증가"를 위해서 시행하는 치료법들이다. 달팽이관의 혈류는 전하소뇌동맥(Anterior inferior cerebellar artery, AICA)이라는 혈관에서 온다. 전하소뇌동맥은 소뇌의 혈류를 담당하는 동맥 혈관인데, 이 혈관의 작은 가지인 아주 가느다란 혈관들이 달팽이관에 산소와 영양소를 전달해주는 것이다.

돌발성 난청이 생긴 원인으로 꼽히는 한 가지가 달팽이관의 혈류가 막혀서다. 달팽이관에 산소를 공급하는 혈관에 혈전이 차거나 혈관이 수축해서 혈류가 막히면, 달팽이관에 산소가 공급되지 않으므로 달팽이관 세포가 기능을 안 해서, 갑자기 난청이 발생할 수 있다. 그래서 돌발성 난청에서 달팽이관 혈류를 증가시켜 산소 공급을 늘려주는 치료가 도움이 될 수 있다.

스테로이드 치료도 달팽이관의 혈류를 증가시켜주는 효과가 있으며,

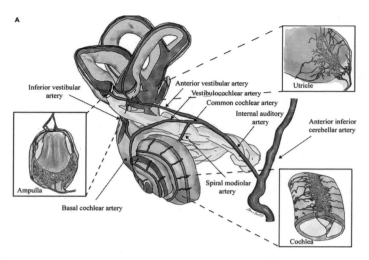

[그림 1-2] 달팽이관과 전정 기관의 혈류. 척추동맥(Vertebral a.)의 가지인 기저동맥(Basilar a.)의 가지인 전하소뇌동맥(AICA)의 가지인 미로동맥(Labyrinthine a. 또는 Internal auditory a.)의 가지인… 달팽이관동맥(Cochlear a.)이다. 그러니까 혈관의 가지의 가지의 가지…가 우리 달팽이관의 혈류를 담당하고 있으니, 달팽이관 혈관은 진정 미세혈관들이다. (Christopher Song et al. "MRI With Gadolinium as a Measure of Blood-Labyrinth Barrier Integrity in Patients With Inner Ear Symptoms". *Frontiers in Neurology*, 2021)

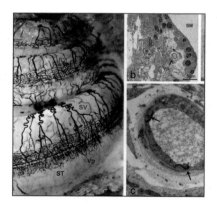

[그림 1-3] 달팽이관의 혈관을 전자현미경으로 찍은 사진. 말 그대로 미세혈류(Microcirculation)이다. (Glueckert R et al. "Anatomical Basis of Drug Delivery to the Inner Ear". *Hearing Research*, 2018)

고압 산소 치료(hyperbaric oxygen therapy)도 그런 방법 중 하나다. 고압 산소 치료는 산소를 원래 대기압에 있는 정도보다 더 압축해서 산소 농도가 높은 공간을 만들어, 그 안에 우리가 들어가는 방법으로 진행된다. 그 산소 농도가 높은 공기가 우리 혈관으로 들어가서, 결국 달팽이관에 높은 농도의 산소를 전달해주는 것이다. (고압 산소 치료는 원래 돌발성 난청의 치료를 목적으로 개발된 치료는 아니다. 연탄(일산화탄소)가스중독 때 치료로서, 산소를 빨리 몸으로 퍼지게 하기 위해서 사용하거나, 잠수부들이 너무 깊은 곳으로 다이빙한 이후 발생한 저산소증의 치료에 사용되어왔던 치료법이다. 그런데 최근에는 많은 연구를 통해 다른 치료에도 효과가 있음이 검증되어서, 피부 질환이나 상처 회복 등에도 사용되고 있다.)

특히 이 고압 산소 치료는 돌발성 난청이 발생한 이후 시간이 좀 지났어도 도움이 된다는 보고들이 있어서, 돌발성 난청이 온 지 1개월 이내에 다른 치료들을 했는데도 청력이 정상으로 돌아오지 않으면 해볼 수 있는 치료다. (미국 이비인후과 학회에서 낸 2013년 돌발성 난청 치료 가이드라인에서는 3개월 이내였는데 2019년 업데이트에서는 1개월 이내로 바뀌었다.) 이 치료 시에는, 산소를 고압으로 쓰니까 생기는 부작용을 고려해서 적용해야 한다. 그 외 달팽이관 혈류 증가를 하는 다른 방법으로, 성상신경절 차단술(stellate ganglion block)이나 헤파린 주사 투여법이 사용되기도 한다.

또 다른 치료법으로는 항바이러스 약물 복용이 있다. 돌발성 난청이 온 이유가 바이러스 감염 때문이라는 추측 때문에 그렇다. (실제로 돌발성 난청의 발생률이 계절에 따른 차이가 있다는 연구보고들이 있다.) 그러나 항바이러스 약물의 효과에 대해선 꽤 오래전 논문들만 있고, 최근에는 별로 발표가 없다.

그 외에도 해볼 수 있는 치료로서 은행잎 추출물(혈관을 이완시켜서 혈액순환을 원활하게 하는 역할을 해준다)을 먹거나 주사를 놔주는 방법이 있고, 급성 항산화 항염증 목적으로 고용량 비타민 C를 먹거나 주사하기도 한다. 몇몇 연구에서는 효과가 있다고 보고되어 있고, 돌발성 난청 치료 가이드라인에서는 루틴치료로는 권장하지 않는다고 되어 있는데, 이론상으로 보면 증상이 발생하고 얼마 안 지났을 때라면, 도움이 될 수 있을 거라는 생각이다. (하지만 오래 지속적으로 할 필요는 없다고 본다.)

이상 돌발성 난청의 치료에 대해서 쭉 적어보았다. 그리고 이런 치료들과 함께 꼭 해야 할 중요한 것들이 있다. 환자 입장에서 중요한 것은 첫 번째, 증상이 있을 때 일찍 일찍 병원에 와서 확인받는 것이다. 청력이 경도, 중도, 중등도로 떨어진 환자들은 스테로이드 치료만 빨리 시행한다면, 80%에서는 회복을 보인다. 특히 치료를 일찍 시작한 경우일수록 회복율이 높기 때문에 치료를 빨리 시작하는 것이 중요하다. (우리나라는 사실 병원 문턱이 낮기 때문에 오히려 환자가 너무 빨리 병원에 방문해서 검사를 받기도 한다. 이때 증상은 있으나 검사 결과로는 정상으로 나와서, '어 괜찮네?' 하고 놔뒀다가 하루 이틀 후 진짜 청력이 떨어졌을 땐 '저번 검사에서 괜찮았었으니까' 하고 검사를 안 하는 바람에 오히려 문제가 되기도 한다.)

두 번째는 꼭, 푹, 제발, 잘 쉬는 것이다. 어떤 분들은 일이 너무 바빠서, 어떤 분들은 돌봐야 할 가족이 있어서 못 쉬기도 한다. 너무나 안타깝다.

세 번째는 난청으로 인한 불편감과 불안감이 크겠지만… 이를 너무 괴로워하지 않고 다만 이 시간을 버텨낸다는 마음으로 불안감을 내려놓아야 한다는 것이다. 기도하며 나 자신을 내려놓아야 한다. 물론 쉬운 일이 아니다. 불안할 수밖에 없는 상황인 것도 맞다. 하지만 그 불안한 상황에서 계속 불안을 강화시키고 악화시키면, 다른 문제들도 발생한다. 돌발성 난청이 낫든 안 낫든, 이명과 청각과민증, 고막 떨림은 모두 불안해하면 할수록 더 심해진다.

돌발성 난청 환자를 돌보며 의사가 해야 할 중요한 것도 있다. 첫 번째는 돌발성 난청의 원인으로 간혹 신경에 종양이 있는 경우가 있으니 이를 감별하기 위한 검사를 시행해보아야 한다. 두 번째는 난청으로 인한 불편감과 불안감이 환자를 정말 활활 태워버리지 않도록 전문적인 교육과 상담을 환자에게 해주어야 한다. 그러지 않으면 환자들은 인터넷에서 온갖 정보를 찾아보며 괴로워하게 되고, 이는 치료 효과에도 영향을 준다. 세 번째는 청력이 떨어진 당시에는 당연히 이명, 청각과민증, 고막 떨림 등이 함께 발생하게 되는데, 이를 어떻게 처리해야 하는지 환자에게 잘 교육해야 한다.

절박한 마음으로 병원에 오는 돌발성 난청 환자들의 입장을 충분히 공감하고 고려하되, 하지만 냉철하게 원인을 찾고, 전문적인 방법으로 치료하고, 길게 봐서 교육하는 것이 전문의가 해야 할 일이다.

몇 년 전, 초등학생인 아들 때문에 고민했던 적이 있었다. 미국에 온지 얼마 안 되어 코로나 팬데믹으로 학교도 안 가고 외부 활동은 거의 못 하다 보니, 동네 한국 친구들과 누나랑만 붙어 지내던 때였다. 몇 명 안 되는 아이들끼리만 오랜 시간 모여 놀다 보니 즐겁게도 지내지만, 부딪치는 일도 종종 있었다. 그럴 때 아이가 보이는 행동이 내 맘에 들지 않았다. 이 모든 게 아빠가 멀리 있어서 더 그런 건 아닐까, 내가 뭔가 잘못하고 있어서 그런 건 아닐까 싶어서, 나는 괜히 슬퍼지기도 하고, 고민도 많이 되었었다. 고민하는 나에게 친정엄마는 아무 생각하지 말고, "기다려 준다"라고 포스트잇에 써서 벽에 붙여 놓으라고 하셨었다. 엄마의 조언이 좀 웃기다고도 생각했지만 정말 그렇게 했다. 신기하게도 실제로 그 메모를 보는 것만으로도 내 마음이 많이 가라앉는 걸 느꼈다. 그 메모를 볼 때마다 생각했다.

기다려 준다
기다린다
기다린다
기다릴게
엄마가 기다리고 있을게.

이제 지나고 보니, 그때 고민했던 것들은 사실 다 지나갈 일들이었다. 섣불리 아이를 판단하고, 지시하고, 교정해준다며 윽박지르고 괴로워할 필요가 없었던 일이었다. 그런데 나는 그때, 무엇을 기다렸을까? "기다려 준다"라고 쓰여 있는 쪽지를 보면서 난 뭘 기다려 준다고 되뇌었던 걸까? 아이가 알아서 잘 하기를? 아이의 행동이 고쳐지고 나아지기를? 어쩌면 친정엄마가 나에게 기다리라고 한 것은, "시간이 지나가기"였던 것 같다. "기다려 준다"는 말은, 아이가 고쳐지기를 기다린다기보다, 아이가 성장하는 시간 동안 내 기준에서 부족해 보이는 아이에게 안달복달 못하며 "너 왜 제대로 못 하니?!" 하고 아이를 다그치며 오히려 아이에게 나쁜 영향을 주는 나를 가라앉혀 주는 말이었을 것이다. 내 마음속에서 소용돌이치는 나의 불안함과 괴로운 마음을 내려놓을 수 있게 도와주는 말이었을 것이다. 기다리는 마음이 곧, 기도하는 마음이었을 것이다.

돌발성 난청이나 음향 외상 등으로 인해 생긴 돌발성 이명, 청각과민증, 고막 떨림 환자들에게도, 급성 어지럼증 환자들에게도 어쩌면 같은 의미의 "기다려 준다"는 쪽지가 필요할 것 같다. 할 수 있는 적절한 치료는 다 하지만, 치료는 전문의료진에게 맡기고, 환자는 마음을 내려놓고, 한숨 가다듬으며,

기다려 준다
기다린다
기다린다
기다릴게
기다리고 있을게

그리고 찾아오는 날들은 분명 치유의 시간이 될 것이다.

03
우리 아이
난청일까?

모든 나이에서
발생할 수 있는 난청

난청이라고 하면 나이 지긋한 어르신들만의 문제라고 생각하기 쉽다. 하지만 난청은 꼭 어른들에게만 오는 것은 아니다. 이제 막 태어난 신생아 중에서도 선천적인 난청을 진단받는 아가들이 있고, (신생아 1,000명당 4~6명이 난청을 진단받는다) 초등학생이나 중학생 때에 난청이 나타나기도 한다. (학생들의 난청 유병률은 1,000명당 약 10명이다.)

신생아 아가들의 난청을 발견하고 진단할 때는, 불안해하는 젊은 엄마 아빠에게 아이가 난청이라는 말을 꺼내기가 마음 아프고 힘든 일이다. 그렇다고 내가 마음이 흔들리면 안 되기 때문에, 차분하게 설명하려 노력한다. 하지만 역시 그래도 어렵긴 마찬가지다.

우리나라에서는 2007년, 시범사업으로 '신생아청각선별검사'를 한 것을 시작으로 점차 대상자를 확대하여 모든 신생아에게 신생아청각선별검사를 진행하고 있다. 신생아청각선별검사는 간단하게 아이들의 청력을 통과(pass)인지 통과가 아닌지를 확인해주는 것이다. 자동화 이음향검사 혹은 자동화 뇌간반응검사를 이용해서 소리를 들려주고 아이의 달팽이관이 반응이 있는지를 보는, 대개 1분이 채 안 걸리는 간단한 검사이다.

이 검사에서 통과가 안 되는 아가들이 약 2~4% 정도가 된다. 그 아가들이 모두 다 난청이 있는 것은 아니다. 그래서 통과가 안 될 때, 실패(fail)라고 하지 않고 재검(refer)이라고 한다. 재검이 나온 아가들은 그 다음 단계로 '난청 정밀 검사'인 뇌파검사(뇌간유발반응 청성검사)를 받게 된다. 이 정밀 검사에서는 어느 정도 크기의 소리에 뇌에서 반응을 하는지를 확인한다. 20dB의 작은 소리에도 뇌에서 반응이 정상적으로 있는지, 없다면 소리를 점점 키워서 몇 dB에서 반응이 있는지를 확인해봐서, 아이가 들을 수 있는 소리의 크기를 알 수 있게 된다.

태어나자마자는 청력이 괜찮았었는데, 시간이 지나면서 청력이 떨어지는 아이들도 있다. 바이러스감염, 뇌수막염 등의 병을 앓은 후에 후유증으로 청력이 떨어지기도 하고, 유전적으로 점차 청력이 떨어지기도 한다. 안타까운 일이다. 이런 경우를 빨리 알아차리고 조치를 취하기 위해서, 우리나라에서는 신생아 때 뿐만 아니라 초, 중, 고등학생의 학생 건강검진 시에도 청각선별검사를 시행하고 있다.

아래는 난청의 정도를 나타낸 표이다. 만약 정밀 검사에서 아이의 청력이 50dB로 나왔다면, 중도 난청으로, 보통 크기의 말소리를 듣고 이해하기 힘든 정도를 의미한다.

난청의 정도	순음 청력	증상
정상(Normal)	~20	
경도(Mild)	21~40	작은 말소리의 청취가 일부 제한된다. 시끄러운 환경에서 청취가 어렵다. 소리는 들리지만 무슨 뜻인지 단어를 놓치는 것들이 생긴다.
중도(Moderate)	41~55	보통 크기의 말소리를 듣고 이해하는 것이 힘들다.
중고도(Moderate severe)	56~70	큰 소리의 탐지는 가능하지만 이해하기는 힘들다.
고도(Severe)	71~90	가까운 거리에서의 큰 소리를 탐지하나 이해하기는 어렵다.
심도(Profound)	91~	매우 큰 소리만 겨우 듣거나 거의 못 듣는다.

[표 1-1] 난청의 정도. 신생아 난청 뿐 아니라 노화성 난청 등 모든 난청에 해당되는 기준이다.

중도 난청부터는 보청기가 반드시 필요하며 세탁기 돌아가는 정도의 소리로 말을 해야 소리를 들을 수 있다. 이때도 그 크기의 소리를 감지할 수 있다는 것이지, 그 크기로 말을 할 때 말귀를 알아듣는다는 것은 아니다. 고도 난청은 기차 지나가는 정도의 소리가 들리는 것이고, 심도 난청이면 거의 안 들린다고 생각하면 된다.

보청기를 착용하는 아이들은 보청기를 착용하는 어른들과는 상황이 다르다. 나이가 든 후 발생한 난청과는 달리, 어릴 때 발생한 난청의 경우엔, 뇌가 '듣기'에 익숙하지 않다. 그래서 듣는 방법, 발음하는 방법을 익히기 위해 빨리 보청기를 착용하고 듣고 말하기를 많이 연습해야 한다. 그리고 어린이들은 학교에서 많이 배워야 하는 시기이고 또래 친구들과도 어울려야 하는 시기이다. 그래서 어른보다도 더더욱 적극적으로 보청기를 꺼야 한다. 하지만 동시에, 보청기를 착용함으로써 또래 친구들과 다르게 느껴질 수 있어서 난청이 있는 아이들과 부모님들이 오히려 보청기 착용을 꺼리기도 한다. 실제로 학교라는 개방된 공간에서 시끄러운 아이들 사이에서 하루 종일 보청기를 끼고 생활하는 것은 쉬운 일은 아니다.

> 강당 처마아래로 학생들과 선생님들이 몰려들었다. 무슨 이야기들을 그렇게 열심히 나누는지 아이들의 입술이 계속 들썩이며 열렸다 닫혔다. 얼굴을 찡그리며 들어보려고 애썼지만 헛수고였다. 말 대신 엄청난 소음이 벽에 반사되며 내 귀를 마구마구 두드렸다. 보청기를 끄려는 순간, 루가 나를 바라보고 있어서 멈칫했다.
>
> - 동화 '보청기 낀 소년 티보' 중, 실비 드조르

보청기 낀 소년이 주인공으로 나오는 동화책의 일부이다. 요즘은 기술의 발전으로 선택적으로 소리를 증폭하기는 하지만, 그래도 많은 소리를 한꺼번에 증폭시키기 때문에, 보청기에 적응하는 데는 여러 수고와 시간이 필요하다. 하지만 의사소통을 위해서, 학습을 위해서, 듣기 연습과 좋은 발음을 위해서 부모님들과 어린이들은 보청기 착용을 선택하고 열심히 상황에 적응하고 결국 이겨낸다.

초등학생 때 유전적 난청으로 청력이 떨어져서 나에게 처음 와서 청각장애진단도 받고 보청기도 시작한 유진이는 시간이 흘러 대입을 치르는 데에 필요한 진단서 발급을 위해 오랜만에 진료실에 왔다. 오랜만에 왔지만, 워낙 유진이와 유진이 아빠의 유전질환이 흔치 않은 것이기

도 했고, 유진이 엄마가 씩씩하고 긍정적이기도 했고, 무엇보다 유진이가 어린 나이임에도 진료실에서 본인의 상태를 직접 잘 설명했던 똑똑한 친구라서 기억이 선명했다. 유진이는 학창 시절 내내 좋은 성적을 유지하고 있다고 유진이 엄마가 자랑스럽게 이야기했다. "똑똑이 아가씨 역시….." 하며 엄마와 나는 함께 얼마나 흐뭇해했는지 모른다. 어린 나이에 발생하면 그만큼 안타까운 난청이지만, 어떻게 대응하는지에 따라 아이의 미래는 분명히 바뀐다.

난청 검사는
언제?

그렇다면 청력검사는 언제 해야 할까? 태어나자마자? 초등학생 때?
중학생 때?

답은 "시작은 빠르면 빠를수록 좋고, 여러 번 해야 한다."이다. 그래
서 요즘 우리나라에서는 신생아 때 난청 검사 한 번, 초등, 중등, 고등학
교에 입학하면서 또 난청 검사를 시행한다. 특히 신생아 때 하는 청각선
별검사는 매우 중요하다. 난청이 있다면 빨리 확인해서 필요한 조치를
빠르게 취해주어야 아이의 청각 및 언어 발달이 원활해지기 때문이다.

예전에는 신생아가 난청 검사를 받는 것은 드문 일이었다. 난청 가족
력이 있거나, 신생아 중환자실에서 오래 있었거나 등 난청 가능성이 큰
아가들만 난청선별검사를 받았었다. 하지만 난청을 진단받은 신생아의
50%가 위험 요소가 없는 아가들이었다는 사실이 밝혀지면서 많은 국
가에서 모든 신생아에게 청각선별검사를 실시하는 정책을 펼치게 되었
다. 또한, 난청을 빨리 알아내서 청각재활(보청기나 인공와우 등)을 빨
리 할수록 언어발달이 잘 이루어진다는 연구 결과 이후, 많은 국가에서
청각선별검사를 생후 1개월 이내에 시행하도록 하고 있다.

생후 1개월 이내에 신생아청각선별검사를 받고, 한쪽 귀라도 재검이 나온다면, 정밀 검사를 통해 다시 정확히 확인을 한다. 정밀 검사는 생후 3개월 이내에 받아야 한다. 이 정밀 검사에서 청력이 나쁜 것으로 확인된다면, 그때는 보청기를 착용한다. 보청기는 늦어도 생후 6개월부터는 착용하도록 권유하고 있다.

그러면 신생아 난청 검사에서 통과가 안 되었다면… 그렇다면 무조건 보청기를 해야 할까? 꼭 그런 것만은 아니다.

신생아청각선별검사에서 양쪽 귀 모두 통과가 안 되었다고 걱정스러운 얼굴로 엄마 아빠, 양가의 할머니들까지 모두 함께 진료실에 왔던 생후 1개월 아가가 있었다. 아가의 귀 안을 들여다보니 양쪽 귀 모두 고막 안쪽에 물이 차 있었다. 이런 경우가 꽤 많다. 엄마 뱃속에 있을 때 있던 양수가 고막 안쪽에 차서 아직 다 빠지지 못했기 때문이다. 이럴 땐 당연히 고막 안쪽에 물이 차 있으니 신생아청각선별검사에서도 통과가 안 되고, 정밀 검사에서도 잘 못 듣는 걸로 나오게 된다. 귓구멍 안에 귀지가 많이 차 있어도 그럴 수 있다.

대개의 경우 정밀 검사는 예약이 필요하기 때문에, 그동안 가족들의 걱정과 불안은 점점 커진다. 정밀 검사는 게다가 수면제를 먹고 아이를 재워서 하는 경우가 많아서 수면제에 대한 위험도 안고 해야 한다. 그래서 정밀 검사 전에 반드시 고막을 먼저 확인해야 한다. 신생아의 귓구멍은 너무 좁기 때문에 주의해서 관찰해야 하며, 가끔은 좀 더 크길 기다려야 하는 경우도 있다.

아기 고막 안에 물이 차 있는 것을 발견했을 때 그 안도감이란! 이럴 땐 아이 귀에 물이 차 있다는 사실이 이렇게 다행일 수가 없다.

중이염에 걸리면
청력이 떨어지나요?

신생아에게서만 고막 안쪽에 물이 차는 것은 아니다. 어린아이들이 감기에 걸리면서 귓속에 물이 차기도 한다. 코감기 걸리면 콧물이 나오고 목감기 걸리면 가래가 나오듯이, 귀 감기도 걸리면 귀 안쪽(중이)에 누런 물이 찬다. 이런 귀 감기를 중이염이라고 한다. 이렇게 물이 차는 중이염을 삼출성 중이염이라고 하는데, 삼출성 중이염에 걸리면 마치 수영장 물속에 잠수해 있으면 바깥소리가 잘 안 들리는 것처럼 소리를 잘 못 알아듣게 된다.

아이들이 "엄마, 요즘 잘 안 들려요."라고 말해서 엄마가 놀라서 병원에 데리고 왔다가 진단되는 경우도 있고, 엄마가 보기에 TV 볼륨이 커진 것 같아서 아이의 청력을 체크해보러 데리고 오는 경우도 있다. 또는 코나 목감기 증상으로 소아과나 이비인후과에 내원했다가 발견하는 경우도 많다. 귀 감기라고 하면 될 것을, 중이염이라고 말하니 무섭게 느껴진다.

어린이들이 걸리는 귀 감기 중이염에는 급성 중이염과 삼출성 중이염이 있는데, 급성 중이염은 고막 안쪽에 농이 차는 급성 염증 상태를 말하고, 삼출성 중이염은 고막 안에 물이 차는 것으로 실제로 염증은 없다. 삼출성 중이염을 진단받는 아이 중 50%는 한 달 내로 저절로 물이 빠지고, 80%는 석 달 이내에 저절로 물이 빠진다. '저절로'라는 이야기는 항생제를 쓰지 않아도 된다는 얘기다. 물이 빠지면 다시 잘 들으니 너무 걱정하지 않아도 된다. 나머지 20% 아이들은 물이 오랫동안 안 빠지거나, 물이 빠진 이후에도 고막에 문제가 있어 난청이 생기는 경우도 있다. 그래서 2016년 미국 이비인후과 가이드라인에서는 삼출성 중이염이 있는 어린이들에서 스테로이드나 항생제 치료는 하지 않을 것을 권고하고 있으며 혹시 청력 장애나 고막 이상이 생길 수 있으니 적절히 청력검사나 고막 운동성 검사를 하며 잘 관찰하는 것만을 권고하고 있다.

메니에르병으로 꾸준히 진료를 받던 30대 김태석 씨가 어느 날 본인과 꼭 닮은 아들을 데리고 진료실에 들어왔다.

"어머! 아빠 보호자로 왔구나!" 하며 귀여운 아이를 반겼더니 김태석 씨가 웃으며,

"아니에요, 선생님, 얘가 감기 후에 중이염이 남아있다고 해서 검사받아 보려고 데리고 왔어요." 한다.

아들의 고막을 들여다보니 정말 삼출성 중이염이 있었다. 그런데, 고막 안에 물만 차 있는 것이 아니고, 고막이 안쪽으로 움푹 들어가 있는 모양새다. 이런 경우는 일반 삼출성 중이염보다 좀 더 안 좋은 경우다. 고막 안쪽(중이)에 공기가 잘 안 통하면 음압이 걸려서 고막이 점점 안쪽으로 말려 들어가게 된다. 코가 안 좋아서 코를 잘 훌쩍거리는 경우에 이렇게 되기 십상이다. 태석 씨 아들의 경우도 코를 풀지 못하고 계속

들이마셔서, 그럴 때마다 고막도 그 들이마시는 힘에 점점 안쪽으로 말려 들어가게 된 것이다. 그러다 보면 고막이 얇아지고, 심한 경우엔 고막이 중이 안쪽 벽과 들러붙어 버리기도 한다. 성인이 되어서도 이 상태가 계속되면 안쪽 벽에 들러붙은 고막에서 진주종이 자라서 수술을 해야 할 지경에 이르기도 한다.

다행히 태석 씨 아들의 고막은 완전히 들러붙진 않았다. 청력검사 결과도 많이 나쁘지 않았다. 하지만 지금처럼 코를 계속 들이마시면, 고막 상태가 더 나빠질 수 있고 청력이 많이 떨어질 수도 있어 주의를 단단히 주었다.

"아들! 코는 들이마시는 게 아니고 흥! 하고 푸는 거야. 알았지?"

아이들이 안 들린다고 하거나, 엄마 아빠가 보기에 안 들려 보인다면, 감기와 함께 중이염이 자주 걸렸다면, 꼭 이비인후과에서 고막과 청력을 확인해보아야 한다.

슬픔은 귀가 없다
- 인공와우 이야기

슬픔은 귀가 없다
귀가 없어 울음은 짧지만 다짜고짜 들이덤벼
주위엔 아무도 얼씬하지 않는다
이 고독은 징징거리는 아우성이다 아가의 발버둥이다

(중략)

귀가 없으니 자꾸 이빨만 썩는다
그 고독을 달래려면 사탕수수 줄기밖에 길이 없다
도넛 같은 고독에 갇혀 그는 파란 색연필로 동그라미만 자꾸 그
린다

슬픔은 그렇게 완벽한 구(球)다
햇살이 통과하지 않는 입체를 굴리며 그는 해시시 웃는다
가장 좋아하는 놀이는 공놀이,
혼자서도 신나게 가지고 놀 수 있기 때문이다
그래도 웃음만은 어째 길어 햇살, 햇살, 낭랑하게 웃는다

귀가 하나뿐인 짐승은 없어

슬픔은 늘 두 배로 흘러넘치고

식구들이 둘러앉는 식탁에는

미역 줄기 시금치 잎사귀 눌어붙어

나머지 귀가 자라기를 하얗게 염원하고 있다

- 시 '슬픔은 귀가 없다', 노미영

이 시는 인공와우 이식수술을 받은 어린이, 별이의 어머니인 노미영 시인의 시이다. 별이는 인공와우 이식수술을 받은 귀여운 개구쟁이 어린이다. 별이는 양쪽 귀가 안 들려서 병원에 내원해서 청력검사를 받고 난청을 진단받았다. 달팽이관의 기능이 안 좋아 생긴 난청인데 보청기로 교정할 수 있는 정도보다 더 청력이 나빠서 인공와우 이식수술을 받게 되었다. (나는 지금 별이의 상황을 단 세 문장으로 축약하여 설명하였지만, 그 시간의 틈과 틈 사이, 그동안 별이 가족이 함께 겪었던 시간과 가족애가 노미영 시인의 시를 읽으며 눈앞에 그려지는 듯하다.)

달팽이관 세포가 망가져서 청력이 나쁠 땐 보청기로 청력을 올려줄 수 있는데 보청기로도 불가능할 정도로 청력이 안 좋을 때는 인공와우 이식수술을 받아야 한다. 인공와우는 말 그대로 "인공으로 만든 달팽이관"이다. 달팽이관 세포의 기능을 대신할 수 있는 전기선을 달팽이관에 넣어주어서 소리를 듣게 해주는 첨단 기계이다. 달팽이관에 인공와우를 넣어준다고 해서 바로 잘 들을 수 있는 것은 아니다. 인공와우 전기

선에서 소리를 잘 인식할 수 있도록 내부 프로그램을 조정해주는 '매핑(mapping)'을 매핑 전문가에게 꾸준히 받아야 하며, 청력을 잘 이용해서 언어발달을 할 수 있도록 전문 언어치료사에게 언어치료를 꾸준히 받아야 한다.

인공와우 이식수술은 수술은 2시간 정도밖에 안 걸리지만, 그 이후 6개월간은 집중적으로 매핑과 언어치료를 잘 받아야 하고 그 이후에도 꾸준히 듣기 훈련을 하며 인공와우로 듣기를 생활에서 잘 적응하는 것이 더 중요하기에, 부모님의 절대적인 서포트가 필요하다. 그리고 반대로 생각하면 그 시간 동안 엄마 아빠는 자식을 위한 절대적인 서포트를 하느라 힘들고 지치는… 하지만 아이들 몰래 눈물을 훔치고 아이들 앞에서는 씩씩하게 많은 것을 해내야 하는, 인고의 시간이기도 하다.

그래도 부모님들은 아이에 대한 사랑으로 그 시기를 이겨낸다. 인공와우 이식술을 하는 이비인후과 의사, 매핑전문가, 언어치료사가 해야 하는 중요한 부분은 이런 부모님들을 위로하고 격려하고 포기하지 않도록 잘 이끄는 일일 것이다.

'2041년, 달기지 살인사건'이라는 2041년을 그린 동화책에 보면,

심도 난청의 어린이들이 예전에는 수화를 배웠지만, 이제는 인공와우를 낀 즉시 잘 들을 수 있어 의사소통이 수화 없이 가능하다.

라고 미래를 묘사하는 부분이 있다. 아마도 작가는 인공와우 이식수술 후에 매핑과 언어치료에 얼마나 많은 노력이 필요한지에 대해, 인공

와우의 효과가 난청의 원인과 기간에 따라서도 많은 차이가 있다는 것에 대해, 농인 사회에서 인공와우를 무조건 찬성하는 것만은 아니며 각자 처한 상황에 따라 의사소통 방법을 선택하게 된다는 것에 대해서 경험한 바가 없으니 그렇게 인공와우 이식수술에 대해서 단순한 한 문장으로 적었을 것이다.

하지만 나는 이 문장을 읽으면서 정말 진심으로 미래가 궁금해졌다. 정말 20년 후에는 난청이 심한 모든 어린이가 인공와우 이식수술을 받기만 하면, 바로 잘 들을 수 있게 될까? 정말 과학이 발달해서 아이들과 부모님들의 인공와우 이식수술 후 인고의 시간을 줄여줄 수 있을까? 모든 난청인이 인공와우를 선택하든 수어를 선택하든, 불편함 없이 의사소통하고, 차별 없이 생활할 수 있게 될까? 그쯤이면 인공와우를 낀 사람을, 수어를 쓰는 사람을 보는 시선들에 편견이 없는 그런 사회가 될까?

정말로 그런 날이 꼭! 곧! 오길 염원한다.

인공와우를 해야 한다고 진단받았어도…
정말 해야 할까?

지금도 꾸준히 병원에 다니고 있는 도훈이는 신생아 때 심도 난청을 진단받았다. 도훈이는 신생아청각선별검사에서 양쪽 귀 모두 통과하지 못했다. 여기저기 대학병원에서 정밀 검사를 받았고, 정밀 검사 결과 양쪽 귀 모두 심도 난청으로, 검사에서 줄 수 있는 제일 큰 소리인 90dB에서도 뇌의 반응이 없었다. 그러자 병원에서는 보청기로도 못 들을 것이라며 인공와우 이식수술을 권유했고, 엄마 아빠는 걱정하는 상태로 병원에 도훈이를 데리고 와서 나를 만났다.

도훈이를 처음 만난 날이 아직도 기억난다. 첫 진료라서 꽤 오랫동안 엄마 아빠와 이야기를 나누었다. 도훈이의 모습이야 그 나이 또래의 귀여운 평균적인 아가 모습이었는데, 엄마 아빠의 모습이 인상 깊었다. 아이가 난청이라는 사실 때문에 대개 젊은 엄마 아빠들은 걱정이 많고 불안해하기 마련인데, 도훈이 엄마는 정말 차분한 분이었다. 그러면서도 냉소적으로 이야기하는 것이 아니라 마음이 따뜻하고, 아이를 생각하며 의료진에게도 충분히 예의를 다하는 것이 느껴지는 분이었다. 도훈이 아빠도 비슷하셨다. 진료 내내 별말씀 없이 도훈이를 돌보는, 하지만 무관심한 게 아니라 아이의 상태를 설명하는 엄마를 배려하는 모습에서 아이와 가족에 대한 아빠의 사랑이 느껴졌다.

처음 만난 날 도훈이 엄마는 도훈이의 그동안의 검사 결과 등을 이야기하며 마지막에 조심스럽게 이렇게 말을 꺼냈다.

"선생님, 그런데 제 착각일지 모르겠지만, 저는⋯ 도훈이가 소리에 반응하는 것 같거든요. 큰 소리 나면 돌아보기도 하고, 자다 큰 소리에 깨기도 해요."

엄마의 이런 이야기는 절대 무시하면 안 된다. 엄마의 이야기 속에 진실이 있을 때가 많다.

"그럼, 지금까지 한 뇌파검사 말고 다른 검사를 해봅시다. 행동반응 청력검사라는 거예요. 실제로 소리를 주고 아이가 어떻게 반응하는지를 전문가들이 관찰해봐서 특정한 주파수, 크기의 소리에서 아이가 일관적으로 반응하는지를 확인해보는 거죠."

결국 행동반응 청력검사에서 도훈이는 청각이 다 사라지지 않고 꽤 많이 남아있는 것으로 확인되었다. 특히 저주파수 청력이 많이 남아있었고, 고주파수는 청력이 떨어져 있었는데, 이 청력이 나쁜 고주파수 때문에 정밀 뇌파검사에서는 심도 난청처럼 나온 것이었다. 그래서 도훈이는 보청기를 우선 착용해서 언어 발달 과정을 지켜보기로 하였고, 보청기 착용만으로도 언어 발달도 잘 되고, 보청기 착용 시 청력 반응도 좋아서 결국 인공와우 이식수술은 안 받아도 되게 되었다!

꼭 도훈이의 경우처럼 인공와우 이식수술을 안 받게 되는 게 아니라도, 행동반응 청력검사는 수술 전 검사로서 큰 도움이 된다. 잔존 청력이 있다는 것을 수술 전에 미리 안다면, 수술 방법이나 삽입할 인공와우

전극 등이 바뀔 수 있기 때문이다.

당신들 인생도 힘들었을 시기…
슈퍼 파워 작가가 부모님께 전하는 인사

몇 년 전 어느 날 큰딸 주하가 학교에서 빌린 만화책이 너무 재밌다며 읽고 있었다. '엘 데포(El Deafo)-특별한 아이와 진실한 친구 이야기'라는 책으로 딸이 너무 재밌어하길래 나도 읽어보았다. 책은 난청이 있는 어린 소녀의 이야기를 만화로 그린 것인데, 난청인의 힘듦만을 풀어낸 책이 아니고, 그냥 난청이 있을 뿐인 평범한 어린 소녀가 겪는 친구 관계와 마음이 표현된 유쾌한 책이었다.

이 책의 작가 시시벨은 네 살 때 뇌수막염을 앓고 그 후유증으로 고도 난청을 얻게 되어 어렸을 때부터 보청기를 착용하고 지내는 난청인이다. 그는 이 책에서 자신의 어린 시절 경험을 풀어냈다. 책은 2015년 만화로서는 처음으로 뉴베리 아너상을 받는 등 많은 작품상을 받았고, 비평가들에게도 일반인들에게도 큰 인기를 끌었다. 내 딸 주하도 이 책이 너무 좋다며 열 번도 넘게 읽었고, 아직도 인생 최고의 책 중 하나로 꼽는다.

책의 첫 장은 "조지와 바버라 벨. 나의 멋진 부모님들께."로 시작한다. 만화는 감상적으로 눈물을 찍어내는 포인트 없이 솔직하고 유쾌하며 따뜻하다. 만화가 끝나고 마지막에 작가는 이렇게 말한다.

나는 남들과 달랐고, 다른 것은 좋은 것이 아니라고 느꼈습니다.

속으로도 또 겉으로도 나는 소리를 못 들어서 남들과 다르고, 그 것을 장애라고 생각하고 부끄러워했습니다. 하지만 자라면서 난청에 대해, 그리고 나 자신에 대해 긍정적인 점들을 발견했습니다. 이제 나는 농인인 것이 부끄럽지 않고, 나 자신을 장애인이라고 생각하지도 않습니다. 그리고 수화가 지닌 훌륭한 가치를 알게 되었습니다.

어린 시절의 나는 난청인 것이 나의 가장 큰 특징이고 또 감추어야 하는 것이라고 생각했습니다. 지금은 그것이 내 작은 일부라고 생각하고, 감추려고 하지도 않습니다. 어쨌건 많이 감추려고는 하지 않습니다. 지금의 나는 난청을 약간 불편한 일로 여기고, 이상하게 들리겠지만 때로는 축복으로도 여깁니다. 원할 때면 언제라도 세상의 소리를 끄고 평화로운 정적 속에 들어갈 수 있기 때문입니다.

그리고 남들과 다른 것? 그것은 내 인생에서 가장 좋은 부분이 되었습니다. 약간의 창의력과 많은 노력을 기울이면, 어떤 '다름' 도 놀라운 것이 될 수 있음을 알게 되었습니다.

남들과 다른 것이 우리의 '슈퍼 파워'입니다.

이 '슈퍼 파워' 작가의 책을 읽는 내내, 나는 웃고 있었다. 하지만 이 글의 마지막에서 작가가 부모님께 전하는 감사 인사를 읽고는 눈물이 흘렀다.

"어머니와 아버지는 당신들 인생에도 힘들었을 그 시기에 수많은 힘든 결정을 내려주었습니다.

두 분께 '감사합니다' 보다 더 좋은 말을 드릴 수 없는 것이 안타 깝습니다."

당신들 인생도 힘들었을 그 시기….

작가를 키운 부모님이 이 감사 인사를 읽고 얼마나 마음 뿌듯해지셨을까. 과거의 힘들었던 시간이 주마등처럼 머릿속에서 지나갔으리라. 여러 선택의 갈림길에서 고민했던 시간, 아이에게 미안함으로 눈물 흘렸던 시간은 눈 녹듯 사라지고, 이제 자신의 장애를 슈퍼 파워로 받아들여 훌륭한 성인이 된 딸한테 감사한 마음이 벅차올랐을 것 같다.

아이를 키운다는 것은 아이를 위한 수많은 힘든 결정을 한다는 것이다. 보이지 않는 고민을 하고, 많은 시간과 노력을 아이에게 쏟아야 한다. 나의 삶도 복잡하고 힘들지만, 아이에게 그런 내색을 할 수는 없다. 특히 아이가 장애가 있다면 엄마와 아빠는 나의 잘못으로 아이에게 문제가 생긴 것 같아 항상 미안해하게 된다. 아이의 장애를 받아들이고 아이를 돕기 위해, 더 많은 힘든 결정을 내려야 하고, 더 많은 시간과 노력을 아이에게 쏟아야 한다. 그리고 그렇게 쓴 시간과 노력은 그냥 사라지는 것처럼 보인다….

그렇지만 다행히도 아이는 엄마 아빠가 들인 시간과 노력과 사랑을 양분 삼아 잘 자라난다. 우리가 생각하는 것보다 훨씬. 더. 잘. 청각 장애를 슈퍼 파워로 만들어 성공한 이 작가의 진심 어린 감사 인사가 난청이 있는 어린이를 키우고 있는 많은 엄마 아빠에게 위로와 힘이 되어

줄 것이다.

당신들 인생도 힘들었을 그 시기….

나도 나의 부모님께 작가와 같은 감사의 말을 드린다.

얼마 전에 꾼 꿈이 생각난다. 엄마가 나오는 꿈이었다. 꿈속에서 엄마와 나는 물이 깊은 바다의 바위들 위에 서 있었다. 위험에서 벗어나기 위해서는 건너편 바위로 점프해야 했다. 건너편 바위에 서 있던 사람들이 우리에게 손짓했다. "얼른 넘어와!" 엄마가 먼저 점프를 하는 듯하더니 그대로 깊은 바다로 떨어져 버렸다. 바다가 너무 투명했기 때문에 나는 깊이 빠지고 있는 엄마의 모습을 볼 수 있었다. 순식간에 일어난 일이었다. "엄마!"라고 부르기 전에 나는 생각했다. '저 제일 아래에 닿는 순간 엄마는 떠오를 거야. 엄마는 수영을 잘하니까' 그런데 엄마는 깊은 곳에 닿은 후에도 떠오르지 않았고, 잠시였지만 나는 정신이 까마득해졌다. 하지만 바로 그때 엄마가 빠른 속도로, 마치 하늘을 향해 발사되는 로켓처럼 슝! 하고 수면을 향해 올라왔고, 다행감을 느끼는 순간, 나를 깨우는 아들 때문에 나는 깼다.

물에 빠진 게 나의 아들딸이었어도 나는 "쟤는 수영을 잘하니까."라고 생각하고 가만히 있었을까? 아니었을 거다. 그렇게 생각하니 꿈속의 일이지만 잠시 멈칫했던 것에 죄책감이 느껴졌다. 안 그래도 꿈을 꾸었던 때는 엄마가 힘드실 때였다. 나는 미국에 있고, 부모님은 한국에 계시던… 60이 채 안 되신 독신인 막내 외삼촌이 갑작스럽게 돌아가신 채 발견된 지 얼마 안 되었던 때다. 남동생을 잃은 힘든 시기에도 엄마는

"내가 동사무소에 가서 서류 떼려고 '내 동생이 갑자기 죽었어요'를 몇 번이나 말했는 줄 아니?" 하시며 투덜거리듯 말씀하셨다. "아이고, 엄마, 힘들면 좀 힘들다 해!"라는 나의 말에 "난 너희 이모를 한 번 보내 봐서 이번은 아무렇지도 않다!" 하고 씩씩하게 말씀하시는 엄마. 저 깊은 바다 밑까지 내려갔다가도 로켓처럼 슝 올라오는 악착같은 나의 엄마….

오래전 앨범에서 발견한 나의 초등학생 시절 생일 파티 사진이 기억난다. 어렸을 때 친구들을 불러 생일 파티를 했었다. 숫기 없었던 나도 그날만큼은 주인공이었다. 보라색 벨벳 홈드레스를 입고 친구들과 생일상 앞에 앉아 케이크 위의 촛불을 끄는 모습이 찍힌 사진이다. 넉넉지 않은 형편에 동생 셋을 데리고 엄마가 차려 주셨던 생일상. 이제야 그 사진의 프레임 밖의 풍경이 눈앞에 보인다.

초등학생 큰딸 생일 파티를 차려 준다고 나머지 세 아이를 챙기며 홀로 바쁘게 움직이는 젊은 여성. 지금의 나보다 젊었던 엄마를 생각하니 마음이 먹먹하다. 어쩌면… 저 깊은 바다에서 로켓처럼 홀로 슝- 올라오는 엄마는, 엄마 자신이 원래 강해서였다기보다, 어쩔 수 없이 혼자서 빨리 올라와야만 하니까 그랬던 거라는 생각이 이제야 든다.

당신들 인생도 힘들었을 그 시기….

그 시기에 최선을 다해 자녀들을 키워준 나의 부모님께 무한한 감사를 보내고, 또한 그 시기에 최선을 다해 자녀들을 키우고 있는 세상의 모든 부모님들께 무한한 응원을 보낸다.

04
난청과 치매가
관련이 있을까?

- 치매 어머니와 효자 아들
- BBC에서 방송한 치매 다큐멘터리
- 나를 가르쳐 주신 우아한 노부부

치매 어머니와
효자 아들

치매라는 병은 예방도 완치도 불가능하다.

치매 노인과 그렇지 않은 노인은 똑같이 백발이라도 하늘과 땅
만큼이나 다르다.

그러나 모두 관심과 배려가 필요한 인격체라는 점에서는 둘을
구분할 수 없다.

후자는 언제든 전자가 될 수 있고, 전자 역시 한 때는 후자였다.

　노인의학 전문의 여의사인 루이즈 애런슨이 쓴 책, '나이듦에 관하여'
에 적힌 글이다. 나도 난청, 이명, 어지럼증을 보는 의사이다 보니, 아무
래도 연세 드신 환자분들을 많이 만난다. 그러다 보니 이런 연세 드신
환자분들 치료를 어떻게 접근해야 하는지에 대해 고민하는 순간이 많
다.

　연세 드신 분들의 치료는 젊은이들 치료와는 다르게, 여러 가지를 고
려해서 치료 방법을 선택해야 한다. 만성 중이염은 고막에 구멍이 뚫리
고 고막 안쪽에서 진물이 흘러나오는 병으로, 만약 40대가 만성 중이
염에 걸렸다면 대부분 수술적 치료를 권할 것이다. 하지만 80세 노인이
만성 중이염이라면 어떨까? 여러 가지를 고려해야 한다. 환자의 전반적

건강 상태, 인지 상태, 수술해서 청력이 올라갈 수 있는 정도, 수술과 마취 때문에 받을 정신적 스트레스, 젊은이보다 수술이나 마취 합병증의 가능성이 더 크다는 점, 경제적 문제, 가족들의 서포트 등….

만약 80세 노인을 중이염이라고 무턱대고 수술했다가 합병증이 발생하면 어쩔 것인가? 또는 80세 노인이라고 수술이 위험하다고 큰 고민 없이 무조건 수술을 안 했는데, 중이염 때문에 보청기도 못 하고 계속 잘 안 들리는 상태로, 10년, 20년을 더 살아야 한다면? 하나의 결정을 모든 노인에게 적용할 수는 없는 법이다.

나이 드신 환자분들을 치료할 때는, 젊은 사람들을 치료할 때보다 고려해야 할 것이 많다. 현재 갖고 있는 다른 질병, 복용 중인 약, 인지 기능 수준, 주로 함께 모시고 오는 보호자가 있는지, 사는 곳이 병원에서 얼마나 가까운지, 건강 관리가 잘 되고 있는지, 식사나 수면의 질이 괜찮은지, 감정 상태가 어떠한지 등등… 어찌 보면 변두리 정보이지만 환자의 치료에 접근하는데 중요한 정보가 되기도 한다. 그래서 나이 지긋한 환자분들을 진료할 때는 많은 것을 따지느라 생각이 많아진다.

그리고 또, 다른 이유로도 생각할 거리들이 생기기도 한다. 바로 '나이듦'에 대한 생각이다. 환자분들을 괴롭히는 여러 질환, 함께 오는 자식이나 배우자와의 관계, 환자분들의 말투나 행동, 어떤 일이 생겼을 때의 반응, 진료실에서 나나 간호사들에 대한 태도 등을 보면서 어떻게 나이 드는 것이 육체적 정신적 사회적으로 건강한 모습인지에 대해, 어떻게 하면 가까운 사람들과 또는 처음 본 사람들과 건강한 관계를 맺을 수 있는지에 대해 고민하게 된다. 그리고 내가 나이가 든다면 어떤 모습일까를 생각해보게 되기도 한다. 그 생각의 끝에 가장 두려운 모습은 치매이다.

만성 중이염으로 진료를 보던 75세 최명진 님은 연세는 많지 않으신데 치매가 일찍 오신 경우였다. 할머니는 항상 아드님과 진료를 받으러 오셨다. 아드님도 어지럼증으로 나에게 진료를 받으시는 환자분인데, 50대 후반 나이에 키도 크시고 인물이 좋으신 데다가, 진료받으러 오실 때마다 나한테나 간호사들에게 항상 인사도 깍듯하게 하시고 매너 있게 행동하셔서 외래 간호사들 사이에서 '젠틀맨'이라는 별명이 있었던 분이셨다. 그런 아드님이 본인의 어지럼증이 다 나은 후, 어머니를 모시고 진료를 받으러 오셨다.

최명진 할머님을 처음 뵌 날이 기억이 생생하다. 75세 정도면 요즘엔 청춘이라고 할 정도인 나이인데, 할머님은 비만도 심하시고, 그로 인해 생긴 관절염 때문인지 한쪽 손으로는 지팡이를, 다른 한쪽 손에는 아드님의 부축을 받으며 들어오셨다. 진료실 의자에 털썩 앉으시며 "아이고" 한마디 하시고는 얘기가 없으셨다. 옆 의자에 앉은 아드님이 대신 설명하기 시작했다.

"원장님, 저희 어머니신데, 중이염이 워낙 있는데, 이번엔 진물이 많이 나와서 모시고 왔어요. 그리고 잘 못 알아들으시고요. 진물이 나올 때나 안 나올 때나 마찬가지로 못 들으세요. 전부터 모시고 오려고 했는데, 안 오신다고 하도 고집을 피우셔서 겨우 모시고 왔어요. 어머니 치료 잘 좀 부탁드립니다." 하고 늘 그렇듯이 예의 바르게 말씀하셨다.

환자분의 귓속을 보니 만성 중이염으로 고막이 녹아 있는 상태인 데다가, 진물도 많이 나오고 있어, 진물을 채취해서 세균검사를 나가고, 귀 드레싱도 해드렸다. 그 후 청력검사 결과를 보니, 난청이 심한데 이미 달팽이관의 기능이 많이 망가진 상태라서, 중이염 치료만 해서는 청력이 좋아지지 않을 것으로 보였다.

환자의 귀 상태, 청력 상태를 체크하면서 할머니와 눈을 마주치고 대화를 하려 하는데, 할머니는 나와 전혀 눈을 마주치지 않으셨다. 나의 이런 시도를 아드님이 눈치채셨는지 옆에서 말씀하신다.

"원장님, 저희 어머니가 사실은 치매가 좀 있으세요. 그런데 술을 많이 드세요. 오후 세 시가 되면 노인회관에서 쓰러져 계세요. 그나마 다른 데를 나가지 않으시니 다행이에요. 없어지거나 그러시진 않으니까요. 보청기를 해야 하는데, 보청기 할 수도 없어요. 비싼데 잃어버리실 게 뻔해서요. 지금 끼고 계신 안경도 몇 개째인지 몰라요. 어떻게 없어지는지 다 없어져요."

아드님의 목소리에 걱정과 지침이 반반이다. 이비인후과 의사로서 청각 문제만 놓고 본다면, 최명진 님에게 수술을 해드리는 게 맞다고 이야기할 수 있다. 수술로 직접적으로 청력이 좋아지진 않더라도, 보청기를 착용하기 위해서다. 수술을 해서 염증도 없애고 고막을 막아줘야지 진물이 안 나올 테고, 그래야 보청기를 끼실 수 있으니까. 즉, "수술 + 보청기" 두 가지 조합이 최명진 님의 청력 재건을 위해 필수적이다. 또한, 수술을 안 하고 그냥 놔뒀다가 나중에 지금보다 더 독한 균, 항생제로도 잘 컨트롤되지 않는 강한 내성균(슈퍼 박테리아)이 자랄 가능성도 있다.

하지만 실제로⋯ 수술할 수 있을까? 지금 최명진 님은 거동도 불편하시고 전신 상태도 좋지 못하다. 수술의 합병증 가능성도 젊은 사람보다 훨씬 높다. 그리고 수술을 하는 이유 중에는 보청기 착용을 위함이 큰데, 인지 기능이 떨어지시기 때문에 보청기를 자꾸 잃어버리게 되면 보청기를 여러 번 맞춰야 할 수도 있으니⋯ 안 그래도 치매 어머니를 모시느라 힘든 보호자에게 경제적으로 큰 부담이 될 수밖에 없다.

만약 최명진 님이 치매, 알코올 남용만 아니시라면, 국소 마취 방법 선택(전신 마취가 아니라), 수술 시간의 최소화, 입원 기간의 최소화, 금액적 부담은 적게 해드리는 것으로 수술을 해드리는 쪽으로 아드님과 이야기해보았을 것이다. 하지만, 어머님을 수술 간병 뿐 아니라 수술 후 외래 진료까지 누군가가 모시고 다니셔야 하는 문제, 술을 많이 드시던 분이 치료를 위해 금주하면 발생할 수 있는 섬망 가능성, 수술을 힘들게 해서 보청기를 낄 수 있는 상태를 만들어 드려도 보청기를 잘 끼실지, 또는 잃어버리실지, 잃어버린다면 안경처럼 사고 또 살 형편이 되는지⋯.

머릿속으로 꼬리에 꼬리를 무는 걱정과 생각에 잠긴 채로 앞을 바라보니, 말 한마디 없이 입을 꽉 다문 채 앉아 계신 70대 어머니와 그 옆의 초로의 아드님이 보인다. 그리고 보니 두 분 얼굴이 닮았다. 아드님이 얼마나 힘드신지도 느껴지고, 하지만 아드님이 그 어머니를 얼마나 사랑하고 걱정하는지도 느낄 수 있었다. 무엇이 원인이 되어 시작되었는지는 몰라도 치매란⋯ 본인에게도 가족에게도 너무 힘든 굴레의 시작임을⋯ 마음 한구석이 아려오는 날이었다.

BBC에서 방송한
치매 다큐멘터리

2017년 영국 BBC 방송에서 치매는 왜 생기는지, 치매와 관련된 라이프 스타일이 무엇인지에 대해 방송한 적이 있다. 이 방송은 Lancet이라고 하는 명성 있는 의학저널에 실린 논문을 정리한 방송이었는데, 방송이 나간 후 한동안 이슈가 되었었다. (Livingston G et al. "Dementia prevention, intervention, and care". *The Lancet Commissions,* 2017) 그리고 이후 2020년에 같은 연구진이 더 보완해서 다시 한번 논문을 발표했다.

치매는 왜 생길까? 사실 치매 원인 중 이유를 모르는 부분(유전적 요소 등)이 60%이고 라이프 스타일과 관련된 것이 40%이다. 유전적 요소가 포함된 60%는, 안타깝지만 자기 자신도 의료진도 어쩔 수 없는 부분이다. 하지만 원인이 밝혀진 40%에 대해서는 우리가 예방할 수 있다. 그 40%에 해당하는 '치매와 관련된 라이프 스타일'은 뭘 말하는 것일까? 치매와 관련된 라이프 스타일이 무엇이 있을까? 술이나 담배도 관련 있을 것 같고, 고스톱이 치매 예방에 도움이 된다는 이야기가 있는 걸 보면, 머리를 안 쓰는 습관도 치매에 영향을 줄 것 같고… 왠지 고혈압이나 당뇨도 안 좋은 영향을 줄 것 같고… 그런 것들이 떠오른다.

이 Lancet 연구에서 이제까지 발표된 여러 연구를 분석해보니 치매와 정말 관련된 라이프 스타일이 무엇인지가 밝혀졌다. 정답은 바로 다음의 것들이다.

- 당뇨
- 육체적 활동이 적은 것
- 우울증
- 비만
- 고혈압
- 교육을 많이 못 받은 것
- 대기 오염
- 사회적으로 고립되어 지내는 것
- 흡연
- 음주
- 사고로 인한 뇌 손상
- 중년에 시작된 난청

(2020년 연구 기준)

그럼 이들 중에서 제일 치매에 영향을 많이 주는 것은 무엇일까? 흡연? 당뇨? 우울증? 아니다, 바로 "난청"이다!!! 나는 이 결과에 말 그대로 깜짝 놀랐다. (이 책을 읽는 독자분들도 나처럼 많이 놀라주셨기를.) 당시 이 연구가 센세이션 했던 것이 바로 이 부분이었다. 난청이 어느 정도 치매와 관련이 있을 거라는 예상은 했었지만, 이렇게 가장 큰 요인으로 나올 줄은 생각 못 했던 것이다.

난청이 치매에 영향을 많이 주는구나… 하고 생각할 수 있다. 난청이 치매에 어떻게 영향을 준다는 걸까? 아니, 그보다도 우선, 난청을 우리가 조절할 수는 없지 않나…? 라고 생각할 분들이 있을 것이다. 두 번째 질문에 대한 답을 먼저 드려 보겠다. 청력이 나빠지는 것은 우리가 조절하는 데 한계가 있다. 소음에 노출되지 않기, 귀에 독한 약을 먹지 않기 정도이니까. 하지만 우리는 난청이 있을 때 적절한 진단과 수술 또는 보청기, 인공와우 등을 통해서 다시 잘 듣게 해줄 수 있다. 즉, 난청이 있어도 보청기 등을 통해서 뇌로 소리를 충분히 꾸준히 전달해준다면, 뇌의 입장에서는 난청이 아닌 셈이다. 그러니 난청은 우리가 "조절할 수 있는" 치매 유발 인자이다.

그러면 난청이 왜 치매에 영향을 많이 주는 걸까? 치매와 난청이 왜 관련이 있는지에 대한 많은 연구가 진행되고 있다. 미국의 존스홉킨스 의과 대학에는 난청과 치매에 대해 연구하는 전담팀이 있어서, 국가사업으로서 난청과 치매의 관련성에 대한 연구를 진행해오고 있다. 그들이 발표한 연구들에 따르면, 난청은 뇌기능을 손상시킬 뿐만 아니라, 난청이 있으면 뇌에서 "잘 들어야지" 하고 듣는 데에 하루 종일 더 신경 쓰느라 뇌가 과부하가 걸리게 되어 결국 치매가 가속화된다고 한다. 그리고 난청이 있으면 아무래도 인간관계에 영향을 받고, 사회활동이 줄어들게 되고, 사회적으로 고립되어 지내게 될 가능성이 크다. 이것이 난청이 치매를 일으키는 이차적 이유이기도 하다.

또한, 존스홉킨스 연구진이 발표한 연구에서는 639명을 12년간 관찰하였을 때, 경도의 난청이 있는 난청인에게서는 정상에 비해 치매가 발생할 확률이 2배 높고, 중도 난청인은 3배, 심도 난청인은 5배나 더 높은 것으로 확인되었다. 난청이 얼마나 치매 발생에 영향을 주는지 알 수 있는 또 하나의 연구이다.

그럼 난청이 있는 환자에게서 보청기나 인공와우를 이용하여 다시 잘 듣게 해주면 인지 기능이 좋아지고, 치매 위험률이 줄어들까? 그렇

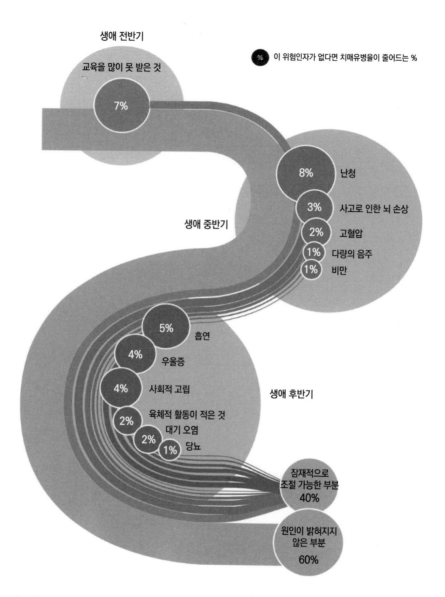

생애 전반기

교육을 많이 못 받은 것

7%

% 이 위험인자가 없다면 치매유병율이 줄어드는 %

생애 중반기

8% 난청
3% 사고로 인한 뇌 손상
2% 고혈압
1% 다량의 음주
1% 비만

5% 흡연
4% 우울증
4% 사회적 고립
2% 육체적 활동이 적은 것
대기 오염
2% 1% 당뇨

생애 후반기

잠재적으로
조절 가능한 부분
40%

원인이 밝혀지지
않은 부분
60%

[그림1-4] 치매의 잠재적 조절 가능한 유발 인자들의 인구 기여 분율(Population attributable fraction of potentially modifiable risk factors for dementia) (Livingston G et al. "Dementia prevention, intervention, and care:2020 report of the Lancet Commission". *The Lancet Commissions*, 2020)

다. 나이가 들면서 우리의 인지 기능이 조금씩 떨어지게 되는데, 보청기를 착용한 이후에는 그 속도가 줄어든다는 보고도 있고, 보청기를 끼기 전과 이후의 기억력 테스트에서 보청기 끼고 난 이후가 훨씬 좋은 것을 확인한 연구도 있다. 프랑스에서 진행된 연구에서는 인공와우 이식술을 받아 청력이 개선된 노인 난청 환자의 80%에서 인지 기능도 개선되는 것으로 확인되었다. 이는 가장 효과 좋은 치매약을 먹는 것보다도 두 배 넘는 효과이다!

이렇듯 난청은 치매의 발병과 관련 있는 것 중에 가장 관련성이 높으면서도, 쉽게 고칠 수 있는 인자이다. 그러니 치매가 올 가능성을 줄이고 싶다면, 난청에 안 좋은 시끄러운 소음을 듣지 않도록 주의하고, 정기적인 청력검사를 진행하며, 청력이 안 좋은 것이 확인된다면 빨리 보청기 착용을 하는 것이 필요하다.

나를 가르쳐 주신
우아한 노부부

나도 개인적으로 치매와 난청에 대해 생각해보게 됐던 경험이 있었다. 몇 년 전, 한 70대 후반 노부부가 난청으로 나를 찾아오신 적이 있다. 두 분 다 은빛 머리에 옷차림도 단정하시고, 예의 바르고 우아한 분들이셨다. 진료실에 들어오시며 한참 젊은 나에게 깍듯하게 인사하시는 모습도 인상적이었다. 알고 보니 병원 근처의 유명한 고급 시니어타운에서 거주하시는 분들이셨다.

청력검사상 두 분 다 약간의 난청이 있었다. 경도 난청이라서 약간 불편하시긴 하겠지만, 일반적인 환자들이라면 그냥 무시하고 넘어갈 정도였다. 하지만 두 분은 조카가 신경과 의대 교수인데 난청은 발견되자마자 치매 예방을 위해서라도 꼭 보청기를 하라 했다고 말씀하시며, 두 분 다 보청기를 맞추길 원하셨다.

우리나라 사람들은 특히 다른 사람들의 시선 때문에 보청기를 꺼려해서, 들리는 게 불편해도 난청이 더 심해질 때까지 보청기는 안 하겠다고 하시는 분들이 많다. 연구에 따르면 경도 난청이 발견되었을 때 보청기를 시작하는 경우는 10% 정도밖에 안 된다. (사실 경도 난청일 때 보청기를 착용한다면 보청기 적응도 빠르고 효과도 좋다.)

이런 현실과 너무나 다른 두 분의 요구에 나는 약간 갸우뚱하는 마음으로 보청기를 처방해드렸다. 보청기를 착용하고 적응하시는 데 두 달이 걸렸다. 두 분은 보청기에 굉장히 만족해하고 본인들의 선택에 뿌듯해하셨다.

"듣는 데에 이렇게나 신경을 기울이며 살고 있는지 몰랐었네요. 안 들리니까 잘 들어보려고 계속 노력하고 있었구나 싶어요. 이러니 뇌가 늙지… 어떻게 안 늙겠어요?" 하시면서 부족한 나를 가르쳐주셨다.

점점 노령화되는 사회에서 치매는 큰 사회적 문제이다. 우리나라의 중앙 치매 센터의 발표에 따르면, 2019년 우리나라 65세 이상의 노인 인구에서 치매 환자는 86만 명인데, 2024년에는 100만 명, 2039년에는 200만 명이 넘을 것으로 예상한다. 치매 환자가 늘어난다는 것은 사회적으로도 개인적으로도 큰 위협이 아닐 수 없다. 치매 환자 가족의 부담감을 줄여주기 위해 국가적 차원에서 지원을 점차 늘리고 있긴 하지만, 치매가 생긴 이후에 하는 고생을 줄이는 것보다도 치매 예방에 힘쓰는 것은 더욱더 중요하기에, 나는 국가에서 보청기 지원 사업을 좀 더 적극적으로 펼쳐야 한다고 생각한다.

앞서 말했던 "나이듦에 관하여"라는 책에서 저자는 치매에 관련된 부분에서 난청과 치매의 관계에 대해 이렇게 이야기하고 있다.

청력이 떨어지는 노인에게는 귀가 밝은 노인에 비해 인지장애가
3년쯤 더 빨리 찾아온다는 것은 요즘 아는 사람은 다 아는 상식
이다. 더불어 노인의 청력저하 중증도가 경증, 중등증, 중증일 때

나중에 치매가 발병할 확률은 각각 2배, 3배, 5배로 높아진다. 그뿐만 아니라 노인의 청력 저하는 인간 기본권의 상실과도 직결된다. 일상생활이 불편해지는 것은 기본이요 사회적으로 고립되며 가족 간 갈등이 잦아진다. 그런 일들이 반복되면 우울증, 불안, 편집증이 생기기 십상이다.

이렇듯 난청 문제는 치매와 노년 우울증 및 낙상 위험 증가, 사회적 고립 등에도 영향을 미친다. 그래서 국가적으로 노년층 뿐 아니라, 중장년층에게 청각 관리 사업을 해주고, 청각 관리의 중요성을 국민에게 홍보하는 것이 필요하다. 개인적으로도 잘 안 들린다고 느껴진다면 빨리 이비인후과에 내원하여 진료와 청력검사를 받아 보아야 한다. 증상이 없어도 정기적으로 청력검사를 받아서 문제가 있다면 조기에 발견하고, 상태에 맞는 적절한 수술 혹은 보청기 착용이나 인공와우 이식 등을 하여 다시 잘 들리게끔 해주는 것이 필요하겠다.

가족들도 많이 신경 써야 한다. 어머니 아버지, 할머니 할아버지가 말귀를 못 알아들으시는 경우가 많아지고, 목소리가 커지거나, 사람과 대화하는 상황을 자꾸 피하신다면, 빨리 이비인후과에 가서 청력검사를 받아 보시도록 해야 한다. 일부러도 작게 이야기도 해보고, 뒤에서 이야기도 해보아서(입 모양이 안 보이도록) 잘 들으시는지 체크해보아야 한다.

결국, 사람에게 가장 큰 힘이 되는 것은 다른 사람의 관심과 실행력이다. 이 단순한 진리는 귀 건강과 치매 예방에도 해당되는 이야기이다.

05
보청기 껴도
안 들린다던데요?

- 빌 클린턴과 로널드 레이건 미국 대통령의 공통점은?
- 소리는 들리는데 무슨 말인지 모르겠어요:
  청력검사 결과 보는 방법
- 왜 보청기를 해도 잘 안 들릴까?
- 보청기 성공적으로 하는 팁!
- 나의 보청기에게 바치는 시

빌 클린턴과 로널드 레이건 미국 대통령의 공통점은?

진료실에서 환자들에게 가끔 퀴즈를 낸다.

"미국 대통령 중에 빌 클린턴 대통령이랑 로널드 레이건 대통령 아세요? 이 두 대통령이 큰 공통점이 두 가지가 있어요. 뭘까요?"

그러면 환자들은 대개는 눈을 반짝이면서 "뭔데요 원장님?" 하신다. 딱딱한 진료실에서 의사가 내는 미국 대통령 퀴즈라니, 뭔지는 모르겠지만 재밌는 일을 함께 작당하듯이 나와 환자분 둘 다 눈이 초롱초롱해진다. 물론 나의 눈빛과 다르게 심드렁하게 "그걸 내가 어떻게 아오?" 하는 분들도 계신다.

어떻게 반응하시든지 나는 씩씩하게 이야기를 이어간다.

"이 두 대통령의 공통점은 두 분 다 난청이 있어서 재임 시절에 보청기를 꼈다는 거예요. 난청이 있다는 것, 보청기를 낀다는 것이 본인의 약점이라고 생각할 수도 있었을 텐데 이 두 분은 그걸 다 오픈했어요. 심지어 빌 클린턴 대통령은 51세밖에 안 된 나이에 보청기를 끼기 시작했죠. 대통령이 보청기를 끼다니, 대통령이 청각장애인이라니, 정치적으로 공격도 받았겠죠? 그래도 꿋꿋이 보청기를 꼈어요. 그래서 덕분에 일반 사람들이 보청기를 좀 더 가깝게 느끼는 계기가 되었고, 실제로 두 대통령 덕분에 보청기에 대한 인식이 바뀌고, 사람들이 더 당당하게 보청기를 끼게 된 전환점이 되었다고 해요."

이야기하다가 잠깐 말을 멈추면, 앞에 있는 환자는 질문한다.

"그럼 두 번째 공통점은 뭐예요, 원장님?"

이 질문을 기다렸던 나는 바로 대답한다.

"두 번째 공통점은, 미국 역사상 가장 인기 많은 대통령 리스트에 이름이 오르는 대통령이라는 거에요."

이쯤 되면 나의 똑똑한 환자분들은 알아차리신다, 나의 속셈을. 그리고 이 글을 읽고 있는 독자분들도 알아차리셨을 것이다. 내가 이 퀴즈를 내는 상황이 어떤 상황인지를 말이다. 그렇다, 난청이 있는데 보청기를 안 하겠다고 고집 피우시는 나의 환자분들, 또는 보청기를 하기로 결심은 했지만, 보청기가 필요하다는 사실에 우울해하시는 나의 환자분들께 내는 퀴즈다.

"물론, 두 대통령이 보청기를 꼈기 때문에 인기가 많았던 건 아니죠. 하지만 보청기를 껴도 사람이 바뀌지 않고, 매력적인 사람은 여전히 매력적이고 사람들이 좋아한다는 거예요. 그 사람이 걸어온 길, 행한 일들, 능력, 매력, 업적, 가치가 단지 그 사람이 청각 장애가 있다고 해서 없던 게 되지 않아요. 어쩌면 난청이 있어도 불구하고 그런 업적을 쌓았다는 더 멋진 스토리를 만들어주기도 하지요. 보청기를 낀다는 자신의 약점이라면 약점을 대중에게 오픈함으로써, 사람들에게 다른 사람들의 이야기를 들으려고 노력한다는 인상을, 천하의 대통령도 보청기를 끼고 우리와 소통하려 하고 있구나 하는 친근함을 국민에게 주지 않았을까요?

우리나라는 미국이나 유럽에 비해 아직은 보청기에 대한 선입견이 크지요. 그래서 미용적으로 보이지 않는 보청기를 선호하고요. 그런 보청기를 껴도 됩니다. 착용했을 때 눈에 잘 안 띄는 보청기도 많아요. 미용적으로 신경 안 쓸 수 없죠. 하지만 중요한 건 보청기를 끼는 나 자신이 위축되지 않는 거예요. 나는 이제 늙었네, 보청기를 껴야 할 정도가 되었네, 보청기는 무슨 일이 있어도 안 낄 거야, 보청기는 노인의 상징이니까. 이렇게 생각하시면 안 된다는 거죠.

이 지구상에서 현재 제일 강대국인 미국에서 가장 인기 있는 대통령인 두 대통령도 보청기를 끼고도 대통령 생활을 잘했어요. 환자분도 그러실 수 있어요. 멋진 삶을 잘 살아오셨어요. 앞으로도 쭉 이어 가셔야죠. 보청기를 한 것이 절대 환자분의 위상을 떨어뜨리지는 못해요."

나는 보청기 회사 직원도 아니고, 보청기를 팔아 돈 버는 사람이 아니다. 나는 나의 진료를 볼 뿐이고, 환자분이 보청기를 하든 말든 나에게 떨어지는 금전적인 이득도 전혀 없었다. 하지만 보청기를 안 하려는 난청 환자분들을 보면서 맘이 아팠기 때문에 열심히 설명해 드렸다. 눈이 나쁠 때 안경을 하는 것은 당연하게들 생각하지만, 귀가 나쁠 땐 모두가 어떻게든 보청기를 안 하려고 한다. 우리나라 65세 이상 인구 중 난청인의 비율이 40%에 이른다. 하지만 이 중 보청기를 착용하는 경우는 겨우 17.4%밖에 안 된다.

그런데 보청기를 안 하다 보면 청력이 더 떨어지고 인지 능력도 더 떨어진다. 청력이 더 떨어진 다음에야 보청기를 하려고 하면 그땐 이미 늦어서 보청기 효과가 작아지는 경우가 많다. 그게 너무 안타까웠다. 보청기를 안 하려고 하는 환자분들은 다른 사람들이 나를 난청인으로 보는 게 싫다고 하신다. 하지만 사실 더 깊은 내면에서는, 보청기를 끼는 나 자신을 받아들이기 힘든 것이 더 큰 이유일 것이다.

나도 환자분들의 그 마음을 조금은 이해한다. 보청기를 권고받은 순간, 갑자기 나이 들었다고 느끼게 될 테고, 점점 쓸모 없어진다고(…) 느끼게 되니까. 세계적으로 특히 우리나라에선 더욱 보청기는 늙은이들의 상징 같은 것이 되어 있고, 우리는 연륜보다도 젊음이 무기인 시대에서 살고 있으니. 보청기를 끼는 순간 내가 나이 들었음을 인정하는 것이 되고, 그것은 사회의 짐으로 전락한 기분을 느끼게 되는 것이니까.

하지만 환자들의 그런 마음을 이해할수록 나는 더 아무렇지도 않게 보청기를 이야기한다. 이비인후과 의사가 보청기를 아무렇지 않게 대하지 않으면 이 세상 누가 보청기를 평범하게 대할 것인가. 이비인후과 의사가 보청기를 낀 환자를 선입견을 갖고 바라보면, 이 세상 누가 청각장애인을 평등한 눈빛으로 쳐다보겠는가. 보청기를 껴서 생기는 이익이 보청기를 안 껴서 생기는 이익보다 훨씬 큰 것은 이미 참이라고 결론 난 명제인데, 이걸 강하게 설명하고 알려주지 않으면, 환자들은 어디서 제대로 된 정보를 듣겠는가.

의학적으로는 난청이 있으면 어떻게든 잘 듣게 해야 한다는 것이 많은 연구 후에 결론이 난 정설이다. 그래야 청력도 더 안 나빠지고, 이명도 좋아지고, 치매도 안 생긴다는 연구 결과가 무수히 많다. 그 방법이 수술이라면 수술로, 보청기라면 보청기로, 인공와우라면 인공와우로,

어떻게든 잘 듣게 해야 한다. 환자가 스스로 그 길을 선택하도록 안내하
는 것이 내가 이비인후과 귀 전문의로서 내 앞에 앉아 있는 환자를 위
해 해야 하는 나의 미션이다.

소리는 들리는데 무슨 말인지 모르겠어요: 청력검사 결과 보는 방법

어느 날 이비인후과 개원의 선배에게서 연락이 왔다.

"경래야, 나 뭐 좀 물어봐도 될까? 2~3년 전부터 청력이 좀 나쁘다고 하던 분인데, 최근엔 더 못 듣는다고 오셨어. 보청기가 도움이 될까 하고 오신 건데, SRT는 40dB 이지만, WRS 는 너무너무 나빠."

(해석하자면, 결국 소리는 들리는데 말귀를 잘 못 알아듣는다는 이야기이다. SRT와 WRS는 어음청력검사의 지표이다.

SRT(speech reception threshold: 어음청취역치) - 말을 듣기 시작하는 소리의 크기를 의미한다. SRT가 40dB이라면, 40dB 크기 이상의 말소리가 들릴 때 "아, 말소리가 있구나"라고 인지할 수 있다는 이야기다.

WRS(word recognition score: 어음명료도) - 소리를 편안할 정도로 크게 줬을 때 얼마나 말귀를 알아듣는지, 분별해내는지를 의미한다.

즉, SRT는 괜찮은데, WRS가 나쁘다는 얘기는 말소리가 작아도 들을 수는 있는데 그 말이 무슨 말인지, 예를 들어 "사과"인지 "사자"인지를 분별해내는 분별력은 많이 떨어진다는 뜻이다.)

"이 환자가 가장 불편해하는 점은, 부인이 말하는 걸 못 알아들어서 부인이랑 자꾸 싸우게 되는 거랑 산책을 많이 하시는데 산책하다가 자전거가 뒤에서 올 때 삐링~ 하는 경고음을 못 들어서 자전거와 부딪친 적이 몇 번 있으셨다는 거야. 앞으로 크게 사고 날까 봐 걱정이야. 보청기는 몇 년 전에 시험 착용했는데 불편해서 오래 못 끼셨대. 그래서 지금도 보청기 안 끼려고 하시고. 근데 내가 찾아보니 이런 타입의 청력도를 보이는 환자에서 보청기가 어렵다는데 왜 그런 거지? 어떻게 해야 환자분에게 도움이 될까?"

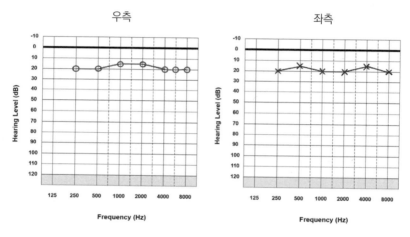

우측   좌측

[그림 1-5] 정상 순음청력검사 결과

이 환자분의 청력도를 분석해보기 전에, 청력도 또는 청력검사 결과 (순음청력검사 pure tone audiometry 라고 한다)를 보는 방법을 간단히 설명해보려고 한다. 혹시 본인의 청력도가 있으신 분들은 가져와서 같이 보면 좋겠다.

청력은 말 그대로 "소리를 듣는 능력"이다. 즉, "어느 정도 크기의 소리를 알아들을 수 있느냐" 이다. 작은 소리를 들을 수 있을수록 청력이 좋은 것이니, 숫자가 작을수록 청력이 좋다는 것이고, 정상 범위는 20dB 이내이다. 그런데 소리의 주파수에 따라 청력이 다르다. 주파수는 소리의 낮고 높음을 가리키는데, 남자 목소리는 낮고 여자 목소리는 높다고 하는 것이 바로 주파수가 다르기 때문이다. 주파수에 따라 청력이 달라진다. 즉, 저음에서는 작은 소리도 들을 수 있는데, 같은 크기의 소리를 고음에서는 못 들을 수도 있다는 뜻이다. 그래서 청력은 주파수별로 체크를 한다.

(청력은 이래서 시력과는 다르고, 보청기는 이래서 안경보다 복잡하다. 왜냐하면, 주파수별로 청력이 각각 다른 것에 반해, 시력은 색깔별로 시력이 다르지는 않으니까 말이다.)

우리가 태어날 때는 대략 2~20000Hz 정도의 소리를 들을 수 있는데, 일반적으로 대화에서 주로 사용하는 주파수영역대의 소리는 500~4000Hz이다. 그래서 청력검사에서는 125Hz, 250Hz, 500Hz, 1000Hz, 2000Hz, 4000Hz, 8000Hz(kHz로 나타내면, 0.125, 0.25, 0.5, 1, 2, 4, 8kHz) 주파수에서 얼마만큼의 크기(데시벨 dB)의 소리를 들을 수 있는지를 검사한다.

그래서 앞 청력도를 보면, 왼쪽에 보이는 그래프가 "오른쪽 귀" 청력도이고, 오른쪽에 보이는 그래프가 "왼쪽 귀" 청력도이다. (왜 왼쪽 오른쪽을 반대로 그려 놓았을까? 의사가 환자를 볼 때는 환자를 마주 보고 검사를 하니, 모든 검사는 왼쪽에 보이는 것이 오른쪽 몸에 대한 것이고, 오른쪽에 보이는 것이 왼쪽 몸에 대한 것이다. 청력 검사 결과뿐만 아니라, CT도, X-ray도, MRI도… 의학적 검사의 대부분이 그렇게 나타난다.)

왼쪽 오른쪽 각각의 그래프는 가로축에 "주파수(Hz)", 세로축에 "소리의 크기(dB)"가 표현되어 있다. 원래는 어느 주파수나 20dB보다 작은 소리를 들어야 정상이라고 보기 때문에, 세로축에 쓰여있는 20보다 그래프가 위에 있어야 정상이다.

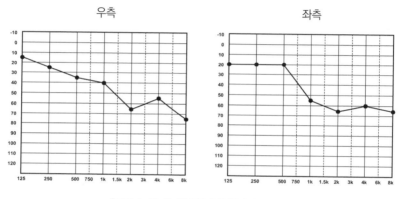

[그림 1-6] 이 환자의 순음청력검사 결과

그런데 나의 선배가 보내준 환자의 그래프를 보면, 왼쪽이나 오른쪽 청력 모두, 125, 250, 500Hz에서는 청력이 15~30dB 정도로 '정상'이거나 '경도 난청' 정도인데, 점점 고주파수로 갈수록 청력이 나빠져서, 2, 4, 8kHz에서는 55~75dB 정도로 '중고도 난청' 수준이 된다. 고주파수로 갈수록 청력이 나빠지니, 이런 청력을 "하강형 청력"이라고 부른다.

만약 이분의 달팽이관을 해부해 본다면 (살아있는 분의 달팽이관을 해부할 수는 없겠지만) 저주파수를 듣는 부위에 있는 세포들은 비교적 건강한 데 비해, 고주파수를 듣는 부위에 있는 세포들은 많이 망가져 있을 것이다.

왜 그럴까? 왜 저주파수는 달팽이관 세포가 잘 보존되어 있고, 고주파수로 갈수록 달팽이관 세포는 망가졌을까? 그건 달팽이관 내부 위치에 따라 세포가 듣는 주파수 영역이 다르기 때문이다.

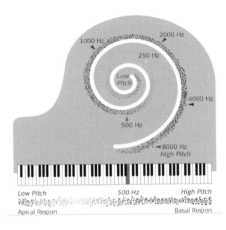

[그림 1-7] 달팽이관 안에서 세포의 위치에 따라 듣는 주파수 영역 지도
(출처: 메델MED-EL, Medical Electronics 홈페이지)

달팽이관에 있는 세포 중, 바깥쪽에 있는 세포들은 고주파수를 듣고, 안쪽에 있는 세포들은, 저주파수 소리를 듣는 역할을 한다. 아무래도 바깥쪽에 있는 세포들이 소음, 귀에 독한 약물 등의 환경에 영향을 많이 받으므로, 바깥쪽에 있는 세포들이 안쪽에 있는 세포들보다 더 잘 망가지기 십상이다.

그래서 대부분의 노화성 난청이나, 돌발성 난청, 소음성 난청, 약물성 난청에서는 고주파수 청력이 저주파수 청력보다 더 떨어진다. (예외적으로 메니에르병 초기 또는 급성 저음성 난청 등에서는 저음역이 떨어진다.) 고주파수와 저주파수 청력의 차이가 너무 심하게 나는 경우도 있는데, 그럴 땐 마치 모양이 스키 슬로프처럼 뚝 떨어지는 모양 같다고 해서 "스키 슬로프 난청(ski slope hearing loss)"이라고 부른다. 고주파수 쪽이 거의 농(deaf)인 청력의 경우라면, "부분 농(partial deaf)"이라고도 한다.

저주파수와 고주파수 청력이 차이가 크게 나는 경우라면 소리는 들리더라도 말귀 알아듣는 것이 굉장히 힘들다. 보통 대화하는 영역인 500~2000Hz 영역에서 청력이 급격하게 떨어져서 그 이상의 고주파수에서는 난청이 심하게 나타난다. 단어의 "모음"은 저주파수 쪽이고, "자음"은 전 주파수에 퍼져 있는데, 말귀를 알아듣는 데에는 자음이 훨씬 중요하다. 고주파수 난청이 있다면, 고주파수 자음인 "ㅅ, ㅊ, ㅈ, ㅌ, ㄷ,

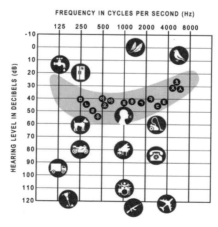

[그림 1-8] 일상생활 어음 분포도: 자음 ㅅ, ㅊ, ㅈ, ㅌ, ㄷ, ㅋ 은 고주파수 소리에 속한다

ㅋ" 쪽 음을 못 알아듣게 되니, 고주파수 청력이 떨어지는 사람들은 어음 분별력이 매우 나쁘다.

그리고 이런 환자들은 대개 천천히 청력이 떨어진 경우가 대부분이고, 저주파수 청력이 아직 살아남아 있어서 아예 못 듣지는 않는다. 그래서 말귀를 못 알아듣는 것에 대해 굉장히 힘들어하면서도, 청력이 떨어져 있다는 사실은 받아들이지 않고 보청기를 안 하려고 하신다. 그리고 만약 보청기를 한다고 하더라도, 보청기를 본인 귀에 맞게 맞추어 가는 과정이 오래 걸리고 어렵기 때문에 만족도가 낮다.

그래서 보청기를 안 하거나, 하더라도 적응에 실패하는 경우가 많다. 하지만 이런 환자들이야말로 보청기를 일찍부터 해야 한다. 그래야 더 청력이 떨어졌을 때 그나마 언어 분별력이 잘 유지가 된다. 쉽게 말해 공장에서 기계를 오랫동안 안 돌리면 그 기계가 녹슬어버리는 것처럼, 난청이 오래 지속되면 뇌의 소리 듣는 부위를 사용하지 않으니 그 부분의 기능이 퇴화하기 때문이다. 나중에 청력이 더 나빠진 후에야 보청기로 소리를 뇌로 집어 넣어준다 한들, 뇌가 이미 녹슬어서 소리를 받아들이지 못하게 된다. 그래서 뇌가 너무 녹슬어버리기 전에 보청기를 이용해서 소리들을 자꾸 넣어주어야 한다.

만약 청력이 더 떨어지게 되면, 그땐 보청기로도 잘 들을 수가 없다. 그러면 보청기가 아니라 인공와우 수술을 받거나, 인공와우 중에서도 하이브리드 인공와우(hybrid CI, 또는 electrical acoustic stimulation EAS. 저주파수는 보청기로, 고주파수는 인공와우로 듣는 방법이다)를 수술해서 착용해야 한다. 하지만 이 수술도 이전에 보청기를 꾸준히 사용한 사람에게서 효과가 훨씬 좋다.

　우리는 백세 시대를 살고 있기 때문에 우리 몸의 건강을 지금을 위해서만이 아니라 장기적인 안목으로 보고 관리해야 한다. 지금 근력 운동을 하는 건 10년 후의 나를 위해 저축해 놓는 것이라는 말이 있다. 지금 근력 운동을 하는 게 아무리 힘들고 별 티가 안 나는 것 같아도, 미래에 건강하게 지내기 위해서는 꾸준히 운동해야 한다는 이야기다. 근력 운동 뿐 아니라 듣기도 마찬가지다. 최대한 현재의 청력을 보호하고 청력 손실을 예방하는데 노력하는 한편, 10년, 20년 후에도 삶의 질을 좋게 하려면 지금 무엇을 해야 할까를 생각하고 살아야 한다. 그래서 지금 보청기 착용하는 것이 힘들고 효과가 없는 것 같아도, 청력이 떨어져 있다면 최대한 빨리 보청기를 착용하기 시작해야 한다.

왜 보청기를 해도
잘 안 들릴까?

　몇 년 전부터 시작된 난청 때문에 내원하신 72세 김제익 님. 김제익 님은 부인과 함께 병원에 오셔서 두 분 다 기본적인 청력검사를 받았다. 청력검사 결과를 설명해 드리기 위해 검사 결과를 큰 모니터에 띄우면서 두 분 얼굴을 바라보는데, 걱정스런 얼굴의 부인과는 달리, 의자 깊숙이 앉은 김제익 님은 평안한 표정이다. 청력검사 결과는 표정과는 반대로, 부인은 그 연세에도 젊은이들 못지않게 잘 듣는 정상 청력인 데 반해, 김제익 님의 청력결과는 좋지 않다.

　"김제익 님, 청력이 좀 떨어지네요. 정상에서부터, 경도, 중도, 중고도, 고도, 심도 난청까지 난청이 다섯 단계가 있는데 그중 2단계인 중도 난청에 속하세요."

　라고 말씀드리고 청력검사 결과에 대해 설명해드렸다. 내 설명을 들으며 걱정스러운 표정이 더 심해진 부인분과 여전히 편안한 표정의 김제익 님. '아, 사실은 편안한 표정이 아니라 무심하려 하는 표정이구나, 오히려 마음속으로는 더 걱정하고 계시는구나!' 나는 환자분의 표정에서 약간은 그 속마음을 읽을 수 있었다.

　"이이가 많이 못 듣는 거죠? 2년 전쯤에도 난청이라고 진단받았어요.

그 때 보청기 가게에서 보청기 하라고 했는데, 절대 안 하려고 하더라고요."

부인 분의 하소연을 듣는데, 갑자기 김제익 님이 부인의 말을 끊고 큰 소리로 화내듯이 얘기하신다.

"이거 수술로는 못 고치는 거요? 의학이 발달했다더니 아직 그런 것도 연구 안 하고 뭐 하고 있소? 줄기세포치료 받으면 되는 거 아니요?"

그걸 왜 저에게 화를 내세요… 라고 말씀드리고 싶지만, 얼마나 답답하시면 저렇게 이야기하시는지 그 마음을 알기에 미소를 띠고 약간 큰 목소리로 또박또박 설명해 드린다.

"에효, 그러게요 김제익 님, 전 세계에서 다들 열심히 난청 완치를 연구 중인데 아직까지는 완벽한 결과가 없네요. 달팽이관에 줄기 세포를 넣는 연구도 하고 있는데 아직 실제 사람에게 적용될 단계는 아닙니다. 안타깝지요. 저도 빨리 현대 의학이 난청을 정복하기를 바랍니다. 하지만 아직은 안되었으니 있는 것 중에 써야지요. 그래도 다행인 건 보청기는 예전에 비해 많이 발달해서 기능이 좋아졌어요. 예전엔 보청기 끼면 박스를 차고 다녀야 했거든요. 그리고 지금 김제익 님 정도 난청이면 보청기가 가능하니 그것도 다행입니다."

김제익 님은 약간은 누그러진 표정으로 말씀하신다.

"보청기 해도 잘 안 들린다던데요? 내 예전 직장동료도 보청기 끼니까 더 못 듣던데. 귀 꽉 막혀서 불편하다 하고, 옆에 있는 사람한테까지 삐- 하는 소리 들리고. 당신도 알지? 이 부장? 이 부장이 효과도 없는 보청기 해서 200만 원 날렸다고 나한테 보청기 절대 하지 말라고 했다니까."

보다 못한 부인이 한 말씀 하신다.

"여보, 보청기하고 잘 지내는 사람도 많은데, 왜 그 한 사람 이야기만 듣고 결정해요, 여기 의사 선생님 이야기 좀 들어 봐요."

김제익 님 뿐 아니라 보청기를 권유하면 많은 분이 이렇게들 얘길 하신다.

"내 주변 ○○가 보청기 하고 효과도 없고 불편하기만 하다고 나한테 절대 보청기 하지 말라고 했어."

라고 시작해서 주변에서 보고 들은 실패 사례들을 읊으신다. 왜 그럴까? 보청기는 정말 돈만 버리는 일일까?

보청기는 난청이 있는 사람들에게 소리를 크게 증폭시켜줘서 잘 들리게 해주는 기구다. 안 들리는 사람에게 얘기할 때 목소리 크게 얘기하게 되는데, 보청기가 그 역할을 해준다. 이렇게 간단한데, 왜 보청기는 가격은 그렇게나 비쌀까, 또 왜 효과는 별로 없다고 말하는 사람이 많을까?

사실 "소리를 증폭시켜준다"는 원리는 간단하지만, 기계 입장에서는 그렇게 단순한 것은 아니다. 우리 몸의 청각기관이 복잡한 메커니즘을 가진 것처럼, 보청기도 그렇다. 보청기는 주변의 소리를 모아서 (마이크) 이 소리를 전기에너지로 바꾸어 증폭시켜서 (증폭기) 다시 그 소리를 귓속에 크게 내준다(리시버 또는 스피커). 즉, 모든 보청기 안에는 1. 마이크, 2. 증폭기, 3. 리시버, 그리고 여기에 필요한 에너지를 공급하는 4. 배터리가 들어있다. 그리고 증폭기에는 소리를 주파수에 따라 다르게 올려주는 프로그램이 있어서, 보청기 착용자의 청력을 저장해 놓으

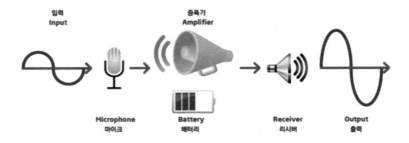

Input

증폭기
Amplifier

Microphone
마이크

Battery
배터리

Receiver
리시버

출력

[그림 1-9] 보청기의 원리

면, 그 청력에 맞게 소리의 주파수에 따라 각기 다른 정도로 증폭시켜준다.

그런데, 이 과정에서 보청기 착용자들을 불편하게 하는 문제들이 생긴다.

첫 번째는 소리를 모아주는 마이크와 소리를 내주는 스피커가 그 작은 기기 안에 같이 있으니 생기는 문제다. 스피커에서 나온 소리의 일부가 다시 마이크에 들어가게 되고, 증폭되어 스피커로 나오고, 다시 마이크로 들어가서 증폭되어 나오고… 뫼비우스의 띠처럼 소리가 계속 순환하며 증폭이 되어버린다. 그럼 "삐---" 하는 고음의 신경 거슬리는 소리가 난다. 이를 '피드백 현상'이라고 하는데, 주로 고주파수 음의 소리에서 이 피드백 현상이 일어난다.

보청기를 낀 분들이 보청기를 만지거나 보청기가 딱 맞게 끼워지지 않았을 때, 가끔 "삐---" 소리가 나는 것을 옆에서도 들을 수 있는데 이게 바로 피드백 현상 때문이다. 이 피드백 현상은 대개 보청기가 작을수록 심해진다. (마이크와 스피커 사이의 거리가 가까우니 말이다.) 또한 고주파수 소리를 증폭을 많이 시킬수록 심해진다. (저주파수에 비해 고주파수 소리에서 주로 피드백 현상이 일어나니 말이다.) 그렇다고 해서 미용적인 것을 고려하지 않고 무조건 보청기를 큰 걸 할 수도 없고, 소리 감별에 중요한 고주파수 소리를 증폭을 안 시킬 수도 없는 노릇이다.

이런 현상을 줄이기 위해서는, 보청기 회사마다 개발해서 보청기에 넣어 놓은 피드백 현상 줄이기 프로그램을 잘 활용해야 한다. 그러면서 난청인의 청력 상태에 따라 적절한 크기의 보청기를 착용하도록 하고, 증폭기의 프로그램을 통해 고주파수를 적절히 증폭시켜 줘야 한다. 이런 게 바로 보청기 전문가의 역할이다.

두 번째로 피드백 현상 말고 보청기가 힘든 이유를 하나 더 들어보자면, 보청기 자체가 귀를 막아서 생기는 불편함이 있다. 지금 이 글을 읽으시면서 손가락을 양쪽 귀에 넣어 꽉 막고, 그 상태로 "안녕하세요"라고 말해보자. 아마 그 "안녕하세요" 소리는 이제까지 내가 들어본 것 중 가장 괴상한 "안녕하세요"일 것이다. 이렇게 귀를 막으면 내가 말하는 목소리가 울리게 된다. 그런데 귀를 막고 있는 게 내 손가락이 아니라 보청기라면? 소리가 커지면서 그 울림이 더욱 심하다. 이렇게 보청기를 끼면서 귓구멍이 꽉 막히니 내가 말하는 목소리가 울리는 현상을 '폐쇄 효과'라고 한다.

이 폐쇄 효과를 덜 하게 해주기 위해서, 보청기마다 작게 뚫어진 구멍이 있다. 이 구멍은 보청기가 귀를 막아도 완전히 안 막히게 해준다. 하지만 이 구멍을 밑도 끝도 없이 크게 해줄 수는 없다. 그 조그만 보청기 안에 마이크로폰, 증폭기, 스피커, 배터리가 다 들어가야 하니 말이다.

그리고 너무 구멍이 크면 오히려 소리가 보청기 바깥으로 빠져나와서 다시 증폭되는 피드백 현상이 심해지니까 그렇다.

그래서 제한된 공간 내에서 적절한 크기로 이 구멍을 뚫어주어야 한다. 요즘에는 오픈형 보청기라고 해서 귓속은 완전히 안 막는 튜브로만 해 놓고, 보청기 본체는 귀 뒤에 걸어주는 (하지만 기존의 귀걸이형 보청기보다 훨씬 작고, 귓구멍을 안 막으니 보청기가 눈에 띄게 보이지 않는다.) 보청기가 이러한 폐쇄 효과와 피드백 현상을 동시에 잡아주는 효과가 있어서 많이 사용 중이다.

이런 식으로 보청기의 부작용을 줄여주고 편안한 청력 증폭을 위해서 많은 기술이 사용되고 있다.

"보청기를 끼면 큰 소리가 너무 크게 들려서 깜짝깜짝 놀라요." 하는 불편함을 줄이기 위해 작은 소리는 크게 증폭해주고, 큰 소리는 줄여주는 '비선형 압축' 기술,

"소리가 어디서 들리는지를 모르겠어요." 하는 불편함이 없도록 소리가 들리는 방향을 예측하게 해주는 '방향성' 기술,

"조용한 곳에서는 보청기가 좋지만 시끄러운 곳에 가면 소리가 너무 커서 보청기를 낄 수가 없어요." 하는 불편함 때문에 개발된, 주변 소음을 소음으로 인식하고 그 크기를 줄여주는 '소음 탐지 및 제거' 기술,

"난청과 함께 이명이 있어요." 하는 난청인들을 위해 조용한 곳에서는 소리 발생기의 역할도 하는 '이명 완화' 기술,

"보청기에 스치는 바람 소리가 아주 크게 들려요." 하는 경우 바람 소리를 선택적으로 줄여주는 '바람 소리 제거' 기술… 등등의 여러 기술

을 적용할 수 있다.

또한, 전화를 잘 사용하도록 전화와 보청기를 무선 연결하거나, 가족이 함께 듣는 TV 볼륨을 크게 키우지 않고도 나에게만 소리가 커지도록 TV와 무선 연결하거나, 스마트폰과 블루투스로 연결해서 나의 상황에 맞춰 여러 프로그램을 적용시켰다 안 시켰다 조절하고, 보청기의 위치를 탐색하는 등의 무선 기술들도 많이 개발되어 있어서 이를 이용하면 예전보다 훨씬 똑똑하고 편안하게 보청기를 활용할 수 있다.

보청기
성공적으로 하는 팁!

결국 보청기를 성공적으로 사용하려면 이 세 가지가 중요하다.

첫째, 자기 귀에 잘 맞는 보청기를 선택하는 것이다.

- 너무 청력이 많이 떨어진 사람한테는 귓속에 쏙 들어가는 작은 보청기가 맞지 않는다. 보청기가 작은 만큼 증폭기도 작아서 소리를 크게 증폭시켜줄 수 없기 때문이다. 이런 경우는 작은 보청기를 원하신다고 해도 해드릴 수가 없다.

- 고주파수 청력이 많이 떨어진 사람한테는 특히 오픈형 보청기가 좋다. 고주파수 청력이 많이 떨어진 사람들은 고주파수 청력을 많이 증폭시켜줘야 하는데 그러면 피드백 현상이 심해지니, 피드백 현상을 줄여주는 오픈형 보청기가 적합하다.

- 한쪽 달팽이관이 심하게 망가져 보청기를 못 할 정도로 청력이 심하게 나쁘고, 반대편은 그에 비해 좋을 때는 CROS나 Bi-CROS 라는 특수 보청기를 고려할 수도 있다.

- 가격을 생각해야 한다. 위에 적은 여러 기술이 다 들어있는 사양은 보청기에서도 고가이니, 본인에게 크게 도움이 될 만한 기술이 어떤 것일지를 전문가와 함께 파악하고 그에 맞는 보청기를 선택하는 것

이다.

둘째, 보청기를 긍정적으로 생각하고 친해지도록 노력해야 한다. 안타깝지만 완벽한 보청기는 없다는 것을 받아들이고 보청기를 착용하기 시작해야 한다. 안경은 끼자마자 눈앞이 환해진다. 보청기도 그럴 것을 기대하지만, 안타깝게도 보청기는 처음에 끼면 정신이 없다. 귀도 꽉 막으니 답답하고, 소리는 울려 들리고, 큰 소리는 너무 크게 들려 깜짝깜짝 놀란다. 집에서 끼면 그나마 낫지만, 시끄러운 곳에서는 소리가 이곳저곳에서 너무 크게 들려서 끼지도 못한다. 게다가 보청기를 꼈다는 사실 자체가 심란하기도 하다. 누가 내 귀만 보는 것 같은 기분도 든다. 그래서 결국 1~2주 체험해보고 포기해버리는 경우가 많다.

보청기를 끼고 처음부터 드라마틱하게 "너무 잘 들려서 좋아요!"라며 하루 종일 보청기를 잘 끼고 지내는 분들은 많지 않다. 처음엔 조용한 곳에서 하루에 두 시간씩 끼다가 점점 보청기로 들리는 소리에 익숙해지고, 보청기 안의 프로그램을 나에게 잘 맞게 조정하는 과정을 거쳐야 한다. 보청기를 긍정적인 것으로 받아들이는 '마음가짐'과 보청기와 친해질 '시간'이 반드시 필요하다.

셋째, 좋은 전문가를 만나야 한다. 좋은 전문가는 내 앞에 있는 난청인을 진심을 갖고 대한다. 그래서 난청인이 그에 적합한 보청기를 선택하도록 전문적인 지식을 활용해서 돕고, 보청기 소리에 잘 적응할 수 있도록 지지해주고 조언해준다. 그뿐만 아니라, 보청기에 적응해가는 과정에서 보청기 안의 프로그램을 적절히 운영해서 환자가 편안하게 소리를 들을 수 있도록 돕는다. 이 과정을 적합과정(피팅, fitting)이라고 하는데, 아무리 보청기가 기계라고 해도, 그 기계 안의 프로그램을 어떻게 맞추는지에 따라 소리가 얼마나 편안하게 잘 들리는지가 달라지므로, 이 프로그램을 다루는 사람이 중요하다.

또한, 보청기는 안경처럼 한 번 맞추면 끝이 아니고 계속 관리가 필요한 기기이다. 보청기를 끼면서 문제가 있는지를 점검해 주어야 한다. 이는 보청기 기기 뿐 아니라 보청기를 착용하는 귀에도 해당되는 이야기이다. 보청기가 외이도에 딱 맞지 않고 헐겁거나 자극이 된다면 보청기 모양을 조정해 주어야 하고, 외이도에 상처가 났다면 이를 치료해 주어야 한다. 또한 이명이 함께 있는 환자에서는 그에 대한 상담 및 치료가 필요하고, 보청기를 끼면서 오히려 이명이 심해지거나 청각과민이 생기는 경우도 있어서 이를 주의 깊게 살피고 치료해야 한다. 보청기에 문제가 생기면 즉각 조치를 취하는 것도 물론이다. 결국 관리하는 사람이 중요하단 이야기이다.

1) 나에게 맞는 보청기를 잘 선택하고,
2) 나도 보청기에 적응하도록 적극적으로 노력하고,
3) 좋은 전문가가 보청기를 나에게 잘 피팅시키고 관리해준다면,

보청기는 충분히 잘 활용할 수 있다. 무조건 보청기를 피할 것이 아니라 이 세 가지를 잘 유념하여 나는 보청기에 맞추고, 보청기는 나에게 맞추어 가면서 현명하게 활용한다면, 보청기를 긍정적으로 즐겁게 사용할 수 있을 것이다.

나의 보청기에게
바치는 시

마지막으로 보청기에 대한 아름다운 시가 있어 소개하며 이 장을 마치려 한다.

<Ode to My Hearing Aids>

Camisha L. Jones

Then God said

let there be sound

and divided the silence

wide enough for music

to be let in and it was a good groove

And God said

let there be overflow

sent sound in all directions

pin drops & children's laughter

phones ringing & plates clattering

and it was kind of good but too much at times

So God said
let there be volume control
let there be choice how loud life should be
and there came the power to fade
the voices, the annoyances, the noise
and that was mighty good for all the unnecessary drama

Then God said let there be surprise, startle even
at the bird's chirp, the ice maker,
the cabinet slammed shut
let there be delight
at the first calls in months
to father & best friend
and these were such good reasons for choking back tears
that God saw
the dark & the light
dangling brilliantly from each ear
and God whispered amen
then smiled when it was heard

<나의 보청기에게 바치는 시>

카미샤 존스

그 때 신이 말씀하셨으니
거기에 소리가 있게 하라.
그 소리가 침묵을 가르니
음악이 침묵 사이를 가득 채우고 넘쳐
흥겨운 리듬이 되었나니.

그리고 신이 말씀하셨으니
거기에 모든 방향으로
소리들이 흘러 넘치게 하라
아주 작은 소리들과 어린이들의 웃음 소리
전화 울리는 소리와 그릇 부딪치는 소리
이 소리들은 좋으나 동시에 과하게 흐르니.

그래서 신이 말씀하시길
거기에 소리 조절이 있어
얼마큼 큰 소리들로 생활할지 고를 수 있게 하라
목소리들, 성가신 것들, 소음들을
점점 옅어지게 할 수 있는 힘이 주어지니
필요치 않은 감정들에서 벗어날 수 있어 좋았나니.

그 때 신이 말씀하시길 거기에 놀람이 있어

새들의 지저귐에도, 얼음 만드는 소리에도,

캐비닛 문이 닫히는 소리에도 화들짝 놀라게 하고,

기쁨도 있게 하여

몇 달 만에 처음으로 아버지와 친한 친구에게 전화를 걸 때

기쁨의 눈물을 훔치게 되니.

신이 보시기에

어두움과 빛이

양쪽 귀에 매달려 반짝이니

신이 신의 가호를 속삭이고

이 소리가 들려 미소 짓게 되나니.

이 시를 창작한 시인은 메니에르병으로 인한 난청 때문에 보청기를 끼고 생활하면서도 활발하게 창작 및 사회 활동 중이다. 이 시는 보청기로 생긴 기쁨과 불편함을 잘 표현하고 있다. 시인이 겪었을 난청으로 인한 괴로움, 보청기를 착용하면서 생긴 기대감, 불편한 보청기로 인한 실망감…을 읽으며 내가 보아온 많은 난청 환자들의 힘들었던 이야기들이 떠올랐다.

하지만 시의 마지막에서, 아무리 보청기가 불편해도 보청기 덕분에 단절되었던 가족·친구와의 상호작용이 다시 시작되었다는 점, 보청기에는 어둠, 빛 두 면이 다 있기에 오히려 반짝일 수 있다는 아름다운 문학적 표현, 결국 보청기를 신의 가호로 바라보는 시인의 긍정에, 읽으며 눈물이 났다.

보청기를 착용하는 난청인들이 보청기의 불편함보다 다른 사람들과 의사소통을 할 수 있게 해주는 좋은 도구라는 데에 초점을 맞추고 시인처럼 긍정적으로 감사의 마음으로 지낼 수 있기를,

보청기의 기술이 지금보다도 더 발전해서 사람들이 좀 더 쉽고 빨리 보청기에 적응할 수 있게 되고 덜 부담스러운 가격으로 접근할 수 있게 되기를,

보청기를 담당하는 전문가들이 금전적으로만 접근하지 말고 난청인들의 힘든 마음을 진심으로 헤아리고 그들에게 실질적으로나 정서적으로나 도움이 되고 따뜻한 지지를 보내주기를,

그리고 사회 전반적으로 난청에 대한 관심이 커져서 난청인들을 위한 도움이 많아지기를, 보청기, 인공와우에 대한 인식이 긍정적으로 바뀌어서 보청기나 인공와우를 하는 난청인들의 자존감이 더욱더 올라가는 환경이 되기를.

진심으로 기도한다.

PART 2

이명, 청각과민증

단순히 예민해서 생긴 병?
불치병이니 참고 살아라?

01
너무나 괴로운 이명,
도대체 뭐가 잘못된 걸까?

- 나를 웃게 하는 이명 환자
- 돌발성 난청과 이명
- 몸이 보내는 신호로 이명과 고막 떨림, 청각과민증을 느끼
  는 40대 여성의 이야기
- 난청은 참을 수 있지만 이명은 너무 힘들어요. 난청과 함께
  온 이명
- 청력, 고막이 다 정상인데 이명이 들리는 이유는?

I

나를 웃게 하는
이명 환자

　19살 조민희 학생이 오늘도 어김없이 엄마와 함께 진료실로 들어온다. 민희는 1년 전부터 나에게 진료를 받는 여학생인데, 치아 교정기가 살짝 보이며 웃는 수줍은 웃음이 예쁜 친구다.

　"선생님, 이번 한 달은 정말 잘 지냈어요. 귀에서 나는 소리도 거의 못 느꼈구요."

　옆에서 엄마가 가벼운 말투로 이야기를 거든다.

　"네가 조용한 곳에서 공부한 적이 별로 없으니까 그랬던 거 아니니?"

　"엄마는. 아니거든? 열심히 했거든?"

　"하긴, 선생님, 얘가 이번 달 모의고사 성적도 잘 나왔어요."

　"엄마는 왜 쓸데없는 소릴 하고 그래."

　민희는 엄마에게 쓸데없는 소리를 한다고 하며 눈을 흘기지만, 나를 바라보는 눈빛이 내심 자랑스러워 보인다. 닮은 꼴로 생긴 모녀가 티키타카를 하는 모습에 나도 함께 기분이 좋아진다.

　"오, 시험 성적이 올랐어요? 잘 됐다, 그동안 얼마나 고생했을까?"

　이명도 힘들지 않았고, 성적도 잘 나왔다니 기쁜 일이 아닐 수 없다. 진료실에 들어오기 전 민희가 작성해서 보여준 이명 설문지 점수도 좋다. 오늘 시행한 청력검사에서도 나빠진 것 없이 안정적으로 6개월간 계속되고 있고.

"잠도 잘 잤어요?"

민희가 올 때마다 항상 물어보는 것은 잠에 대한 것이다. 민희는 수험생활 동안 공부와 스트레스로 인해 잠을 잘 이루지 못하고, 잠을 잘 못자다 보니 일상 컨디션도 떨어지고, 그러다가 한쪽에 돌발성 난청이 왔었다. 첫 진료 때 민희의 한쪽 청력이 심도 난청 정도로 떨어졌고, 정상인 쪽도 청력이 고주파수는 꽤 나쁜 것을 확인하고는, 민희 엄마는 진료실에서 깜짝 놀라 울었었다. 그때를 생각하면 지금의 민희 엄마의 웃음이 얼마나 다행인지.

민희는 다행히 돌발성 난청은 치료되었지만, 정상인 쪽도 돌발성 난청이 있었던 쪽도 고주파수 청력이 떨어져 있다. 추측건대, 아마 돌발성 난청 이전에도 양쪽 고주파수 난청이 있었을 것으로 생각된다. 돌발성 난청 이후 후유증과 원래 있었던 고주파수 난청 때문에 민희는 한동안 이명을 심하게 들었다. 거기에 돌발성 난청이 또 생길까에 대한 불안, 수험생 스트레스까지 겹쳐서 잠을 이루지 못하는 날들이 많았고, 잠을 못 이루는 날이면 이명이 심해지는 악순환을 겪었다.

하지만 결국은 다 지나갔다. 민희는 병원에서의 치료와 가족의 지지로 잘 극복했다. 좋은 결과가 있었던 것은 무엇보다도 민희의 의지 덕분이다. 힘든 와중에도 의료진을 신뢰하며 적극적으로 이명에 대해 배워서 불안을 줄였다. 이명 재훈련 치료도 받고, 이명을 치료하는 생활 습관도 잘 따르고, 필요할 때는 약도 잘 먹고, 잠도 잘 자도록 내가 내주는 숙제를 잘 해냈다. 나보다 훨씬 어린 학생이지만 내가 배울 게 많은 친구다.

"네, 선생님, 잠도 잘 잤어요. 밤에만 잤어요. 낮에 안 졸고요."

"잠을 잘 자서 더 좋았던 것 같네. 청력도 지난번이랑 똑같으니 걱정 이제 안 해도 돼."

"선생님, 저 다음 달에 또 올게요."

"민희야, 이제 청력은 안정된 상태니까 불안해하지 마. 이명도 이제 거의 안 들리잖아. 6개월 후에 와서 청력검사만 다시 해보자"

"아니에요, 와서 청력검사도 하고 선생님 얼굴도 보고 가야 마음이 편해요. 그래야 공부도 잘된단 말이에요. 선생님도 마음 편한 게 중요하다고 하셨잖아요."

"그래, 와서 얼굴 보고, 공부 많이 잘하자!"

민희가 다시 그 수줍은 웃음을 짓고 진료실을 나간다. 힘들었던 시간을 잘 이겨내고, 이제 이명을 거의 안 듣고 사는 민희가 기특하다. 딸의 웃음 띤 얼굴을 보며 편안하게 같이 웃으며 나가는 딸바라기 민희 엄마의 뒷모습에서 나의 모습도 보이는 것 같다. 민희도 민희 엄마도 웃음을 되찾아서 다행이다. 하지만 진료는 정말 6개월마다 와도 되는데….

돌발성 난청과
이명

　민희처럼 갑자기 청력이 떨어지는 질환이 생겨서 그에 대한 치료를 하고 난 이후에 이명이 발생하는 경우가 종종 있다. 미국에 머물고 있던 동안, 나의 친한 내과 의사 친구에게서 연락이 왔다. 자고 일어나니 한쪽 귀가 먹먹한데, 병원에 가야 하는 거냐고 친구는 다급한 목소리로 물었다.

　친구의 이야기를 들어보니 급성 저음성 난청이 가장 의심되어서 빨리 이비인후과에 가서 청력검사 받고 치료받으라고 이야기해줬다. 전화를 끊고 나서, 친구가 바쁘게 병원을 다니면서 병가를 쓸 수 있을지… 병가를 써도 집에서 어린애를 보느라 제대로 쉴 수 있을지… 걱정되었다. 이게 결국 몸이 보내는 신호인데… 얼마나 힘들었길래 이런 일이 생겼는지 마음이 아팠다.

　돌발성 난청이란 아무 이상이 없다가 갑자기 생기는 병으로 알려져 있다. 하지만 진료실에서 돌발성 난청 환자들의 이야기를 들어보면, 몸과 뇌가 지쳐 있을 때 발생하는 경우가 많다는 것을 알 수 있다. 스트레스를 많이 받고 힘들 때, 일이나 공부에 집중하느라 몸을 혹사시켰을 때, 잠을 많이 못 자고 컨디션이 떨어질 때… 그럴 때 갑자기 이명과 함께 돌발성 난청이나 급성 저음성 난청이 생긴다. 또는 난청이 발생하진 않더라도 이명이 갑자기 들리기 시작해서 사람을 힘들게 하기도 한다.

하지만 이때의 난청과 이명은 나를 힘들게 하려는 나쁜 애가 아니라, 나를 살리려고 하는 고마운 애다. 내 몸과 뇌가 귀를 통해서 보내는 신호이니 말이다. "제발 나 좀 살려줘!", "그만 좀 일하고 네 몸 좀 돌봐!", "네 몸이랑 머리 상태가 지금 힘든 상태야! 좀 쉬어!" 하고….

뇌와 몸의 컨디션이 안 좋을 때 발생하는 급성 난청이나 이명 환자들을 보면, 어쩌면 '귀'는 소리를 듣는 '감각 기관'일 뿐만 아니라, 우리 몸과 뇌의 상태를 표현해주는 '표현 기관'의 기능도 있다는 생각이 든다. 몸이 힘들 때, 뇌가 불안할 때 귀에서 표현이 된다. 이명이나 난청은 일종의 신호인 것이다.

친구는 빨리 병원에 내원해서 치료를 받았다. 치료받는 도중 청력이 더 떨어져서 걱정했었으나 다행히 결국에는 정상 청력으로 회복되었다. 한쪽 귀가 꽉 막혀 있던 것이 풀리니 살 것 같다며 좋아하였다. 하지만 그 귀에서 이명이 들리기 시작하는데 괜찮은 것인지, 나중에 또 재발한다는 신호가 아닌지 불안해하기 시작했다.

갑작스런 난청이 생겼을 때 이명을 호소하는 경우가 많다. 민희도 그랬고 내 친구도 그런 경우이다. 왜 이명이 난청과 함께 생기는 걸까? 난청도 이명도 모두 달팽이관의 세포 문제로 생기기 때문이다. 어떤 이유에서든 달팽이관 속에 폭풍우가 휘몰아쳐서 달팽이관 세포들이 다쳤다면, 난청과 이명이 함께 발생한다. 다행히 치료를 잘 받아서 폭풍우는 사라졌고 고생했던 달팽이관 세포들도 잘 살아남았다. 그러면 난청은 회복이 된다. 하지만 달팽이관의 상태가 완전히 정상은 아니기에 이명은 여전히 남아 있다.

이는 팔의 뼈가 부러져서 수술을 받으면, 수술받고 난 이후에 뼈는 잘 붙었어도 한동안 얼얼한 것과 마찬가지다. 시간이 흐르면 팔의 얼얼함은 결국 사라지듯이 달팽이관 상태는 결국 회복되고, 그러면 이명도 함께 사라진다. 시간은 걸리지만, 반드시 회복이 되니 걱정하지 않아도 된다. 오히려 너무 걱정하고 불안해서 그 이명 소리에 자꾸 귀 기울이고 불안한 마음을 키우다 보면, 이명 소리가 뇌에서 더 증폭되어서 안 사라질 수도 있다. 팔이 부러졌다가 붙은 후에 얼얼한 것을 우리가 당연하게 받아들이는 것처럼, 이명도 그렇게 없애려 하지 말고 당연하게 받아들이면 된다. 그러면 오히려 이명은 없어지게 마련이다.

시간이 지나 친구의 이명도 좋아졌다. 끝이 좋으면 다 좋다고, 친구는 지금은 웃으며 이야기한다. 그때 난청이 오지 않았었다면 계속 스트레스 받으며 일하고 애 키우며 죽어났을 거야 하고. 어쩌면 그런 신호를 받아서 다행이라고. 친구와 그 시절에 대한 이야기를 나누면, 그 당시의 내가 생각난다.

친구의 연락을 받았던 당시, 나는 나름의 뜻을 품고 아이들을 데리고 미국에 가 있던 때였다. 하지만 미국에 도착한 지 얼마 안 되어 코로나 팬데믹으로 학교도 병원도 못 나가던 중이었다. 집에서 애들과 나, 셋이서만 지내던 때. 오랜만에 생긴 여유를 즐기기보다는 코로나로 인해 불안하기도 하고 우울하기도 하던 때. 어찌 보면 혼자 애들 둘과 집에 콕

박혀서 세상 편하게 살지만, 이렇게 일을 안 하고 살아도 되나 우울해지려던 차였다. 그토록 곁에 있고 싶었던 아이들을 끼고 지내면서도 행복한 줄 몰랐던 시간이었다. 번아웃으로 병원에서 일하는 게 힘들어서 나에게 준 일종의 안식년이었는데, 일을 안 하니 진료실이 너무 그리웠었다. 심지어 진료실에서 환자를 만나고 수술을 하는 꿈을 꾸기도 했다.

하지만 친구의 연락을 받고 바쁘게 병원과 집을 오가며 살고 있는 친구를 생각하니, 내가 한량처럼 보내고 있는 시간이 친구에게 미안해졌었다. 바쁘고 힘들면 바쁘고 힘든 대로, 한가하게 아무 일 없이 지내면 그건 그것대로 힘든 게 인생인가 보다 싶었다.

그리고… 시간이 지나서 왜인지 모르게 나에게도 '이명'이 찾아왔다.

몸이 보내는 신호로 이명과 고막 떨림,
청각과민증을 느끼는 40대 여성의 이야기

마음을 가다듬고… 한 40대 여성의 이야기를 해볼까 한다.

"고3 때 청각과민 증상이 딱 하루 있었던 적이 있어요. 평상시 시끄러운 소리를 좀 힘들어하고요. 30대 때부터 왼쪽 귀에선 조용한 곳에 있을 때 삐- 하는 이명이 가끔 들리지만, 곧 사라지곤 했어요. 검사해보니 왼쪽 귀 청력이 고주파수에서만 조금 떨어져 있더라구요.

그런데 몇 달 전부터 왼쪽 고막에 미세한 떨림이 느껴지거나 귀가 먹먹할 때가 있어요. 내가 말할 때, 통화나 온라인 미팅으로 전화기에서 나오는 소리에, 운전할 때, 왼쪽 귀에서 두두두두 큰 소리로 떨림이 느껴져요. 어떤 때는 이 떨림이 너무 크게 날 때도 있어요. 하루에 몇 분씩 그래요. 그럴 땐 괴로워요.

그리고 가끔 운동을 할 때 누워서 하는 어떤 자세에서 오른쪽 귀에서 삐- 소리가 났다가 사라지는 것도 느껴요. 얼마 전엔 오랜만에 운전하며 졸지 않으려 껌을 한 시간 정도 씹었더니 이번엔 오른쪽 고막에서도 두두두두 소리가 오랫동안 났어요.

최근에는 예전 SNS에 10년 전인 2011년에 '한쪽 귀에 고막 떨림 증상이 있다'라고 적어 놓은 것을 보고 기함했지요. 꽤 예전부터 있었던 증상이구나… 하고요."

이 40대 여성은, 내 블로그를 미리 접하신 분들은 아시겠지만, 바로 나, 문경래 씨다.

지금은 증상이 평상시엔 전혀 안 느껴지는 상태이지만, 급성으로 증상이 심할 때는 소리도 꽤 크고 불편감도 컸었다. 환자들이 "귀에서 소리가 들릴 때마다 두두두두 소리가 나서 미칠 것 같아요"라고 호소할 때, 나는 내가 충분히 환자들의 마음과 괴로움을 안다고 생각했었는데, 직접 겪어보니 정말 소리가 컸다. 그리고 정말 정말 괴로웠다. 내가 겪기 전에는 그 괴로움이 얼마나 힘든지 알 수 없는 것이었다.

환자들에게 '이명 소리 들으며 분석하기', '어떨 때 커지고 어떨 때 약해지는지 자꾸 시험해보기', '인터넷으로 검색해보기'를 하지 말라고, "분석하고 진단하는 것은 전문의인 저에게 맡기세요"라고 하는데, 막상 닥치니 쉬운 일이 아니었다. 당시의 나는 불안하기도 하고, 주치의도 없고, 내가 전문의니까 셀프로, 하지 말라는 걸 다 해보고 있었다.

그러면서 점점 이 소리에 대해 성가셔지고 귀로 온 신경이 다 가 있으면서 불안해졌다. '두두두두' 소리가 들리기 시작하면 가슴이 빨리 뛰었다. 자려고 누워있는데 갑자기 '두두두두' 소리가 들리기 시작하면 잠이 들 수 없었다. 중요한 통화 중에 '두두두두' 소리가 몇 번 들리고 나니, 다음에는 전화할 때마다 긴장되었다. 이 소리 때문에 잘 들을 수 있을지, 통화를 망치진 않을지도 걱정되고, 그 소리가 난다는 것 자체가 매우 괴롭고 성가셨기 때문이다. 온갖 전문지식과 경험으로 무장한 이명 전문의인 나도 이럴진대, 일반 사람들은 갑자기 이명이 들린다면 성가시고 불안감이 들고 괴로운 것이 너무나 당연하다는 걸 그제야 깨달았다.

내가 경험해보니 이명, 청각과민증 환자들이 불안해지는 것은 당연하고, 의사들이 환자들에게 쉽게 "큰 문제 아니에요", "생각하지 마세요", "불안해할 필요 없어요"라고 하는 게 그렇게 쉬이 되는 일이 아니라는 것을 실감했다. 환자들이 인터넷을 이리저리 돌아다니며 정보를 수집하는 것도, 인터넷 카페나 비슷한 증상을 가진 환자들의 오픈 채팅방을 열어 증상과 치료법 등을 공유하는 것도, 어쩌면 그 불안감을 떨치기 위해 환자들이 할 수 있는 단 하나의 방법이라서 그랬던 것이 아닐까… 하는 생각이 들었다.

시간이 흐르고 여러 노력을 한 이후, 나는 이제 그 증상에서 벗어났다. (그 이야기는 '이명과 청각과민증의 치료' 부분에 적었다.) 그때 내가 스트레스도 받고 우울감도 있고 여러 생활습관 문제가 있다 보니 나의 원래도 안 좋았던 귀가 '표현 기관'으로서 기능을 충실히 했던 것 같다. "너 좀 문제 있어!", "네 귀, 맘, 몸을 좀 어떻게 해봐!" 하고 말이다. 그래도 빨리 치료가 된 것은 내가 다행히도 이 병의 전문의라서 그럴 수 있었을 것이다. 어쩌면 다행히도 내가 심하다고 느낀 나의 증상이 사실은 다른 환자들에 비해 그다지 심한 정도가 아니었기에, 빨리 빠져나올 수 있었던 것일지도 모르겠다.

나 역시 나의 내과 의사 친구처럼, 지나고 나니 그 혼란의 시간이 감사하게만 느껴진다. 그 증상 덕분에 나의 몸과 맘을 신경 쓰게 되었다는 것에. 이 증상을 경험해 보았으니 나의 환자들의 고통을 조금이라도 더 이해할 수 있게 되었다는 것에. 그리고 이제는 벗어나서 나의 경험을 통해 환자들에게 도움을 줄 수 있게 되었다는 것에⋯ 힘들고 괴로운 시간이었지만, 결국 노력하고 버티고 기다리고 지나고 나니, 나에게 도움이 되는 감사한 시간이었다.

난청은 참을 수 있지만 이명은 너무 힘들어요.
난청과 함께 온 이명

앞서 이야기한 민희나 내 친구, 나의 경우처럼 갑자기 생긴 난청이나 몸의 여러 컨디션 저하로 인해 이명이 생기기도 하지만, 더 흔한 경우는 바로 '노화로 인한 달팽이관 손상'으로 인해 난청과 이명이 함께 오는 경우다. 2000년도에 보고된 한 연구에 따르면, 이명으로 인해 힘들어하는 환자 중 80%가 노화성 난청과 함께 온 경우라고 하니, 대부분의 이명 환자들이 노화성 난청을 함께 갖고 있음을 알 수 있다.

또한, 노화성 난청이 있는 사람 중 50~70%에서 이명을 느끼는 것으로도 알려져 있으니, 달팽이관 노화로 인한 노화성 난청과 이명은 떼려야 뗄 수 없는 관계다. 노화성 난청과 이명이 함께 있을 때 환자들은 어떤 증상을 더 불편하게 여길까? 난청 초기 환자들은 난청보다도 이명을 불편해하는 경우가 많고, 난청이 이미 꽤 진행된 환자들은 이명보다 난청을 더 힘들어 하는 경우가 많다.

난청과 이명 때문에 병원에 오신 60대 여성 양옥순 님의 이야기다.

"선생님, 저는 식당같이 시끄러운 곳에서 사람들하고 대화가 안 돼요. 조용한 곳에서는 큰 문제 없고요. 그런데 요즘엔 조용한 곳에 있으면 귀에서 매미 우는 소리가 들려서 도무지 정신이 없어요. 이런 게 이명이라고 하더라고요? 전 난청은 참고 살 수 있어요. 그치만 이명은 너무 힘들어요. 그런데 TV에서 이명이 있으면 난청도 심해진다던데, 정말 그런가요? 이러다 난청도 못 견딜 정도가 될까요? 어떻게 해야 하나요?"

양옥순 님처럼 난청과 이명을 함께 느끼는 분들이 많다. 왜 난청과 이명은 함께 오는 것일까? 만약 난청이 불편하지 않다면 이명만 고칠 수도 있는 걸까?

사실, 난청은 우리가 태어난 때부터 시작된다. 우리의 신체의 각 부분은 대체로 연약하고 불완전한 상태로 태어나고, 자라면서 점차 제 모습을 갖추는데, 달팽이관만큼은 다르다. 달팽이관은 가장 완벽한 상태로 태어나서, 태어난 그 순간부터 조금씩 노화가 진행된다. 노화가 된다고 해서 중간에 세포가 바뀌거나 새로 생기는 일은 없다. 갖고 태어난 그 세포들로 평생을 써야 한다. 그러니 노화성 난청은 우리가 태어난 순간부터 진행되고 있는 진행형이다.

달팽이관 세포들의 노화는 달팽이관의 바깥쪽에 위치한 세포들(고주파수 영역을 담당하는 세포들)에서부터 일어난다. 노화로 인해 달팽이관의 바깥쪽부터 세포들이 망가지기 시작하면, 바깥쪽 세포들이 듣는 주파수 영역대(고주파수 영역)의 소리를 못 듣게 된다. 그래서 대개의 경우 난청도 그리고 이명도 고주파수 영역에서부터 시작한다.

달팽이관 세포들이 노화되면 자기가 하는 기능, 즉 소리를 청신경으로 전달하는 기능을 제대로 못하기 때문에 청력이 떨어지게 된다는 것은 쉽게 이해가 간다. 그런데 왜 난청이 올 때 이명도 함께 생기는 것일

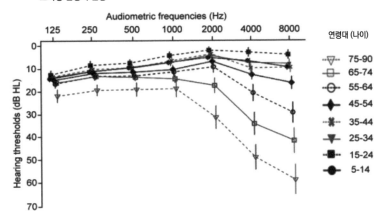

[그림 2-1] 각 주파수별 청력이 노화가 진행되면서 어떻게 변화하는지를 보여주는 그림. 고주파수일수록 노화의 영향을 많이 받는다는 것을 알 수 있다.
(Valiente R. et al. "Hearing threshold levels for an otologically screened population in Spain", *International Journal of Audiology*, 2015)

까?

그 답은 달팽이관 세포가 '듣는 기능'만 하는 게 아니라는 데에 힌트가 있다. 달팽이관 세포들은 듣는 기능 외에도 자발적으로 '소리를 내는 기능'도 하고 있다. 달팽이관 세포들은 자기가 듣는 주파수 대역의 소리를 자발적으로 작게 소리를 내고 있다. (이는 우리가 평소 들을 수 있을 정도는 아니나 검사 기계로는 이 소리를 확인할 수 있어서, 이 소리가 잘 나는지를 가지고 달팽이관 세포의 상태를 파악하기도 한다.)

그리고 자기는 소리를 내면서 자기 옆쪽에 있는 세포들이 내는 소리는 '억제하는 기능'도 하고 있다. 이를 '외측 억제(lateral inhibition)'라고 한다. 외측 억제란, 달팽이관 세포들이 자기가 듣는 주파수대의 소리를 명확하게 뇌에 전달하기 위해서, 주변 주파수 영역대의 세포들이 내는 소리는 뇌로 전달되지 못하도록 막는 것을 의미한다.

예를 들어 4000Hz를 듣는 역할을 하는 세포라면 4100Hz와 3900Hz의 소리는 억제하고 있다는 이야기다. 그래야 4000Hz 소리가 비슷한 주파수인 4100Hz나 3900Hz와 섞이지 않고 선명하게 들어가기 때문이다. 외부에서 들어오는 소리 외에 달팽이관 세포가 내는 자발적인 작은 소리도 옆쪽 세포들의 소리는 서로 견제하며 억제하고 있다.

그런데 만약 이 4000Hz를 듣는 세포가 망가지면 어떻게 될까? 4000Hz를 듣는 세포가 원래 하던 외측 억제, 즉, 주변 4100Hz와 3900Hz를 듣는 세포에서 내는 자발적인 소리를 억제하는 기능을 못하게 된다. 그러면 그 자발적 소리가 청신경을 타고 뇌로 들어가서 우리가 듣게 된다. 이것이 이명 소리의 시작이 된다. 즉, "이명은 달팽이관 세포가 손상되어 외측 억제 기능이 잘 안 되기 때문에 시작한다."

달팽이관 뿐 아니라 그다음 과정인 청신경과 뇌(청각 피질)도 이명 생성에 관여한다. 청신경에서도 평소 자발적인 소리를 억제하며 뇌로 전달을 잘 안 하고 있었는데, 달팽이관의 노화가 시작되면 청신경에서도 소리를 억제하고 있던 것이 풀린다. 즉, 달팽이관에서 풀려버린 자발적인 소리를 청신경이 막아주지 못하고 더더욱 뇌로 많이 전달해주게 된다.

또한, 난청으로 인한 뇌의 청각 피질의 변화도 이명이 발생하는데 한 몫한다. 난청으로 인해 소리가 제대로 안 들어오면, 뇌의 입장에서는 예전에 비해 조용한 세상에 있는 셈이 된다. 그래서 난청인의 뇌는 정상 청력의 뇌와는 달리, 조금이라도 들어오는 청각신호에 대해 과하게 활성화되도록 변해 있다. 최대한 잘 들으려 노력 중이란 이야기이다. 이렇게 뇌가 변화하는 것은 뇌가소성(brain plasticity) 혹은 신경가소성(neural plasticity)이라고 하는 '뇌는 유동적으로 변할 수 있다'는 뇌의 성질 때문이다.

그러다 보니 달팽이관에서 시작되어 청신경을 통해 들어온 자발적인 소리(즉, 이명의 시작)를 뇌에서는 '옳다구나, 소리가 들어왔네!'하고 과하게 인식한다. 이렇게 달팽이관에서 나고 끝이었던 작은 소리가 뇌까지 들어와서 "삐-" 또는 "응-"하며 들리게 되는 것이 이명이다. (그러니 간혹 이명인지 두명인지 구별하느라 노력하시는 환자분들이 계신데, 이명이 원래 귀에서 시작되어서 뇌에서 인식하는 소리니까 이명이나 두명이나 똑같다.)

그런데, 여기서 끝이면 좋으련만… 아니다. 더 한 일들이 남아 있다. 뇌의 청각피질에서 인식하게 된 이명 신호는 이제 뇌의 여러 구역으로 빠르게 전달된다. 기억과 인지를 담당하는 뇌의 전전두엽(prefrontal cortex)에 전달되어서 '이거, 예전에도 들었던 그 소리군. 이명인데. 이명은 안 좋은 건데. 이명 때문에 귀먹을 거야. 이명은 불치병이라던데.'라고 인지 왜곡이 일어난다.

이명 소리로 시작된 신호는 감정을 담당하는 뇌의 영역인 변연계(limbic system)에도 전달되어 '아, 기분 나빠. 불안해. 걱정된다.'라고 감정의 변화, 불안, 우울, 공포 등이 일어난다.

또한 이 신호는 자율신경계로도 전달이 되어서 이명이 들리면 가슴이 두근거리고 동공이 커지는 등의 신체 반응도 일어나게 된다. 이런 일련의 과정을 거치면서 어떤 사람들은 소리 불쾌감에 대한 역치가 낮아지는 청각과민증이 함께 생기기도 한다.

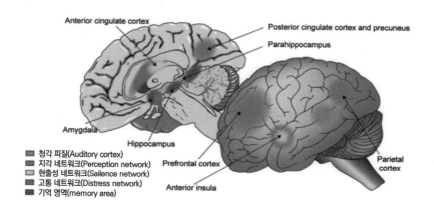

[그림 2-2] 이명으로 인해 활성화되는 것으로 밝혀진 뇌의 여러 구역들. 청각 피질 뿐만 아니라 뇌의 많은 구역들이 이명이 들릴 때 활성화된다.
(Langguth et al. "Tinnitus: Causes and Clinical Management", *The Lancet Neurology*, 2013)

청각 피질과 뇌의 전전두엽, 변연계, 자율신경계 등의 신경들이 서로서로 연결되고 서로에게 영향을 미치며 순식간에 이명에 따른 여러 반응이 견고해진다. 그리고 '최대한 잘 들으려 노력 중이던 뇌'는 이제, '이명에 따른 여러 반응들이 급속도로 일어나는 뇌'로 바뀌어 버린다. (이 역시 뇌가소성이란 뇌의 성질 때문에 생기는 변화이다.)

이렇게 달팽이관부터 시작해서 뇌의 곳곳에 다르기까지, 기능이 약해지거나 강화되고 새로운 길이 생기는 변화를 청각 리모델링(hearing remodeling)이라고 한다.

> **이명 발생기전(청각 리모델링)**
>
> 1) 달팽이관: 손상된 달팽이관 세포들의 외측 억제 기능 실패로 인해 원래
>   나던 소리가 억제가 안 되고 계속 발생함
> 2) 청신경: 청신경에서도 이 자발적 소리를 억제해주지 않고 뇌로 전달함
> 3) 뇌 청각 피질: 난청으로 인해 소리를 잘 들으려 노력 중인 뇌가 이 자발적
>   소리를 옳다구나 하고 들음
> 4) 뇌의 여러 부위: 청각 피질에서부터 뇌의 여러 부위로 이명 신호가 전달
>   되는 연결이 생겨버림. 그로 인해 여러 반응이 일어남.

　리모델링 된 청각회로는 우리가 정상일 때와는 완전히 다르고, 이로 인해서 우리의 '듣기'는 완전히 달라지게 된다. 실제로는 작은 소리인데도 크게 반응하게 되며, 실제로는 안 나는 소리인데도 뇌에서는 듣게 된다. 원래는 무시가 가능했던 소리인데도 뇌에서 폭발적으로 반응하며, 특정한 소리에 대해 뇌에서 불쾌한 반응이 생기기도 한다.

　그래서 난청과 이명(또는 청각과민증)이 함께 있는 환자들을 치료하기 위해서는, 이 리모델링된 청각 시스템을 다시 또 한 번 다른 방향으로 리모델링 해주어야 한다. 우리의 뇌는 뇌가소성이라는 '변화할 수 있는 성질'이 있으니 그를 이용하는 것이다. 그러기 위해서는 청각 회로 중 한 군데 만이 아니라 다방면으로 고쳐주어야 한다. 이명 치료가 다각적으로 진행되어야 하는 이유가 여기에 있다. (이에 대해서는 마지막 '이명과 청각과민증의 치료'부분에서 자세히 다룰 것이다.)

　난청과 이명이 함께 있는 경우, 이명 치료의 첫 단추는 난청을 해결하

는 것이다. 양옥순 님처럼 난청은 안 힘들고 이명만 힘들다고 해도 말이다. 우선 소리가 뇌로 들어오게 해주어야, 난청에 익숙해져서 소리에 과하게 반응하는 뇌를 고칠 수 있다. 그것이 치료의 첫 단추가 된다.

난청의 해결 방법은 무엇일까?

다른 난청이라면 수술이나 약물 치료도 해볼 수 있겠지만 달팽이관 노화로 인한 난청의 해결법 1번은 보청기이다. 보청기로 해결이 안 될 정도의 난청에서는 임플란트(중이 임플란트, 하이브리드, 인공와우 임플란트)를 고려하기도 한다.

보청기를 착용해서 우리 뇌로 소리가 많이 들어가 준다면, 우리의 뇌는 소리에 적응하면서 다시 조금씩 변하게 된다. 그리고 이렇게 변한 뇌는 이명에 반응을 덜 하게 된다. 그럴 수밖에 없다. 세상이 다시 시끄러워지니 내 귀에서 들리는 소리는 작게 들리는 것이다. 소리를 들으려고 귀에 온 신경을 집중하지 않아도 되니 이명이 작아지는 것이다. 이명이 작아져서 잘 안 들리다 보니 뇌에서 이명에 대한 반응이 줄어들고 희미해지게 된다.

일본에서 발표한 한 연구에 따르면 난청과 이명이 동시에 있는 사람들에게서 보청기를 착용했을 때 이명이 좋아지는 경우가 80%가량이라고 한다. 그러니 난청이 있는 이명 환자들은 확신을 갖고 보청기를 착용하여야 한다. 보청기 첫 착용에 적응하기란 쉬운 일이 아니니 전문가와 상의하면서 조정하면서 해야 한다. 이명만 힘들다고 해서 이명만 고치려 해서는 안 된다. 난청과 이명은 묶어서 함께 대응해야 한다.

청력, 고막이 다 정상인데
이명이 들리는 이유는?

그런데 난청이 없는데도 불구하고 이명이 들려서 괴로워하는 분들도 많다. 그분들의 이명을 더 악화시키는 것이 바로 그 '귀에 아무런 이상이 없다'라는 사실이다.

"귀에 이상이 없는데 어떻게 이명이 생기죠?"

"뭔가 의사가 발견 못 한 문제가 있는 거 아닐까요?"

"더 큰 병원에 가서 자세한 검사를 받아보면 원인을 알 수 있지 않을까요?"

명쾌하지가 않아서 그렇다. 우린 모두 논리적인 사람들이기 때문에 '이러저러한 원인 문제가 있으니 그 결과로 이명이 생겼다'라는 논리가 있어야 납득이 되고, 마음 편히 받아들일 수 있는데 그게 안 되니까… 그러니 더더욱 이명이 신경 쓰이고 증상이 심해지게 된다.

"지금은 청력에 아무런 이상이 없지만, 언젠가 이상이 생기는 거 아닐까?"

"이렇게 이명을 계속해서 듣다 보면, 귀가 더 나빠지지 않을까?"

"지금 이명이 들리는건, 나중에 더 심한 병이 생기려는 전조 증상 아닐까?"

하는 걱정에 이명은 더더욱 신경 쓰이고 심하게 느껴진다. 하지만 어디에서도 그에 대한 명확한 답을 듣지 못해서 점점 답답해진다.

진료실로 찾아온 단정한 20대 여성 김지은 님. 김지은 님은 진료실 의자에 앉자마자 이야기를 꺼낸다.

"선생님, 저는 몇 달 전, 갑자기 이명에 걸렸어요. 양쪽 다 들리는데 한쪽은 많이 작아졌고 다른 한쪽은 아직도 크게 들려요. 몇 군데 병원을 다녀봤는데 다 정상이라고 해요. 청력이 다 정상이래요. 어떻게 이럴 수 있죠? 저는 너무 힘들어 죽겠는데 의사들은 그냥 별것 아니라고 무시하고 살라고만 해요. 근데 왜 청력이 정상인데 이명이 오죠? 이명이 왔으니 이제 귀가 더 나빠지진 않을까요? 너무 불안해요."

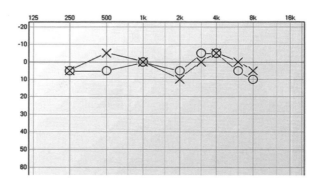

[그림 2-3] 김지은 님의 순음청력검사 결과. 250~8000Hz 주파수에서의 청력을 검사하였다. 모든 주파수대역에서 정상 범위(20dB) 내 소리를 들을 수 있는 것으로 확인되었다. 이 결과는 정상 청력으로 판정한다.

김지은 님의 청력검사 결과를 모니터에 띄워보니 정말 정상이다.

"오른쪽 청력, 왼쪽 청력 양쪽 모두, 정말 모든 주파수에서 다 정상으로 나오네요."

"네 선생님. 가는 병원마다 다 정상이라고 했어요."

"여기서 나온 검사에서 정상이라고 해서 정말 완전히 정상이라고 할 수는 없어요. 지금 검사는 250Hz 부터 8000Hz 주파수까지 검사한 거예요. 하지만 인간이 원래 들을 수 있는 주파수는 20000Hz 까지거든요? 우리 8000Hz 이상 주파수에 대해서도 청력검사를 해볼까요? 거기서도 정상일지 보죠."

김지은 님을 얼른 다시 8000Hz 이상의 고주파수까지 체크하는 확장 고주파수 청력검사를 하도록 했다.

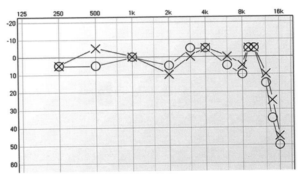

[그림 2-4] 김지은 님의 고주파수 청력검사. 8kHz(8000Hz)이상의 확장 고주파수 청력검사를 해보니, 고주파수에서는 그래프가 아래로 확 떨어져 있다.

"지금 다시 한 검사에서 보면, 8000Hz 이후 고주파수 청력에서는 청력이 많이 떨어져 있는 것을 볼 수 있어요. 이렇게 아주 고주파수 난청은 보통의 청력검사에서는 나오지 않고 주관적으로도 평상시에 난청이 있다고 느끼진 못해요. 왜냐면 저렇게 높은 고주파수 영역은 보통 청력검사에서 하지도 않고 평상시에 생활할 때는 들을 일이 별로 없으니까요. 하지만 지은 씨의 달팽이관 세포 중 가장 고주파수를 듣는 영역 세포들은 손상이 되어있는 상태이고, 이 손상된 달팽이관 세포들 때문에 지은 씨 귀에 이명이 들리는 거예요."

"아, 그런 거군요… 뭔가 이상이 있었던 게 맞네요. 그럼 이 달팽이관 세포들 고치면 이명이 좋아지나요?"

"지은 씨, 빨리 어떻게든 고치고 싶죠? 그 마음 이해해요. 하지만 이건 병이 아니라 고칠 수도 없고 고칠 필요도 없어요. 우리가 태어나자마자 달팽이관 세포 상태는 아주 좋지만, 신생아 이후로는 달팽이관 세포는 조금씩 손상되기 시작해요. 자연스러운 노화의 과정이죠. 나이가 점점 들면서 우리 피부에 미세하게 생긴 주름들을 우리가 병이라고 판단하고 치료하지 않듯이, 달팽이관 세포도 마찬가지예요."

지은 씨의 표정이 한결 편해졌다. 이것만 확인해도, 환자들은 마음이 편해진다. 이명이 있는 이유가 설명이 되고, 논리가 맞으니까. 하지만 이게 끝은 아니다. 똑똑한 지은 씨는 또 한 번 질문한다.

"선생님, 그러면 이 소리가 왜 갑자기 들리기 시작한 거죠? 노화가 갑자기 생겼을 리가 없잖아요?"

"지은 씨, 집에서 냉장고 돌아가는 소리 들리시나요? 사실, 낮에 활동하는 동안에는 냉장고 돌아가는 소리는 잘 의식하지 못합니다. 그런데 갑자기 정전이 되면 어떤가요? 온 집안이 컴컴해지고 소리가 하나도 없이 조용해집니다. 아, 원래는 이렇게 조용한 게 정상이구나 하고 알게 되죠. 그러다 다시 전기가 들어오면 형광등 불도 들어오고 냉장고 소리도 시끄럽게 들려요. 그동안 이렇게 시끄러운 곳에서 어떻게 지냈나 싶게요. 곧 다시 익숙해지지만요.

예를 하나 더 들어서, 더운 여름날 차 안에서 에어컨을 켰다고 생각해 볼까요? 에어컨을 켜 놓고 차를 씽씽 달립니다. 그런데 갑자기 차를 멈추고 에어컨을 끈다면? '에어컨을 끄니 이렇게 조용하네. 아, 그동안 에어컨 소리가 엄청 시끄러웠구나' 하고 깨닫게 될 겁니다.

이명도 마찬가지예요. 평상시에는 고장 난 달팽이관 세포에서 생긴 이명 소리가 마치 냉장고 소리나 에어컨 소리처럼 계속 나니까, 갑작스러운 변화도 없고, 크게 부정적인 영향도 없으니, 뇌에서 그 소리를 크게 인식하지 못하고 지냅니다. 그러다 어떤 이유로, 이명이 뇌에서 인식되기 시작하는 거죠.

어떤 이유가 있을까요?

갑자기 시끄러운 소리에 노출되어서 청각 회로에 변화가 왔다거나, 스트레스를 받아서 뇌 전반적으로 과민성이 증가해져 있거나, 수면 문제, 과로, 휴식 부족, 과도한 카페인이나 알코올 섭취 등으로 뇌와 몸이 정상적인 상태가 아니거나… 다 해당할 수 있는 이유입니다. 너무 많아요, 이런 이유들은. 이럴 때 갑자기, '어랏? 내 귀에서 혹은 내 뇌에서 뭔가 소리가 들리네?'라고 인식하게 되죠.

지금 보니 지은 씨 왼쪽 뺨 아래쪽에 작은 점이 있네요? 이 작은 점을 평상시에 거울 볼 때마다 인식하진 않으셨을 거예요. 그런데 이 점 바로 옆에 여드름이 생겼었다면 어떨까요? 여드름을 관찰하느라고 그 옆 점도 같이 계속 보게 되겠죠? 이제 여드름은 사라졌는데, 계속 점이 보입니다. '어랏? 지금 보니 이 점이 생각보다 꽤 크네? 이 점 때문에 피부가 더 지저분해 보이는 거 같은데?' 하고 점점 신경 쓰일 수 있겠죠? 어느 날 친구가 보고 '어? 너 점이 커졌어?'라고 한마디 하면 어떨까요? 점이 더 신경 쓰일 겁니다. 인터넷을 검색해보니 '점이 피부암일 수도 있다'라는 무서운 기사라도 읽고 나면, 거울을 더 많이 들여다보게 되고, 거울을 볼 때 점만 보이게 될 수도 있겠죠.

이명 소리도 그와 비슷합니다. 우리 몸에서는 원래 항상 소리가 나고 있어요. 달팽이관 세포들에서도 미세한 작은 소리가 자발적으로 나고 있고, 턱관절에서 나는 소리, 귀 근처를 지나가는 혈관과 근육에서 나는 소리 등, 항상 소리가 만들어지고 있습니다. 그런데 이 소리는 늘 나는 소리이기 때문에 우리 뇌에서 평상시에는 인식을 못해요. 마치 점처럼요. 하지만 어떤 이유에서건 그 소리를 인식하게 되는 순간, 이 소리는 커지게 됩니다.

'왜 이 소리가 들리지?', '인터넷에 보니 이명은 난청 때문에 온다던데, 뇌종양도 있을 수 있다는데? 나도 그런 거 아냐?' 불안해집니다.

병원에 갔더니 "다 정상이에요. 잊어버리고 사세요"라는 설명만 듣고 나오면, '그렇구나'가 되는 게 아니라, 논리적으로 이해가 되지 않으니 걱정이 해소가 안 되지요. 조용한 곳에서 자꾸 이명 소리를 들어봅니다. 더 이명이 크게 느껴집니다.

증상이 심해지니 계속 인터넷으로 검색하며 여러 가지 이야기들을 읽고 불안해합니다. '메니에르병 초기 아니야? 무서운 병이라던데… 뇌종양 아니야? 돌발성 난청 아니야?', 이러다 보면 이명 때문에 생활에 제약도 생기고, 기분도 안 좋아집니다. 심한 경우에는 우울증, 불안증, 강박증, 공황 장애가 오기도 해요. 그러면 이명은 더더욱 무서운 것이 되고, 더 크게 들립니다. 이명 때문에 밤에 잠들기가 어려워집니다. 수면 문제가 생깁니다. 그러면 이명이 더 커집니다. 인터넷을 들여다보면 더 무서운 이야기만 적혀 있고, 이 병원 저 병원 가도 납득할 만한 설명을 해주지 않고, 치료도 없는 것 같습니다. 절망적이 되죠. 이명이 더 커집니다. 악순환이죠.

가족들은 처음엔 걱정하다가 나중엔 귀찮아하고 짜증 내죠. "별거 아니라잖아. 당신만 예민하게 왜 그래?", 지인들은 걱정스러운 얼굴로 더 걱정스러운 이야기들을 해주고요. "뇌에 문제가 있을 수도 있대" 라고요.

힘든 이야기를 터놓을 사람이 없으니 인터넷 이명 카페에 들어가서 글을 적고, 다른 사람들의 글을 몇 시간씩 읽어 보는 게 하루 일과가 됩니다. 절망적인 사람들도 많고, 난청과 이명을 같이 앓고 있는 사람도 많습니다. 나의 상황이 더 절망적으로 느껴지고, 나도 그렇게 난청이 오지 않을까 더 심해지지 않을까 걱정이 되면서 이명은 더 커집니다. 계속해서 악순환되지요."

"아 선생님, 저 정말 그랬어요. 병원에서 제대로 설명을 못 듣고 정상이니까 괜찮다는 이야기만 들으니까, 인터넷으로 정보 찾아보다가 인터넷 카페에 가입했어요. 거기서 힘들어하는 사람들 이야기만 눈에 들어오더라고요. 그리고 별의별 병 때문에 이명이 생길 수 있다는 거 알게 되니, 저도 그런 병들이 아닐까 너무 걱정되었어요. 이명 때문에 너무 힘들어하는 분들이 많으시더라고요. 이명이 있다가 난청이 왔다는 분들도 있고요. 저도 곧 저렇게 되겠구나 싶으니 불안해지고, 점점 이명이 크게 들리더라고요. 근데 왜 사람마다 이명이 낫는 사람도 있고 괴로운 사람도 있는 거예요? 이명이 힘든 건, 제 성격이 예민해서 그런 건가요? 저희 엄마는 저한테 예민하게 좀 굴지 말라고 하거든요…."

"이명의 원인이 무엇인지, 정도가 어떤지에 따라서도 치료 효과나 예후가 달라요. 하지만 지은 씨같이 청력이 많이 떨어져 있지 않은데도 이명이 들리는 경우는, 이명 소리에 대해 사람마다 뇌의 반응이 달라서 그래요. 똑같은 정도로 달팽이관이 손상이 있을 때 왜 어떤 사람들은 이명이 들리고, 어떤 사람들은 이명이 들리지 않는가에 대한 연구들이 많이 진행 중이에요. 어떤 연구들에 따르면 단지 와우신경핵에 신경다발의 개수에 따라서 이명이 민감하고 덜 민감하고가 결정된다고도 하거든요.

그러니까 꼭 성격이 예민해서 청력이 정상인데도 이명이 생긴다고 쉽게 말할 수는 없는 거예요. 또, 귀에서 들리는 이명은 지금 예시로 든 얼굴에 생긴 점보다는 훨씬 사람을 신경 쓰이게 하는 게 맞거든요. 점은 거울을 봐야 보이지만 청각은 우리가 피할 수 없는 감각이니까요.

이명이 들리고 난 다음에 뇌에서의 반응들은, 우리가 이명을 어떻게 인식하는지에 따라 다르게 나타나요. 여기서 사람들 간의 차이가 생기는 거죠. 이명이나 청각과민증이 너무 심한 사람들은 소리에 대한 뇌의 반응이 이미 그에 맞춰 짜증이나 불안, 괴로움이 생기고, 그에 따라 이명 청각과민 증상은 악순환되는 것으로 리모델링이 되어있어요.

이 속에 있으면 마치 미로 속에 혼자 놓인 것처럼 헤어 나오지 못해요. 하지만 저 높은 곳에서 미로를 바라보면 어떻게 나와야 할지 한눈에 볼 수 있지요. 이명도 이 괴로움에 대해 멀리멀리 떨어져서 바라보아야 해요. 그리고 미로를 잘 파악해서 길을 찾아 나와야 하는 것처럼, 이 이명 증상에 대해서도 잘 공부하고 나의 상황이 어떤지 파악해서 이미 이 증상으로 리모델링 된 뇌에서 벗어나야 해요.

이명이 들릴 때, 귀에 병이 없고 난청이 없다는 것을 확인했다면 이명 없애기를 목표로 노력할 것이 아니라, 내 뇌가 이명을 잘 처리하도록 만드는 데 노력을 기울여야 하는 거예요. 그러기 위해서는 이명의 실체를 공부해서 뇌에서 불안해하고 걱정하지 않아야 하고요. 그리고 또 하나, 처음에 이명을 갑자기 인식하게 된 원인이 무엇인지를 생각해 봐야겠죠. 스트레스 때문인지, 과로 때문인지, 잘 못 자서인지, 식습관 문제인지… 이런 몸의 상태들도 점검해봐야 하고요. 결국 이명을 잘 처리하는 '뇌'를 만들기, 나의 '몸'을 정상화 시키기, 이 두 가지가 중요한 치료예요. 이명을 없애는데 집중할 게 아니라요."

이것이 내가 지은 씨에게 들려주는 이야기다. 지은 씨 뿐 아니라, 모든 이명 환자들에게 해당하는 이야기다. 이명을 낫게 하기 위해서는 귀에 집중할 게 아니라, 이명을 잘 처리하는 뇌를 만들기와 몸을 정상화시키기를 하면 된다. 그러기만 한다면 이명과 청각과민은 분명히 나아질 수 있다. 이에 대해서는 '이명과 청각과민증의 치료'에서 더 자세히 알아보도록 하자.

02
몸의 문제로
들리는 이명

- 선생님도 제 이명이 들리신다고요?: 체성 이명
- 이명 덕분에 일찍 발견하게 된 뇌종양
- 왜 몸이 힘들 때마다 이명이 생길까?

선생님도 제 이명이 들리신다고요?: 체성 이명

이명이라고 하면 달팽이관이 손상되어 청력이 떨어지면서 오는 '삐-' 소리의 이명을 떠올리기 마련이다. 하지만 귀(청각 회로)의 문제없이 몸의 문제로 생기는 이명도 아주 많다. 귀와 가까운 혈관에서 피가 흘러가는 소리가 이명으로 들리기도 하고, 귓속 근육의 경련이 이명으로 들리기도 한다. 청신경에 붙어있는 가느다란 혈관이 청신경을 누르면 마치 팝콘 튀기는 듯 한 '다다다다' 소리가 귀에서 들리기도 한다. 삼차신경(Trigeminal nerve)이나 후두신경(Occipital nerve)과 관련되어 이명이 생기기도 한다. 턱관절의 문제나, 목디스크 때문에 이명이 오는 경우도 많으며, 턱에 힘을 주거나 입천장에 힘을 줄 때마다 이관의 근육경련으로 딱딱거리는 소리가 이명으로 들리는 경우도 있다.

이런 이명들을 통틀어서 체성 이명(somatic tinnitus)이라고 하는데, 이 소리가 크게 나면, 본인 뿐 아니라 다른 사람이 들을 수도 있어서 객관적 이명(objective tinnitus)이라고도 한다. 진료를 보면서 세세히 진찰을 해보면, 체성 이명임이 밝혀지는 경우가 꽤 있다. 그리고 이런 경우는 각각에 맞는 약물치료나 수술 등, 특화된 치료가 있는 경우가 많아서 이를 시행하면 된다.

50대 여성 임지숙 환자가 진료실로 들어왔다. 임지숙 님은 오른쪽 귀에서 소리가 들리기 시작한 지 2달째라며, 너무 힘들다고 하였다. 임지숙 님이 표현하는 이명 소리는 '쉭-쉭' 하고 들리는 것으로 보통 이명과는 다른 양상의 소리였다. 보통 달팽이관의 손상에서 시작된 이명은 '삐' 소리나, 매미 우는 소리, 귀뚜라미 우는 소리, 쇠 가는 소리 등인데, 임지숙 님이 표현하는 이명 소리는 쉭-쉭- 소리가 규칙적으로 나는 것으로, 마치 호스 안에 물이 흘러갈 때 나는 소리 같은 것이었다. 이런 소리는 혈관이라는 호스 안에 혈액이 흘러갈 때 나는 소리다. 임지숙 님에게 앉아 있는 상태에서 마치 정중하게 인사하듯이 허리를 90도 이상 아래로 확 구부려 잠시 그 자세를 유지하도록 했다. 머리의 위치가 심장보다 더 아래까지 가도록 해서 머릿속 호스(혈관) 안에 물이 가득 차게 하는 자세이다. 그 자세를 취하고 귀에서 그 소리의 변화를 임지숙 님도, 나도 함께 들어보았다.

　"아, 소리가 더 커졌어요."

　라고 임지숙 님은 말했다. 나는 환자의 오른쪽 귀 뒤에 청진기를 대고 소리를 들어보았다. 조용한 진료실, 청진기를 타고 정말 물 흘러가는 소리가 들렸다. 쉭- 쉭-. 이건 혈관에서 피가 흘러가는 소리가 들리는 이명이다! 특히 몸과 고개를 숙였을 때 소리가 커지는 걸 보면 혈관 중에서도 정맥에서 나는 소리일 가능성이 크다. 임지숙 님을 다시 편안한 자세로 바로잡도록 했다.

　"네, 쉭-쉭- 소리가 저도 들려요."

　"네? 선생님도 이 소리가 들리세요?"

　임지숙 님은 갑자기 울음을 터뜨렸다.

"선생님, 저는 제가 층간 소음 때문에 노이로제에 걸려서 제가 미친 줄 알았어요. 저희 애들은 다 제가 미친 줄 알아요."

이야길 들어보니 이랬다. 몇 달 전, 위층에 새로운 사람들이 이사 왔고, 처음엔 괜찮았으나, 낮부터 시작해서 밤늦게까지 계속 쿵쿵대며 뛰어다니는 소리에 괴로워지기 시작했다. 평소 일찍 자고 일찍 일어나는 임지숙 님은 일찍 잠이 들었다가 위층에서 쿵쿵거리는 소리에 깨서 밤에 잠 못 이루는 날들이 잦아졌다. 위층에 조용해 달라고 이야기도 해봤으나, 이야기한 그때 뿐이고, 매일 같이 쿵쿵 소리가 들렸다. 그러다 보니 위층 사람들과도 갈등이 생겼고, 임지숙 님은 점점 짜증이 나기 시작했다. 그러던 어느 날 밤, 조용한 거실에 앉아서 위층이 쿵쿵거렸다 말았다 하는 것에 괴로워하며 한참 귀 기울이고 있는데, 갑자기 집에서 쉭-쉭 소리가 들리기 시작했다고 한다. 소리가 밖에서는 안 들리고 집 안에서 조용할 때만 들리니 집에 어디 수도관에서 소리가 들리는 것으로 생각하게 되었다.

그런데 가족들에게도 물어봤지만, 가족들은 모두 안 들린다고 하고, 무슨 문제가 있는지 전문가도 불러서 점검받았으나 모두 정상이라고 할 뿐이었다. 이렇게 되니 가족들도 모두 임지숙 님이 너무 과민 반응을 하고 있다고 생각하게 되었다. 임지숙 님은 그럼 이 소리가 내 귀에서 생긴 소리인가 의심하여 이명에 대해 인터넷으로 검색해 보기 시작했다. 하지만 인터넷을 보다 보니 자신과는 딱 맞는 경우도 없고, 너무 심한 사람들도 많아서 불안해지기 시작했다. '내가 미쳤나…' 하는 생각과 '저 윗집만 없었으면 이런 일이 없었을 텐데…' 하는 원망스런 마음이 생겼다. 거기에다 날 이해해주지도 않고, 걱정해주지 않는 가족에게 섭섭한 마음까지 합쳐져 괴로워하다가 진료를 받으러 오신 거였다. 그리고 이 '쉭-쉭' 소리가 실재하는 소리라는 것을 알자, 눈물이 북받쳤던 것이다.

임지숙 님의 CT 촬영 결과 귀와 뇌 사이에 있는 정맥이 왼쪽에 비해 오른쪽이 크게 부풀어서 제 위치의 바깥쪽까지 튀어나와 있는 것이 발견되었다. 정맥이 부풀어 있다 보니, 그 안을 피가 많이 흘러가게 되었고, 제 자리가 아니라 뼈 바깥으로 튀어나와 있다 보니 귀에 더 잘 들리게 되었던 것이다. 이런 경우 수술로 튀어나온 정맥을 뼈 안쪽으로 밀어 넣어주는 수술을 해줄 수 있다. 청각에 영향을 주지 않는 수술이니 위험성이 아주 크지는 않다.

하지만, 어쨌든 수술이란 부작용과 합병증이 있는 것이므로 임지숙 님한테 그 수술이 필요할까는 생각해 볼 문제다. 임지숙 님의 그 정맥은 하루아침에 갑자기 부푼 것이 아니다. 원래 그렇게 생긴 모양이고, 이제까지도 항상 쉭-쉭 소리가 났었는데, 항상 나던 것이다 보니 뇌에서 인식하지 않고 지낼 수 있었던 것이다. 그런데 층간 소음에 시달리며 소리에 예민해져 있다 보니 이 소리가 들리게 되었고, 한 번 인식하고 나니 불안하고 걱정되어서 뇌에서 청각 리모델링이 생기게 되고, 이 소리가 크게 증폭된 것이다.

수술을 받아도 되지만 증상만 없다면 꼭 고쳐야 하는 문제는 아니기에 수술은 시간을 가지고 천천히 기다려 본 후에 결정하기로 했다. 진단을 받고, 수술이라는 치료 방법을 선택할 수 있다는 것만으로도 임지숙 님은 안도감이 느껴진다고 하였다.

임지숙 님은 충분한 설명을 듣고 본인의 귀와 뇌 속을 이해하고 난 후, 안심하고 지낼 수 있었으며, 지내는 동안 소리 치료로 조용히 지내는 환경을 없앰으로써 이 이명 소리를 거의 듣지 않고 지냈다. 그리고 2주 후에 다시 만났을 때 정말 드라마틱하게도 이 소리는 집중하지 않으면 거의 들리지 않는 상태가 되었다.

이명이 들릴 때는 임지숙 님의 경우처럼 체성 이명은 아닌지, '몸'을 반드시 확인해 보아야 한다. 혈관, 귓속 근육, 신경, 목 디스크, 턱관절 등 때문에 오는 이명은 각각 특징적인 양상의 소리를 내거나 유발하는 자세나 행동이 있기 때문에 이비인후과 의사가 전문적으로 이명의 양상이 어떠한지 자세히 확인해보고 진찰하면 진단할 수 있다. 그리고 진단만 되면 치료법들이 명확히 있는 경우가 많아서, 그 치료를 받으면 이명은 분명히 좋아질 수 있다. 또는 임지숙 님처럼 원인을 확인하는 것만으로도 불안이 줄어들며 증상이 확 좋아지는 경우도 많다. 하지만 이런 '체성 이명'에서도 뇌에서 소리를 증폭시키는 것을 중단하기 위해서 상담과 소리 치료 등이 필요하다.

또한 체성 이명이 아니라 달팽이관의 손상으로 발생한 이명이라고 하더라도, 목이나 귀의 특정 부분을 누르면 이명 소리가 커지거나 작아지는 신기한 현상이 생기기도 하는데, 이를 이명의 체성 조절(somatic modulation) 이라고 한다. 이 역시도 전문의의 자세한 진찰을 통해 확인할 수 있으며 치료가 가능하다. 그러니 이명이 있을 때 원인으로 귀 (청각 회로)만 국한해서 생각하지 말고 관련 있는 몸의 여러 부분을 확인해서 정확히 진단하고 치료받는 것이 필요하다.

체성 이명이 생길 수 있는 문제들

혈관성 이명(박동성 이명) – 정맥과 동맥, 동정맥루에 의한 이명

귓속 근육에 의한 이명(근경련성 이명) – 구개근경련성 이명, 중이근경련성 이명

목 디스크와 이명

턱관절과 이명

신경에 의한 이명: 청신경, 삼차신경, 후두신경의 기능이상, 혈관에 의한 누름, 종양 등에 의한 이명

이명 덕분에
일찍 발견하게 된 뇌종양

이명이 신호 역할을 해줘서 뇌의 큰 문제를 발견하는 경우도 있다. 중학교 선생님인 50대 조호연 님이 몇 년 전부터 왼쪽 귀에만 들리는 이명으로 진료실로 찾아왔다. 어지럼증도 없고 다른 증상도 아무것도 없다고 하였다. 이명도 그다지 불편하지 않아서 그냥 두고 지내왔는데, 최근에 이명이 들리는 시간이 길어져서 검사를 받아보려고 병원에 오신 거라고 했다.

조호연 님은 고막도 괜찮았고, 청력검사에서 이명이 없는 오른쪽 귀는 약간 고주파수쪽 청력이 떨어져 있는 것 외엔 그 나이대에 맞는 청력이었다. 하지만 왼쪽 귀의 저주파수 청력은 괜찮았지만, 중간주파수와 고주파수쪽 청력이 현저하게 떨어져 있었다. 그리고 말귀를 알아듣는 능력(어음명료도)이 오른쪽은 92%였는데, 왼쪽은 크게 말해도 40%밖에 되지 않았다.

"조호연 님, 오른쪽에 비해 왼쪽이 말귀 알아듣는 능력이 많이 떨어지네요. 생활하시면서 불편하지 않으셨나요?"

"크게 불편하단 생각은 못 해봤는데, 왼쪽이 좀 덜 들리는 거 같긴 해요…."

"전화 받을 때 어느 쪽을 주로 쓰시나요?"

나의 질문에 전화 받는 포즈를 왼쪽 오른쪽 잡아보시더니 대답하시는 환자분.

"아, 주로 오른쪽으로 전활 받아왔네요. 맞아요, 왼쪽 귀로는 잘 못 알아듣는 것 같아요."

"왼쪽이 오른쪽에 비해서 청력이 나쁜데, 조금씩 나빠지면서 적응이 돼서 그런지 많이 불편하지 않으셨던 것 같네요. 혹시라도 왼쪽 청신경에 이상이 있을 가능성이 있으니 관련 검사들을 해봐야겠어요"

그리고 확인해 본 청신경 검사에서, 왼쪽 청신경은 전달 속도가 느려져 있고, 청신경과 같이 붙어있는 어지럼증 신경도 기능이 확연히 떨어져 있었다. 그래서 청신경MRI를 촬영하였고, MRI에서 왼쪽 청신경이 뇌와 연결되는 부위에 3㎝ 사이즈의 종양이 확인되었다. 청신경과 뇌가 연결되는 부위에 종양이 생겼으니, 이 종양이 청신경을 눌러서 청력이 차츰 떨어지게 되었고, 그러다 보니 이명이 발생한 것이다. 청신경은 안면신경, 어지럼증신경과 붙어있기 때문에, 만약 시간이 더 지나서 발견했다면 종양이 왼쪽 안면신경과 어지럼증신경을 눌러서 왼쪽 안면마비가 오거나 몸이 균형을 못 잡아 휘청거리는 상태까지 될 수도 있었다.

이런 경우 수술로 종양을 절제하거나, 감마나이프 치료, 방사선 치료 등을 시행해서 종양을 없앨 수 있다. 어떤 치료법을 선택할지는 청력이 얼마나 떨어졌는지, 안면신경에 문제는 없는지, 종양의 위치와 크기가 어느 정도인지에 따라 달라진다. 안타깝게도 종양을 절제한다고 해서 청력이 다시 호전되는 것은 아니다. 이런 종양들은 뇌종양이긴 하지만 '암세포'는 아니니 그래도 다행이다.

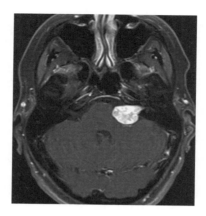

[그림 2-5] 왼쪽 청신경종양 MRI 사진

신경세포에서 생긴 종양이니, 뇌가 아니라 다른 신경, 즉, 팔 신경이나 다리 신경에 생기는 신경종과 같은 종류의 종양이다. 다만 뇌신경에 생겼기 때문에 증상이 심하게 나타나는 것이다. 암세포가 아니기에 크기가 작은 종양의 경우엔 1년에 1번씩 MRI를 찍어 크기의 변화를 보며 그냥 두기도 한다. 조호연 님은 결국 감마나이프로 치료받았고, 그 이후에도 씩씩하게 학교에서 선생님을 하고 계신다.

이렇게 이명이 한쪽 귀에서만 들리면서 서서히 또는 갑자기 한쪽 청력만 나빠진 경우엔 청신경에 종양이 있을 가능성도 염두에 둬야 한다. TV나 인터넷 기사에서 이명이 있으면 꼭 이비인후과에서 제대로 된 귀 진료를 받아보라고 겁(?)을 주는 것도 이래서다. 하지만 이명 때문에 종양이 생기는 것도 아니고, 이명이 심하다고 해서 종양의 가능성이 큰 것도 아니다. 또한, 이명이 들리는 사람 중에서 이런 뇌종양이 진단되는 경우는 굉장히 드물기 때문에 너무 걱정하진 않아도 된다. 그러나 전문의에게 반드시 점검은 해봐야 한다.

　이명이나 난청을 증상으로 진료를 보러 오신 분들에서 뇌종양을 발견하는 경우가 종종 있다. 그런 날이면, 환자의 뇌종양을 놓치지 않고 잘 발견해 드려서 다행이라는 안도감도 들지만, 그것보다도 하루아침에 뇌종양 진단을 받고 괴로워진 환자분들의 상황에, 아무리 암도 아니고 죽는 병도 아니라고 말씀드리긴 했어도… 하루 종일 환자의 속상해하는 얼굴이 생각나서 마음이 먹먹하다. 그래도 다행이다. 이명 덕분에 뇌종양을 발견할 수 있었다. 이럴 때 보면 이명은 정말 고맙고 감사한 존재다.

왜 몸이 힘들 때마다
이명이 생길까?

이명으로 힘들었던 경험을 하신 분들이라면 아시리라. 이명이 들리는 것 때문에 몸도 여기저기 아프고 소화도 안 되고 호흡이나 심박동도 불규칙하고, 정신도 맑지 않고, 집중도 안 되는 등 컨디션이 나빠질 수 있다는 것을⋯ 다들 경험해 보셨을 것이다. 반대로 몸 컨디션이 안 좋고 이상이 있거나 스트레스를 심하게 받을 때, 이명이 들리기 시작하거나 작게 들리던 이명이 커지기도 한다. 이렇듯 이명과 몸 상태는 서로 영향을 주고받는 쌍방향 관계다.

어떻게 '몸 상태'와 '이명'이 서로 영향을 주고받을 수 있는 걸까?

그 사이를 전달해주는 매개체가 무엇일까?

그것은 바로 자율신경계이다. 자율신경계는 우리의 온몸에 퍼져 있는 신경계로 교감신경과 부교감신경으로 이루어져 있다. 이 둘은 적절히 밀당을 하며 하루 종일 24시간 내내 우리 자신을 위해 균형을 잡아준다. 혈압, 호흡, 호르몬, 소화와 배뇨, 성 기능 등 우리 몸 대부분의 영역이 자율신경계의 영향을 받으니, 우리 몸 전체가 자율신경계의 지배 하에 있다고 해도 과언이 아니다. 그런데, 자율신경계라는 이름만 들으면 자율적으로 혼자 기능하는 신경계일 것 같은데, 사실은 우리가 의식하지 못할 뿐, 자율신경계 즉 교감신경과 부교감신경은 대뇌와 시상하

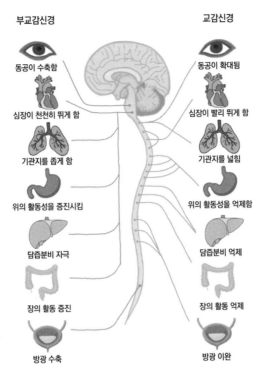

부교감신경

동공이 수축함

심장이 천천히 뛰게 함

기관지를 좁게 함

위의 활동성을 증진시킴

담즙분비 자극

장의 활동 증진

방광 수축

교감신경

동공이 확대됨

심장이 빨리 뛰게 함

기관지를 넓힘

위의 활동성을 억제함

담즙분비 억제

장의 활동 억제

방광 이완

[그림 2-6] 우리 몸의 자율신경계 모식도

부 등 뇌 신경의 지배를 받고 있다.

　이명 치료의 대가인 야스트레보프(Powell Jastreboff) 교수는 이명으로 인해 뇌의 여러 부위가 과활성화되고, 자율신경계도 영향을 받아서 이 교감신경-부교감신경 사이의 정교한 밀당이 깨진다고 하였다. 이런 경우를 우리는 자율신경계 이상, 자율신경 실조라고 부른다. 쉽게 말하면 '전반적인 몸 상태가 평상시와 달라요' 상태가 된다는 의미다.

"이명이 생기고 나서, 무기력하고 숨 쉬는 것도 힘들어요. 소화도 잘 안되고요. 너무 피곤해요. 이것도 다 이명 때문인가요?"

라는 질문에 대한 답은 "네, 자율신경계 반응 때문에 그럴 수 있습니다" 이다. 이명으로 인한 자율신경계 반응은 우리의 온몸에 이상 증상을 일으킨다. 자율신경계가 온몸에 퍼져 있으니 그렇다. 심장이 빨리 뛰고 가슴 답답하고 호흡이 잘 안되고 속이 더부룩하고, 소변이 자주 마렵고 무기력하고 만성피로에 시달리며, 팔 저림, 수면 장애와 두통과 어지럼증까지⋯ 정말 온갖 문제를 다 일으킬 수 있다. 뿐만 아니라 자율신경 실조 증상이 오게 되면 불안이나 우울증도 더 심화될 가능성이 커진다. 이명이 사람을 이렇게나 힘들게 만들 수 있다.

거꾸로 자율신경 실조 증상 중 하나로 이명이 나타나기도 한다. 자율신경 실조로 인해 소화기계의 이상으로는 속 더부룩함이, 호흡기계 이상으로는 숨쉬기 곤란함이, 심장 및 혈액순환계 이상으로는 가슴 두근거림이 올 수 있는 것처럼, 귀의 이상으로는 귀 먹먹함이나 이명 증상, 어지럼증이 나타날 수 있다는 말이다. 예를 들어 큰 스트레스가 되는 힘든 일을 겪은 PTSD(post-traumatic stress disorder 외상후 스트레스 장애) 환자에서 이 자율신경 실조 증상이 생기는데, 흔하게 생기는 증상 중 하나로 이명 증상이 발생한다는 연구가 있다.

그 외에도 자율신경 실조가 올 수 있는 여러 문제들, 즉, 약의 부작용이나, 바이러스 감염(롱 코비드 현상도 여기에 해당한다), 경추나 흉부의 사고 이후에 정신적 스트레스나 수면 부족, 잘못된 식습관이나 생활습관 때문에도 자율신경 실조가 생기고, 그 증상 중 하나로 이명이 나타날 수 있다. 그래서 이비인후과가 아닌 다른 과인 정신의학과나 신경과, 내과, 피부과 등의 환자 중에 이명을 호소하는 경우도 꽤 많다.

"감기를 심하게 앓은 후에 이명이 심해졌어요."
"스트레스를 많이 받은 후에 피부도 뒤집어지고 이명도 생겼어요."
"다리 수술을 받은 후에 이명이 심해졌어요."

이런 환자들은 물론 '귀'의 문제가 생겼을 가능성을 가장 먼저 살펴보아야 하지만, 몸의 컨디션이 안 좋은 상태에서 발생한 자율신경 실조 증상 중 하나로써 이명이 발생했을 가능성도 크다. 이런 환자들이 '몸'을 돌보지 않고 이명을 없애는 데에만 관심을 기울인다면 오히려 이명이 더 악화되기도 한다.

그래서 귀와는 전혀 상관없는 것 같은 어떤 몸의 문제가 이명 악화의 원인이 되기도 한다. 그래서 의외로 내 이명을 악화시키게 된 원인이 수면무호흡증일 수도, 갱년기 때문일 수도, 식습관 때문일 수도, 두통 때문일 수도 있다. (이들은 모두 이명과 관련이 있음이 연구에서 밝혀진 것들이다.)

나는 이명으로 괴로워하는 분들을 진료실에서 만나면서, 그리고 나 자신도 이명 청각과민증을 경험하면서 몸의 컨디션과 마음의 상태가 이명 청각과민 증상에 큰 영향을 준다는 것을 실감했다. 그리고 내가 내 자신의 몸과 마음을 돌볼 때, 증상도 많이 호전되는 것을 체험하였다. 몸과 마음, 그리고 이명의 관계 때문에 한 번 단추가 잘못 끼워지면 악순환의 길을 가기도 한다. 이명 때문에 몸이 힘들고, 몸이 힘들다 보니 이명이 더 심해지고, 이명이 심해지니 몸이 더 힘들고… 괴로워진다. 이 악순환의 고리를 끊어야 이명을 치료할 수 있다. 그래서 이명 환자의 진료는 '귀'에 대한 점검 및 치료로 끝나지 않는다. 이명이 갑자기 생긴 원인으로서의 '몸' 상태를 점검하고 이명 때문에 나빠진 '몸' 상태 역시 살펴야 한다. 그래야 이명이 치료될 수 있다.

03
청각과민증은 단순히
예민해서 생긴 문제가 아니다

소리가 주는 위로,
소리가 주는 괴로움

　청각과민증에 대해 이야기하기 전에 소리와 음악에 대한 나의 생각과 경험을 이야기해보려 한다. 나는 원래 음악을 즐겨 듣는 편은 아니었다. 음악이 주는 힘을 잘 몰랐다고도 할 수 있겠다. 학창 시절에는 음악을 들으면서 수학 문제를 푸는 친구들을 이해하지 못했다. 인턴 레지던트 때에도 음악을 들으며 일하고, 음악 감상으로 스트레스를 푼다는 친구들도 신기하게 느껴졌었다. 워낙 형제 많은 집에서 시끄럽게 자라서일까? 나는 오히려 조용함을 원하고 즐기는 사람이고 소리에 예민한 사람이다.

　하지만 이런 나에게도 기억에 남는 음악들이 있고, 특정한 음악과 함께 떠오르는 사람들과 감정들이 있다. 삶을 살아가면서 주변 누구에게도 받지 못한 위로를 음악에서 받은 경험들이 점점 쌓여간다. 누군가의 위로와 격려가 필요하지만 어느 누구에게도 자세한 이야기를 털어놓기는 마땅치 않을 때, 여러 심란한 일들이 부담되어 머리가 정리되지 않을 때, 이제 다시 볼 수 없는 사람들과의 추억이 떠올라 마음이 아플 때, 일이나 사람 관계가 마음처럼 되지 않을 때… 그럴 때 음악을 찾게 된다.

　고백하자면, 나는 몇 년 전 TV의 한 오디션 프로에서 조승연(WOODZ)이라는 이름의 아이돌 지망생을 보고 팬이 되어 그가 부른 노래를 매일 같이 들었던 적이 있다. 30대 후반의 아줌마가 아이돌의 팬이었다니 조금 부끄럽고 괜히 미안하기도 하지만, 그래도 내 경험을 솔직하게 써보자면 그렇다. 그는 예전에 한중 연합 아이돌 그룹으로 데뷔했었으나 한중 관계 악화로 인해 활동이 어려워지자, 혼자 싱어송라이터로 곡도 내고, 랩 경연 프로그램에도 나가고, 결국은 아이돌을 뽑는 오디션 프로에 나온 경력자 아이돌 지망생이었다. 그 프로에서 그는 자신보다 더 어린 친구들 사이에서 치열하게, 하지만 즐기면서 경쟁에 임하는 모습을 보였다. 모두가 치열하게 경쟁하며 경연에 임하고 있을 때, 돌아가신 아버지가 남긴 유언이라며 웃으며 "낭만"이라는 단어를 언급하던 모습에 충격도 받았었다.

하루하루 할 일에 치여서 꿈도 잊고 낭만도 잊고 타성에 젖어 살던 나에게 20대 청년이 자신의 꿈을 위해 열심히 노력하면서도 즐기는 모습은 어떤 자기계발서보다도 나를 자극하고, 그의 노래들은 어떤 힐링 도서보다도 나를 위로해주었다. 젊은 청년들을 보면 '요즘 젊은 애들은 좋겠어, 라떼는(나 때는) 말이지…'하고 생각하던 '꼰대 마인드'가 사라지고, 그들이 얼마나 자신의 미래에 대해 불안해하며 치열하게 고민하고 열정적으로 살고 있는지를 헤아려보게 되었다.

원체 노래를 들으며 다른 일을 못하는 터라, 퇴근한 후 아이들이 학원에 간 틈을 타서 하루에 한 시간을 걸으면서 그의 노래를 비롯한 여러 음악을 듣곤 했다. 또는 출퇴근 시간을 이용하여 차 안에서나 지하철 안에서 음악을 듣기도 했다. 그 시간은 나에게 위로이자 즐거움이고 사는 힘이 되어 주는 시간이었다.

일을 마치고 밤늦게 집으로 돌아가던 어느 날, 전철역에서 막차를 기다리는 중에 그가 멤버로 결국 뽑힌 아이돌 그룹의 발라드 곡이 헤드폰에서 흘러나왔다. 사람 없는 적막한 노량진의 야외 전철역, 환한 역에 놓인 의자에 앉아서 어두운 철길을 바라보는데 왜인지 눈물이 났다. '괜찮아요'라는 가사가 힘든 하루를 위로해주는 기분이었다. 이제까지 잘 몰랐던 음악의 힘이 이런 거구나 싶었다. (나의 이야길 들은 친한 친구는 '쯧쯧, 네가 드디어 미쳤구나'라고 하며 날 걱정했지만…)

이렇게 음악의 가사가 마음에 와닿아서, 좋아하는 뮤지션의 목소리라서 그 노래가 좋기도 하지만, 그 멜로디 자체, 소리 자체에서 위로를 받기도 한다. 나에게 그런 곡 중 하나는 바로 비창(Pathetique)으로 알려진 베토벤의 피아노 소나타 8번이다. 특히 2악장은 익숙한 멜로디로 서글프면서도 차분해서 이 5분여 정도의 짧은 피아노곡을 듣고 있다 보면 들떴던 마음이 판판하게 가라앉는 느낌이 든다. 몸과 마음이 지쳐 있을 때, 이 섬세하고 우아한 연주를 집중해서 듣고 있으면 차분히 가라앉았다가 다시 일어날 힘이 생긴다. 또는 반복해서 듣다 보면 다른 생각들이 없어지고 집중력이 좋아져서, 글을 쓰면서 (지금도!) 무한히 틀어놓기도 한다. 요즘엔 유튜브에 많은 공연 실황들이 올라와 있기에, 같은 음악을 여러 피아니스트 버전으로 들을 수도 있어서 유튜브에게 감사한 마음이 들기도 한다. 많이 듣다 보니 심지어 각 피아니스트들의 연주를 듣고 구별할 수도 있는 지경이 되었다. 영상을 보다가 우연히 한 댓글을 읽고 마음이 저릿했다.

주머니에서 꼬깃꼬깃한 오만 원짜리 지폐를 기사님에게 모두 드

린 뒤 택시에서 내렸다. 차디찬 한강 물에 시린 바람까지 불어오니 사라지기 참 좋은 날이라 느꼈다. 난간에 팔을 걸쳐 턱을 괴고 흐르는 강물을 한참이나 쳐다보고 지나가는 구름과 새들의 수를 하나하나 헤아렸다. 이제 와서 살고 싶었던 것일까. 듣지 않으려 노력했던 조성진의 비창 소나타 2악장을 틀고 말았다. 울지 않으려 노력했던 마음도 함께 녹아내렸다. 죽고 싶지 않았다. 살고 싶었다. 살고 싶다. 누군가 말해주길 바랐다. 거짓말이어도 괜찮으니 힘내라고, 나는 네 편이라고. 수백 번이고 수천 번이고 삼켜졌던 눈물을 모조리 쏟으며 한참 동안이나 하늘을 바라보았다.

나는 그 날, 다시 살아가기로 했다.

- 피아니스트 조성진의 베토벤 비창 연주
공연실황 유튜브에 달린 댓글 중

이 댓글을 읽고 소리가, 음악이 사람에게 얼마나 깊은 위로를 줄 수 있는 지에 대해 다시 한번 생각하게 되었다. 청각이란 감각은 워낙 주관적이고 정서적인 측면이 강하고 상상력을 많이 자극한다. 시각과 비교해도 그렇다. 일반적으로 그림보다 음악이 사람의 마음을 더 쉽게 울리며, 옛날이야기는 책으로 읽을 때보다 할머니의 목소리로 들을 때 더 흥미진진하다.

오래 전에는 음악을 들으려면 어딘가를 가야만 했었다. 시간이 지나 TV나 라디오로 집에서도 음악을 들을 수 있게 되었고, 이제는 아예 한

개인이 자신에게 맞는 음악과 소리들로만 하루 종일 즐길 수 있게 되었다. 게다가 요즘엔 음향 기술이 발달해서, 온갖 기술이 들어간 노이즈 캔슬링 헤드폰, 무선 이어폰, 질 좋은 스피커 등이 나와 있다. 덕분에 사람들은 더 좋은 음질로 음악을 즐길 수 있게 되었고, 그래서 더더욱 청각에 집중하며 살게 된 듯 하다.

좋은 헤드폰을 끼고 주변의 소음은 차단한 채로 영상을 계속 보고 듣고, 음악을 끊임없이 듣고, 스트레스받으며 인터넷 강의를 듣고, 책도 읽는 게 아니라 오디오북으로 듣고, 몸에 전율을 일으키는 ASMR을 듣고… 이렇게 소리를 집중해서 듣는 상황에 자꾸 노출되고 있다. 청각적 자극에 노출이 많이 되는 만큼 사람들은 청각에 점점 과민해지는 문제가 생긴다. 음악과 소리가 위로가 되어주고 힐링이 되어주는 차원을 떠나서 현대 사회에서 소리는 우리 생활을 너무 많이 차지하게 되어 버렸다.

뿐만 아니라 청각은 우리가 피하려고 해도 피할 수 없는 유일한 감각이기도 하다. 눈은 감으면 앞이 안 보이지만, 귀는 막는다고 해서 소리가 아예 안 들리지는 않는다. 그래서 청각은 우리를 제일 괴롭힐 수 있는 감각이기도 하다. 소음으로 인해 이웃 간, 가족 간 갈등이 생기는 경우가 많아진 것도 소리가 피할 수 없는 감각이기에 발생하는 문제다. 소리가 너무 많아진 이 세상에서, 청각이 과민해진 사람들이, 피할 수 없는 소리 때문에, 이제는 괴로워하고 있다.

소리가 소음으로만 느껴지는 사람들,
음악을 더 이상 즐길 수 없는 사람들,

소리가 힘들어서 대화도 할 수 없어 자꾸 고립되어 가는 사람들,

소리가 언제 들어올지 몰라 항상 불안해하며 살아야 하는 사람들….

피할 수 없는 청각으로 인해 괴로움 속에 살고 있는 사람들이 바로 청각과민증으로 고생하는 너무나 안타까운 사람들이다.

청각과민증이
갑자기 생겼어요

청각과민증이 생기게 된 계기는 사람마다 다양하다. 아무런 관련 질환 없이 어느 날 갑자기 발생하는 경우도 있는가 하면, 큰 소리에 노출되고 난 이후나 안면마비, 메니에르병 등으로 고생한 이후에 생기기도한다. 심지어 외이도에 있는 귀지를 제거하거나 치과 치료 후에 발생하는 경우도 있다. 귀의 모든 부분, 즉 외이도부터 달팽이관까지, 모두가 소리 자극을 뇌가 알아듣기 좋게 조절하여 전달하는 역할을 함께 수행하고 있기 때문에 귓속 어느 곳에서 생긴 작은 문제라도 청각과민증이 발생하는 계기가 될 수 있다. 삼차신경통이나 후두신경통 등 신경 문제에 의해서도 청각과민증이 발생하기도 하며, 이명이 들리면서 함께 청각과민 증상이 생기는 경우도 흔하다. 또는 뇌의 문제로 인해 생기기도한다. 편두통이나 우울증, 극심한 스트레스로 인해서 생기는 경우가 그런 경우다.

앞서 적은 나의 이명, 청각과민증 이야기대로 나는 고등학생 때 청각과민증상을 짧고 굵게 경험한 적이 있었다. 고3 무더운 여름, 수업을 듣던 중에 갑자기 증상이 시작되었다. 더위가 가득 찬 교실에서 학생들은 모두 집중하거나 졸음을 쫓느라 조용했고, 오로지 선풍기 돌아가는 소리와 선생님의 목소리만이 교실을 채우고 있었다. 그런데 갑자기 삐-하는 소리가 나의 양쪽 귀에서 들리며 몇 분간 먹먹해지더니, 삐- 소리는 줄어들고, 선생님의 목소리가 못 견디게 울려 들리기 시작했다. 그리고 열린 창문 밖으로 지나가는 차 소리와 옆 반 선생님의 마이크로 강의하는 소리가 크게 들리면서 머릿속이 혼란스러워졌다. 오로지 소리만이 내 머리를 가득 채우는 기분. 나는 더 이상 수업에 집중하지 못하고 귀를 틀어막을 수밖에 없었다. 이유도 모르고 갑자기 발생한 이 이상한 증상에 나는 무척 당황했다. '왜 갑자기 이런 일이 생겼지?'라는 생각이 들며 괴롭고 불안했다.

수업 시간이 어찌어찌 끝나고 쉬는 시간이 되어, 친구들의 시끌시끌한 목소리들까지 증폭되어 들리자 나는 귀를 틀어막고 담임 선생님을 찾아갔다. 귀에서 들리는 삐- 소리와 주변의 모든 소리가 크게 들려서 오늘은 더 이상 수업을 들을 수 없겠다고, 조퇴해도 되겠냐고 여쭤보았다. 당시 나의 담임 선생님은 우주에 대해 쉽게 잘 가르쳐 주시던 큰 안경을 쓰신 진지한 지구과학 선생님이셨는데, 교무실 책상 의자에 앉으신 상태로 진중한 눈빛으로 나를 올려다보시며 심각한 내 상황과는 달리 황당한 말씀을 하셨다.

"경래야, 그거 어쩌면 외계인이 너에게 보내는 신호일지도 모른다. 얼른 조퇴해서 조용한 방에 가서 소리를 집중해서 들어봐라."라고….

'아니, 이건 또 무슨 말씀이람!' 하고 그때 나는 담임 선생님이 정말 괴짜시구나 라고 생각했지만, 어쨌거나 꾀병으로 보지 않고 쉽게 조퇴를 시켜 주신 것에 감사한 마음에 "네"라고 대답하고 곧장 집으로 왔다. 조용한 집에서 엄마가 주는 간식을 먹으며 푹 쉬며 하루를 보냈고 (외계 행성의 신호에 대해서는 전혀 생각하지 않았다.) 다음 날엔 증상이 많이 좋아져서 고3 전투 생활로 복귀할 수 있었다.

돌이켜보니 당시 나의 증상은 고3 생활 동안의 극심한 스트레스와 수업 시간 선생님의 말씀에 집중하느라 소리 자극에 과민해진 나의 뇌 때문에 생긴 급성 스트레스 반응이었고, 선생님은 나의 긴장과 불안을 풀어주려고 그렇게 우스운 얘기를 해주시고 바로 집으로 보내주셨던 것 같다. 항상 진지했던 선생님이 스트레스받는 고3 학생을 위해 해 주신 배려, 유머였다. 당시 증상이 금세 좋아져서 다행이긴 했지만, '이거 무슨 병이지? 왜 생겼지? 계속 이럴까? 그렇다면 어떻게 이렇게 평생을 살지?'하며 느꼈던 불안감은 아직도 생생하다.

청각과민증이 시작된 원인은 제각각 여러 가지이지만, 이명과 마찬가지로 청각과민증이 심해지는 이유는 뇌에서 일어나는 반응들에 있다. 소리에 대한 불쾌감의 역치가 낮아지면서, 일반적으로는 불쾌함이 느껴지지 않을 정도의 소리에 대해 뇌에서 불쾌 반응이 일어나는 것이다. 이 반응들은 전전두엽, 변연계, 자율신경계 등에서 일어나며 서로가 서로에게 영향을 주며 견고해진다. '자라 보고 놀란 가슴, 솥뚜껑 보고 놀란다'라는 속담처럼, 작은 소리 자극에도 내 뇌는 소스라치게 놀란다. 내가 그러지 않으려고 해도 이미 뇌 가소성에 의해 내 뇌가 변해서 청각 리모델링이 이루어져 버리게 된 것이다. 청각에 과민한 뇌로의 리모델링 말이다.

그래서 청각과민증 환자에게는 그 증상이 생긴 원인을 최대한 확인하고, 환자의 불안을 줄이도록 현재의 상태에 대해 잘 설명해 주는 것이 필요하다. 불안하면 할수록 증상에 집중하게 되고, 증상에 집중하게 되면 좋아질 틈이 안 생기기 때문이다. 하지만 대부분의 환자는 안 그래도 귀에 대한 병을 앓고 나서 놀라 있는 상태이며 평상시보다 청각이 예민해진 상태이므로, 청각과민 증상에 대해 불안한 마음을 줄이기가 여간 어려운 일이 아니다.

주치의는 환자 한 명 한 명 개별적으로 원인을 분석하고, 우리 몸과 뇌에서 청각과민 증상이 발생하게 된 일련의 과정과 환자의 불안한 정도를 파악해야 한다. 그리고 그에 대해서 환자가 완벽히 이해할 수 있도록 자세하고도 쉽게 설명하고, 소리의 민감도와 불안을 줄이는데 노력을 기울여야 한다. 이 과정이 치료에서 가장 중요하다.

고막 떨림:
귓속 근육 때문에 발생한 이명, 청각과민증

청각과민증의 흔한 증상 중 하나는 고막 떨림이 느껴진다는 것이다. 나도 이 증상으로 힘들었던 적이 있었고, 실제로 진료실에서 꽤 많은 환자가 이런 증상을 호소한다. 고막 긁는 소리가 나거나 고막이 펄럭거리는 소리가 들린다고 한다. 가만히 있을 때 그러기도 하며 시끄러울 때 그러기도 한다. 심한 경우는 두두두 소리나 딸각 소리가 오랫동안 들리기도 한다. 평상시에도 귀가 먹먹한 느낌이 들기도 하며 어떨 땐 어찔하게 어지럽기도 하다. 도대체 이게 무슨 병일까?

환자들은 자신만이 이런 괴질(?!)에 걸렸다고 생각하고 괴로워하고 걱정하지만, 사실은 많은 사람이 느끼는 증상으로 병명도 있다. Tonic Tensor Tympani Syndrome(TTTS)이다. 한국말로는 '고막긴장근 긴장 증후군' 정도로 번역할 수 있겠다. TTTS 고막긴장근 긴장 증후군이란, Tensor Tympani(고막긴장근)이라고 하는 귓속에 있는 근육이 편안하게 있지 않고 긴장을 하고 있어서 생기는 증상들 모임이다. 청각과민증을 호소하는 환자분들 중 이 TTTS인 경우도 꽤 많다.

환자분들께 여기까지 이야기하면 다들 놀라시곤 한다. "이게 병이긴 병인 거군요?" 하며 진단을 처음 들었다며 눈물 흘리시는 분도 계시다. 증상은 있는데 진단을 못 받고 괴로워하며 지내다가 진단을 받으면 진단받았다는 것 자체에서 안심하게 된다. 이 TTTS는 많이 알려진 진단은 아니고, 명확한 진단 기준이나 치료 가이드라인도 없지만, 최근 들어 연구가 많이 되어가고 있는 분야이고, 이명과 청각과민증 쪽에서는 점점 많이 거론되고 있는 증상이기도 하다.

중이근 경련(Middle ear myoclonus)에 의한 이명도 이 TTTS와 비슷한 경우이다. 쉽게 설명하자면 TTTS의 좀 더 심한 경우로서 귀에서 고막 떨림과 두두두 소리가 느껴지는 것이 주 증상인 경우는 "중이근 경련"이라고 할 수 있다. 중이근 경련은 고막긴장근이나 등골근이 경련을 해서 고막이 떨리게 되면서 생기는 이명으로, 환자들은 귀에서 두두두 소리가 난다고 표현하는 경우가 많다.

고막긴장근은 이소골에 붙어서 이관으로 연결되어 있다. 이소골은 고막과 달팽이관에 연결되어 있으니, 결국 고막긴장근은 고막과 달팽

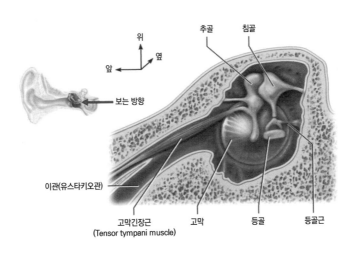

[그림 2-7] 고막긴장근은 소리 전달하는 뼈에 붙어서 이관 안쪽으로 쭉 이어져 있다.
(출처: Pearson Education Inc.)

이관에 연결되어 있고 이관까지 이어지는 근육인 셈이다. 이 근육은 평상시에는 이소골들을 제자리에 잘 있게 잡아주는 지지대 역할을 하고, 큰 소리가 날 때는 살짝 수축해줘서 고막을 긴장시켜 큰 소리가 달팽이관으로 모두 전달되지 않도록 보호해주는 역할도 하는 고마운 근육이다. 그런데 이 근육이 평상시에도 편안히 있지 않고 계속 수축해 있다면 어떻게 될까?

고막이 안으로 살짝 말려들어 가는 힘이 생기게 되어서 귀가 먹먹한 느낌이 들기도 하고, 미세한 어지럼증이 생길 수도 있다. 근육이 긴장하니 근육에 붙어있는 이소골도 뻣뻣해져서 소리 전달이 평상시와 달라 소리가 웅웅 거리거나 왜곡되어 들릴 수 있다. 고막의 수축 정도가 심해지면서 고막의 흔들거림이 펄럭이는 소리로 들릴 수 있고, 근육이 무리가 가서 경련이 생겨서 두두두 하는 소리가 들리거나 고막 긁는 소리, 딸각 소리 등의 소리가 들릴 수 있다. 이 근육을 움직이게 하는 신경이 삼차신경이기에 그와 관련된 증상으로 귀통증이나 뺨 주변 턱관절, 목 부분에 통증이 느껴지기도 한다.

이런 증상이 있을 땐 원인을 알아내기 위해 다방면의 확인이 필요하다. 큰 소리를 듣고 난 이후에 생기는 경우도 많고, 콜센터 직원이나 뮤지션 등 소리에 계속 노출되어 있는 사람들에게 많이 생긴다. 이어폰이나 헤드폰을 쓰고 오랜 시간 지내는 사람들에게서도 생길 가능성이 커진다. 귀의 여러 질환을 앓은 후에 회복되는 과정에서 이런 증상을 호소하는 경우도 많으며, 다른 이명이나 청각과민증이 있는 사람에게서 이 증상이 함께 있는 경우도 많다. 최근 연구에 따르면 이명 또는 청각과민증이 있는 사람의 80%에서 이 증상들을 호소하는 것으로 나타났을 정도이다. 많은 수는 아니지만 턱관절 이상이나 종양이 있는 경우에 이런 증상이 나타나기도 하며, 근육 경련이 먼저 발생해서 이런 증상들이 나타나기도 한다.

고막 긴장근이 과하게 움직이는 게 증상의 시작이지만, 악화에는 '뇌'가 영향을 많이 준다. 원인이 뇌라니 이상하게 느껴지지만 정말 그렇다. 큰 소리를 경험한 뇌가 또 큰 소리가 들어올까 봐 '불안'하기 때문에 고막 긴장근을 과하게 긴장하게 만든다. 그렇게 해서 생긴 증상들을 '불안'한 뇌에서 다 느껴버리게 된다. 그래서 어떤 사람들은 큰 소리가 들어오는 상상만 해도 이 근육이 수축해서 증상이 나타난다. 앞서 이야기한 '청각 리모델링'이 생기는 것이다. 그럼 이 병을 그대로 내버려 두면 귀가 나빠질까? 이 증상들로 괴로워하는 환자들이 가장 불안해하는 것이 이 부분이다. 하지만 그런 일은 일어나지 않는다. 이 증상이 있다고 해서 청력이 나빠지거나, 다른 문제가 생기는 것은 아니다.

치료는 어떻게 해야 할까? 우선 진단하는 것이 치료의 시작이다. 증상의 원인을 못 찾고 불안해하던 환자분들에게 원인 질환을 찾아서 이를 해결해주는 것은 중요하다. 그리고 만약 원인을 명확히 확인하지 못하는 경우라고 하더라도, "이게 이런 과정을 통해 증상이 생긴 것이고, 당신 뿐 아니라 다른 사람도 힘들어하는 사람이 많습니다. 병명도 있습니다."라고 병에 이름을 붙이고 설명을 자세히 듣는 것만으로도, 환자들은 불안이 줄어든다.

불안이 줄어들면 뇌의 '과민도'도 줄어들고, 그러면 증상도 잘 못 느끼게 된다. 이를 위해서 약을 사용하기도 하지만, 제일 중요한 것은 자세하고 명확한 설명을 통해서 환자의 뇌에서 이 고막 긴장근과 불안이 연결되어 있는 것을 끊어주는 것이 가장 먼저이다. 그래서 이런 경우도 소리 치료가 중요하고, 상담 치료로 증상에 대해 잘 알고, 불안을 없애는 것이 필요하다. 환자의 증상에 따라 약물이나 수술적 치료를 하기도 한다. 중이근 경련이 심하게 있다면 그에 대한 치료로서 항경련제 약물을 복용하거나 중이근에 보톡스를 놓거나, 아예 중이근을 잘라 주는 수술을 받을 수도 있다.

아이들이 어렸을 때 읽어주었던 책이 있다. '블랙 독'(레비 핀폴드 저)이라는 동화책인데, 불안에 대해 상징적으로 보여주는 명작으로 내용을 곱씹어볼 만하다. 내용은 다음과 같다. 가족들은 각자 집안에서 창밖의 검은 개를 보고 놀란다. 점점 걱정하고 불안해하다 보니, 검은 개가 점점 자라더니 검은 공룡처럼 커져 버린다. 온 집안사람들은 벌벌 떨며 집 밖으로 나가지 못한다. 그런데 집안의 막내는 개는 개일 뿐이라며 무서워하지 않고 검은 개를 잡으러 나간다. 막내가 재미있게 검은 개를 쫓아가다 보니 개의 크기가 점점 줄어들어서, 결국 막내가 검은 개를 데리고 집안으로 들어오고, 다른 가족들은 '검은 개가 이렇게 작은 개였어?' 하고 놀라며 작은 검은 개를 귀여워하며 함께 지내게 되는 해피 엔딩 이야기이다.

이 TTTS라는 병과 청각과민증도 검은 개와 마찬가지이다. 증상이 무엇 때문인지 몰라서 불안하고 괴로울 때는 이 증상이 점점 커지게 되고 우리를 괴롭히는 힘이 생기게 된다. (그 힘은 누가 주었는가? 바로 우리 자신이 준 것이다.) 하지만 우리가 그 실체를 알고 나면, 그때부터는 아무것도 아니게 된다. 그리고 조금의 용기만 가지면, 우리는 증상에서 벗어나 자유로워질 수 있다. '불안'은 이렇게 많은 청각 증상들과 관련되어 있다. 불안만 잘 잠재울 수 있다면, 불안을 갖고도 한 걸음 삶을 향해 걸어 나갈 의지만 갖고 있다면, 청각과민 증상에서 우리는 나을 수 있다. 좋아질 거라는 믿음이 결국 좋아지게 만든다.

청각과민증과
소리혐오증

　한 번 쪼개서 생각해보자. 소리 때문에 괴로운 사람이 '소리 자체'가
힘든 것일까, 아니면 '소리가 들려서 발생한 불쾌한 기분'이 더 힘든 것
일까? 아니면 '소리가 들릴까봐 불안해하고, 이 병이 더 심해질까봐 걱
정하는 마음'이 더 힘든 것일까? 물론 다 힘들지만, 내가 그중에 무엇이
더 힘든지를 하나하나 세분화해서 생각해 볼 필요가 있다.

　만약 교실에서 애들이 시끄럽게 떠드는 소리에 귀가 울리거나 아파
서 학교 가는 것이 힘들다면, '소리 자체' 때문에 괴로운 것이다. 하지만
교실에서 어떤 친구가 내는 소리를 들을 때마다 너무 짜증이 솟구쳐서
감정적으로 힘들다면, 소리로 인한 '불쾌감'이 더 힘든 경우다. 그리고
둘 중 어떤 경우이든, 소리가 들려 괴로울까 봐 하루 종일 불안하고, 긴
장된 상태로 지낼 수도 있다. 이런 경우는 소리 자체나 소리로 인한 감
정적 반응보다도 '소리로 인한 불안감'이 더 큰 경우이다.

　'소리 자체' 때문에 괴로운 경우를 청각과민증(hyperacusis)이라고
한다. 보통 사람들에게는 힘들지 않은 일상적인 소리에 비정상적으로
예민해져 있는 것을 의미한다. 내 뇌에서 느끼는 소리의 크기가 실제 소
리 크기보다 더 커서 생기는 증상이다, 귀 불편감, 귀 통증, 귀 먹먹함이

느껴지기도 한다. 청각과민증 환자들이 힘들어하는 소리는 대개 갑자기 예상치 못 하게 들리는 큰 소리인 경우가 많다. 예를 들면 설거지하며 그릇 부딪치는 소리나 교실에서 시끄럽게 애들이 떠드는 소리 등이다. 실제로 청각과민증 환자를 청력검사를 해보면, 청력은 정상이더라도 소리 불편감 역치(loudness discomfort level)가 굉장히 낮아져 있다. 남들은 그다지 크다고 못 느끼는 정도의 소리에도 청각과민증 환자의 뇌는 크게 소리를 받아들인다는 이야기다.

그에 반해, 소리로 인해 유발된 '불쾌한 감정'이 힘든 경우를 소리혐오증(misophonia) 라고 한다. (너무 증상이 심한 경우는 혐오를 넘어서 공포로 느끼므로, 소리공포증(phonophobia)으로 이름 붙이기도 한다.) 소리혐오증은 청각과민증과는 좀 다른 양상이다. 어떤 특정한 소리(대개 다른 사람으로부터 생긴)에 대해 아주 강하게 싫어하는 감정적인 반응이 있는 경우가 이에 해당한다. 굉장히 짜증 나고 화나고 너무 힘들어하는 그런 '극단적으로 감정적인' 반응이 나타난다. 소리혐오증으로 고생하는 사람들이 힘들어하는 소리는 대개 다른 사람이 음식 먹으며 쩝쩝거리는 소리, 숨 쉬는 소리, 코 고는 소리, 키보드 치는 등의 반복적인 소리, 층간 소음, 이웃집 개 짖는 소리… 같은 것이다. 소리혐오증은 어릴 때부터 시작되는 경우가 많고, 청각과민증에 비해 좀 더 감정적인 반응이라고 할 수 있겠다.

청각과민증이나 소리혐오증이 심한 사람들은, 조용할 때도 소리가 언제 들릴까 노심초사하고 '불안한 마음'이 더 괴로운 지경에 이른다. 결국 '불안' 문제이다. 한 소리혐오증 환자가 한 이야기이다.

"공포 영화에서 무서운 사람이 문을 열고 들어올까 봐 기다리는 장면을 생각해 보세요, 제가 하루 종일 그런 상태예요. 언제 어떻게 들어올지 모르는 무서운 소리를 걱정하며 하루 종일 긴장된 상태로 지내고 있어요."

이런 마음으로 지내고 있다면⋯ 얼마나 생활이 힘들지⋯ 그런데 이런 환자들은 어느 병원을 가야 할지, 어떤 과를 가야 할지도 명확지 않다. 주변에서 사람들은 이들에게 "너무 예민하게 굴지 마"라고 이야기한다. 근처 병원에 가봤더니 의사도 특별한 검사도 하지 않고, "치료법이 없으니 그냥 소리를 피하고 사세요."라고 이야기한다면⋯ 청각과민증이나 소리혐오증 환자들을 더욱 힘들게 만드는 것이 바로 이런 이야기들이다.

청각과민증은 청각회로의 문제로 인해 발생하는 경우가 많아서, 귀나 신경에 이상이 있는지를 확인해 보아야 한다. 공연장이나 노래방에 다녀오는 등 큰 소리에 노출된 이후에 발생하거나, 메니에르병 등 귀 질환이나 안면신경마비, 편두통 등을 앓으면서 증상이 발생하기도 한다. 또한 이명과 청각과민증이 함께 있는 경우도 많아서 이비인후과에서 복합적인 치료가 필요한 환자가 많다.

하지만 소리혐오증은 대부분 감정적인 문제가 커서 정신의학과적 접근이 필요한 경우가 많다. 그렇지만 청각과민증의 경우에도 뇌의 불안이 생기면서 악순환으로 불안과 청각과민증이 서로를 증폭시키기 때문에 인지행동치료 등의 정신의학적인 치료도 필요하고, 소리혐오증도 귀나 청각에 문제는 없는지 이비인후과적인 확인이 필요하다. 청각과민증과 소리혐오증이 함께 있는 경우도 많고 둘 다 비슷하게 '소리'로 인해 '괴로워지는' 상황이기 때문에 진단명을 혼용하기도 하지만, 그래도 둘 중 어떤 경우인지, 혹은 둘 중 무엇이 더 문제인지를 알아야 치료의 방향을 결정하고 접근할 수 있기 때문에 이 둘을 감별 진단하는 것은 중요하다.

문제는 이런 환자분들이 점점 증가하고 있는 것에 비해서, 자세하고 전문적인 검사와 상담, 치료를 받는 것이 수월하지 않다는 점이다. 이비인후과 의사와 정신의학과 의사, 청각사나 심리치료사 등 모두가 일반적으로 아직은 이 분야에 대해 관심이 적고 환자도 많지 않아 제대로 된 치료가 이루어지지 않고 있다. 이명이 있는 환자의 부차적인 증상, 불안 장애나 우울증이 있는 환자에서 부차적인 증상 정도로만 인식되기도 한다. 그래서 환자들이 인터넷의 정확하지 않고 무분별한 정보들에 더 기대게 되어, 불안만 가중되고 치료는 더욱 어려워진다.

나는 환자들에게 인터넷 이명 청각과민증 카페 같은 데나 환자들이 모인 오픈 채팅방에 들어가서 자주 글 읽지 마시라고 했었다. 너무 극단적인 경우가 많고 잘못된 정보도 많고, 읽다 보면 더 불안해진다고. 하지만 내가 이명 청각과민증 카페의 글들을 읽어보고, 나의 블로그에 방문하는 환자들의 이야기들을 접하다 보니, 진료실에서 실제로 보지 못한 환자들의 실생활이 얼마나 힘들지를 느낄 수 있었다.

그분들이 원하는 건, 병원에서 의료진들이 나에게 아무것도 해주지 않을 때, 나와 똑같은 증상을 가진 사람들이 있고, 나를 이해해주는 사람들이 있고, 나보다 더 괴로워하는 사람들이 있고, 내 이야기에 귀 기울여 들어주는 사람들이 있다는 것… 세상에서 고립된 존재가 아니라 어딘가에 소속되어 있고 연결되어 있다는 느낌, 병원에서는 받지 못하는 공감과 따뜻함, 안심, 응원이 아닐까 하는 생각이 든다. 그리고 그만큼 청각과민증과 소리혐오증, 그리고 이명이라는 증상이 사람을 참 외롭게 만드는구나… 하는 걸 다시 한번 더 느낀다.

04
이명과
청각과민증의 치료

증상을 느끼기 시작한 순간,
해야 할 일은?

- 조용한 방에서 인터넷 강의를 몇 시간씩 듣던 중, 어느 날 갑자기 윙- 소리가 들리기 시작한다. '앗? 무슨 소리지? 이것이 이명인가?' 하고 내 귀에서 나는 소리에 귀 기울인다. 이 윙-소리가 장소를 옮겨도 계속 들리는지 여기저기서 확인해보고, 귀도 막았다가 떼었다가 하면서 들어본다. 인터넷에도 이명을 검색해 본다. 이명 소리가 점점 크게 들리는 것 같다.

- 시끄러운 콘서트에 다녀온 다음 날 아침, 일어나보니 귀가 먹먹하고 삐- 소리가 들린다. 사람들이 하는 소리가 울려 들리는 것 같고 고막이 떨리는 게 느껴진다. 이 증상이 너무 괴롭다. 걱정되어 병원에 갔더니 고주파수 청력이 약간 떨어진 것 말고는 문제없다고 한다. 어제 콘서트 다녀온 게 너무나 후회되고 이 증상이 계속되진 않을까 귀가 머는 건 아닐까 불안하다.

- 스트레스를 며칠 받은 것 외에는 특별한 일이 없었는데, 자려고 누워있다가 갑자기 왼쪽 귀에서 삐- 소리가 들린다. 얼마 전 TV에서 '이명이 생기면 뇌종양을 확인해야 한다'고 했던 의사의 이야기가 떠오르며 걱정돼서 잠을 한숨도 못 잤다. 아침이 되니 소리가 양쪽에서 더 크게 들리는 것 같다.

이런 식으로 이명은(청각과민증을 동반하기도, 안 하기도 하는) 갑자기 발생하는 경우가 많다. 이럴 땐 어떻게 해야 할까? 이 사람들 모두 청력검사, 귀 관련 정밀 검사, 체성 이명에 대한 검사, 뇌종양을 확인하는 MRI, 몸의 상태를 체크하기 위한 자율신경계검사 등등 검사를 다 받아야 할까? 이 증상이 있으면 무조건 큰 대학병원에 가서 유명 교수님께 진료를 받아야 할까? 그것도 몇 달을 기다려야 할지도 모르는데?

꼭 그렇지는 않다. 1953년에 진행된 유명한 이명 관련 실험이 있다. (Heller MF and Bergman M, "Tinnitus aurium in normally hearing persons". *Ann Otol*, 1953) 이 실험에서는 청력이 정상이고 이명을 느낀 적이 없는 사람들을 아주 조용한 방에 혼자 있도록 했을 때, 몇 %의 사람들이 이명을 느끼는지 확인했다. 결과는 어땠을까? 94%나 되는 사람들이 이명을 느꼈다. 즉, 귀에 별 이상이 없는 정상인이라고 해도, 상황에 따라 이명을 느낄 수 있다는 얘기다. 그리고 이런 이명은 일시적으로 나타났다가 사라진다. 이명을 경험해 본 사람들이 모두 계속 이명을 듣게 되는 것은 아니고 오직 일부의 사람들만이 만성적으로 이명을 듣게 된다. 그리고 만성적으로 이명을 듣는 사람들 모두가 이명을 하루 종일 듣는 것은 아니며, 힘들어하는 것도 아니다.

그러니 갑자기 이명이 들린다고 해서 이 모든 검사와 치료를 받을 필요는 없다. 대부분은 시간이 흐르면서 나아지니까. 시간이 흐르고 나면, '아, 나 이명이 들렸었지? 지금은 괜찮네?' 할 가능성이 크다. 하지만 이명이 들리기 시작한 시점에서 마침(!) 재택근무를 시작해서 조용한 집에서 내 귀의 소리에 집중해서 지내고, 인터넷으로 이명에 대해 검색하면서 이명에 대해 무서운 정보들을 수집하고 불안해하다 보면, 이명의 노예가 되어 버리기도 한다. (이명의 노예라는 표현은 몇몇 환자분들이 나에게 이야기한 표현인데, 이명으로 많이 괴로워하는 분들의 힘든 상황을 생각하면 딱 맞는 표현이라는 생각이다. 물론 이렇게 부정적인 표현을 계속 쓰고 싶진 않지만…)

이명이 내 뇌와 몸의 주인이 되어, 이명이 시키는 대로 내 머리가 생각하고, 이명이 지시하는 대로 내 몸이 반응하는 상태다. 하루 종일 이명의 지배 아래서 보내는 삶. 벗어나고 싶지만 벗어날 수 없는 투명 감옥에 갇힌 상태. 얼마나 괴로운 상태인지… 청각은 피할 수 없는 감각이니 말이다. 이명의 노예가 되지 않고 시간이 흐르면서 이명에서 벗어나려면, 이명이 생겼을 때 유념해야 할 두 가지가 있다.

첫째는, 이명은 나 자신이 나에게 '너 뭔가 이상 있어!'라고 보내는 신호라는 점이다. 몸이 힘들고 스트레스받아서 일시적으로 생기는 이명이 대부분이다. 심각하게는 음향 외상, 돌발성 난청, 급성 저음성 난청 등일 수도 있다. 몸 구조의 문제로 오는 여러 가지 체성 이명 중 하나일 수도 있으며, 매우 드물게는 청신경 종양일 가능성도 있다. 어쨌든 빨리 치료가 필요한 병일 수도 있고, 그런 병이라면 대개 다 이비인후과 질환들이니, 이를 알아내기 위해서 이비인후과에서 청각 관련 검사를 받아보아야 한다. (사실 미국 이비인후과 학회의 이명 치료 가이드라인에서는 이명이 있을 때 꼭 바로 청력검사를 하라고 권하지는 않는다. 하지만 우리나라는 다른 나라들과 달리 가까운 이비인후과에서 청력검사를 받을 수 있다. 게다가 빠르고 저렴하게 검사를 받을 수 있으니 굳이 검사를 안 받고 맘 졸일 이유가 없다.)

하지만 나는 이 사실을 이명이 들리기 시작한 사람들에게 "문제가 있는 거예요. 이러 이러한 무시무시한 병들이 있을 수 있다고요!"라고 겁을 주려고 적은 것이 아니다. 오히려 그 반대다. 이런 병들은 그 가능성이 작고, 이비인후과에서 검사를 해서 알아낼 수 있다. 빠른 정밀 검사가 필요한지 여부도 이비인후과 의사가 판단할 수 있다. 그러니 필요한 검사와 진료만 제대로 받으면, 그 판단은 이비인후과 담당 주치의에게 맡기면 된다. 이것 저것 검색하고 예상하여 미리 괴로워하고 불안해할 필요가 없다.

또한 이 시기의 검사는 치료가 필요한 질환을 감별해내기 위한 검사인 것이지, 모든 검사를 다 해서 이명의 원인이 무엇인지 반드시 밝혀내겠다는 마음으로 진료를 받는 게 아니라는 점을 강조하고 싶다. 아직 그러기엔 이르다. 시간이 지나면 좋아질 가능성이 크니까. 검사를 하는 이유는 단지 돌발성 난청처럼 급히 약물치료가 필요한 병인지, 여러 가지 체성 이명 중 하나는 아닌지를 확인하기 위해서이다.

둘째로 유념할 점은 이명은 병이 아니라 증상이라는 점이다. 이명이라는 '병'에 걸린 것이 아니다. 이명이란 '증상'이 생긴 것이다. 이명은 우리의 귀, 뇌, 몸 중 어딘가가 평상시와 다른 상태가 되었기 때문에 생긴 신호다. 우리는 이명이라는 병에 걸렸으니 이 병을 인터넷으로 찾아보고 괴로워하며 이 병을 고치려 노력해서는 안 된다. 이명은 단지 증상일 뿐이라는 점을 명심해야 한다. 많은 사람들이 경험하는 증상일 뿐이다. 이 증상에 너무 침잠되어 계속 들으며 귀 기울이고 불안해한다면 내 뇌의 청각 리모델링이 일어나버리고 불안 증세도 악화된다. 불안 증세가 악화되면 이명도 커지는 악순환을 걷게 된다.

그러니, 이명이 들리기 시작한 지 얼마 안 되었을 땐, 이비인후과에서 검사를 받아보고, 결과가 정상이고 이상이 없다면 안심하고 일상적으로 생활하자. 이명의 원인을 확인해야 한다고 초조해할 필요가 없다. 이명이란 병에 걸렸다고 괴로워할 필요도 없다. 초조하고 괴로운 마음은 백번 이해하지만, 그래서는 이명이 사라지지 않는다. 이명이란 증상이 잠시 나를 통과해서 지나가도록 '렛 잇 고(Let it go, 다 잊어, 놓아버려)' 하면 된다.

나의
치료 일기

'렛 잇 고'를 하라고 하지만 그게 쉽게 가능한 이야기는 아니다. 나 또한 '렛 잇 고'가 힘들다는 걸 겪어보았다. 앞서 이야기한 것처럼 나는 한동안 고막 떨림과 근경련으로 인한 체성 이명, 청각과민 증상을 겪었다. 증상이 한 번 생기면 귀가 두두두두 하는 것을 견딜 수 없을 만큼 힘들기도 했었다. 이 증상이 왜 오는지 신체의 원리나 기전은 이비인후과 의사로서 잘 알고 있었지만, 실제 내가 그 증상이 느껴지니 괴로움이 이루 말할 수 없었다. '렛 잇 고'가 안 되었다. 그래도 나는 알고 있던 전문 지식을 이용하여 셀프로 원인을 분석하였고, 이를 교정함으로써 이 증상에서 많이 벗어날 수 있었다.

나의 셀프 원인 분석 결과는 다음과 같다.

- 과거 청각과민 증상이나 시끄러운 소리를 잘 못 견디는 것을 보면 내가 워낙 청각에 예민한 기질을 갖고 있다는 것을 알 수 있다.
- 가끔 밤에 왼쪽 귀에서 삐 소리가 났던 것은 나의 왼쪽 고주파수 청력이 달팽이관의 노화로 인해 생겼던 증상이다. (10년 전 청력검사 결과에서 왼쪽 청력이 4kHz 주파수대역에서부터 약간 떨어

져 있었다.)

- 고막 떨림 증상은 원래 나의 턱관절이 양쪽 비대칭인데다가 왼쪽 턱 관절이 안 좋고 이관 기능도 가끔 원활하지 않은 것과도 연결되어 있다. '고막긴장근 긴장 증후군(Tonic Tensor Tympani Syndrome TTTS)' 이라는 체성 이명과 청각과민증이 생겼기 때문이다.

- 음악이나 수업을 듣고 회의에 참석하기 위해 '노이즈 캔슬링 헤드폰'을 장시간 낀 것도 고막 떨림에 영향을 주었을 수 있다.

- 나의 증상 중에서 누워서 하는 스트레칭에서 이명이 들리는 것은 일시적으로 뇌의 혈류량이 증가해서 그렇고, 거북목이 영향을 줬을 가능성이 있다.

- 껌을 열심히 씹은 후 오른쪽 귀에서 소리가 크게 났던 것은 껌을 씹으면서 턱관절이 강도 높은 운동을 했기 때문이다. 턱관절 디스크와 인대와 주변 근육들을 무리해서 사용하다 보니 피로 현상이 생겨서 턱관절의 바로 뒤쪽에 있는 귀에 영향을 줬고, 결국 내 턱관절이 무리했다는 신호가 일반적인 증상인 '턱의 통증'이 아니라 '고막 떨림 소리'로 나타났던 것이다.

- 하필 그 시기에 증상들이 발생한 이유도 있다. 당시 왼쪽 손목이 많이 아파서 할 수 있는 일이 제한되면서 스트레스를 많이 받았다는 것, 미국에서 혼자 연수하고 애들을 키우며 피로가 심했었다는 것, 코로나로 인해 집에만 있다 보니 소리에 대해 더 예민해졌었다는 것. 낯선 외국에서 혼자 애들을 키우며 피로와 긴장, 불안, 외로움과 우울감이 있는 상태로 뇌가 평소와 다른 상태였었다는 것

이 그 이유다.

- 줌으로 회의에 참석하거나 음악을 듣거나 영어 공부를 위해 노이즈 캔슬링 헤드폰을 꽤 썼던 것과 잘못된 일을 해결하기 위해 스트레스받으며 영어로 통화하면서 통화 소리에 집중했던 것, 잘 안 마시던 커피를 마시기 시작한 것, 재택근무로 인한 불규칙한 수면 시간과 활동이 없어서 생긴 운동 부족도 나의 몸 상태에 영향을 주고, 증상을 악화시키는 데 영향을 줬을 것이다.

이상이 실제 내가 나의 상태를 셀프 분석한 것을 요약해 적어본 것이다. 그다음은 이 분석을 통해 내가 해야 할 일들을 체크했다.

처음 한 일은 고막 상태 확인이었다. 귀에 문제가 있어서 이 증상이 시작된 것일 수 있기 때문이기도 하고, '귀에 문제가 생긴 건 아닌가?' 이런 불안감이 있으면 이 증상이 더 크게 들린다는 것을 알고 있기 때문이었다. 미국에서 귀 내시경을 구매하여 나의 고막에 큰 문제가 없는 것을 확인하고 안심할 수 있었다. 그리고 회피 요법을 썼다. 당장 힘든 상황들을 피했다는 이야기다. 전화 통화나 온라인 미팅은 최소로 하고 중간에 쉬는 시간을 가지고, 소리 크기를 줄였다. 노이즈 캔슬링 헤드폰은 착용하지 않았다.

그리고 나를 돌아보았다. 뇌의 불안과 우울감, 스트레스 등에 대해서 적어보았다. 당장 모든 스트레스가 해소되지 않겠지만, 내가 어떤 마음 상태에 있는지를 '알아차리는 것'만으로도 신기하게도 마음의 안정에 도움이 되었다. 약물 치료도 고려하였으나 당장 약물이 필요한 정도도 아니고, 약물을 써도 효과가 확실하지 않고 효과보다 부작용이 더 클 것으로 생각해서 약물 복용은 하지 않았다. 하지만, 언제든 필요하다고 판단되면 복용할 수 있도록 갖춰는 놓았다.

또한 식습관, 운동, 자세, 수면 등 생활 습관을 다 돌아보고 재정비하기로 마음먹었다. 특히 식습관을 교정하는 것과 수면을 규칙적으로 하는 것에 신경을 많이 썼다. 이를 위해서 하루하루 '생활 일기'를 쓰기 시작했다. 생활 일기에는 그 날 먹은 것들, 운동한 것들, 기상 시간과 잠든 시간 등을 적었다. 또한 그날 한 활동, 기분을 적고 마지막에는 감사한 일을 적었다. 하루하루를 의식적으로 살려고 노력했다.

이명이 있을 때 의사의 그저 "무시하고 지내세요", "그냥 내버려 두세요"에 바로 정말 그렇게 지낼 수 있는 사람이 있고, 나처럼 오히려 이명을 생각해보고 이 상황을 분석하고 마음이 안정되어야 마음 편하게 지낼 수 있는 사람이 있다. 그래서 나는 내가 처한 이명 청각과민증 상황을 분석해보았다. 상황을 분석한다고 해서 '왜 이 증상이 시작되었을까?'를 불안해하며 이 증상에 집중하지는 않았다. 마치 멀리 있는 관찰자가 나를 내려다보듯이 '남 일처럼', '분석적으로' 생각하였다. 이 증상이 발생한 데에 관련이 있었을 것으로 예상되는 문제들을 위에 적은 것처럼 짚어보았고, 그 문제가 해결되었는지 따져보았다. 해결되었다면 감사한 마음을 의식적으로 다시 생각하였고, 해결이 안 되었다면 해결책을 생각해서 적어보았다.

이런 노력을 한 것만으로도 마음이 매우 편해졌다. 신기할 정도였다. 그리고 이를 시작한 지 얼마 안 되었을 때, 정말 갑자기 감사한 마음이 들기 시작했다. 이 증상 덕분에 나이 마흔이 넘어서야 제대로 나의 몸과 마음을 돌아보게 되었구나 하는 생각이 들었다. 그동안 참, 내 몸과 맘을 돌보지 않고 막 쓰며 살았구나 깨달았다. 또한 내가 이 증상을 경험해본다는 건, 이 증상을 가진 환자들을 좀 더 이해할 수 있게 되는 것이니 감사하다는 생각도 들었다. 물론 내가 상상할 수 없을 정도로 증상이 아주 심한 환자들도 있는데 모두를 이해한다는 교만에 빠져서는 안 되겠지만 말이다. 증상이 지금보다 더 심하게 오지 않았다는 사실에도 감사하고, 이런 귀 증상이 생겼을 때 나 자신이 마침 이비인후과 귀 전문의라서 잘 알고 대응할 수 있으니 얼마나 운이 좋은지에 대해서도 감사한 마음이 들기 시작했다.

이명이나 청각과민증이라는 증상이 생겼을 때 우리는 불안해진다. 이 증상에 관하여 별로 아는 것이 없기 때문에 불안해지는 것이다. 그리고 그 불안에 의해 이명이 더 커지는 악순환을 거친다. 다행히 나는 이런 증상들이 온 이유와 내 귀와 뇌, 몸에서 어떤 일이 벌어져서 이 증상이 생기는지, 무엇이 이 증상을 악화시키는지를 잘 알고 있었기에 불안이 덜해서 훨씬 수월하게 이 증상을 이겨낼 수 있었다.

그리고 내가 아는 것들, 공부한 것들, 그리고 내가 아는 귀 질환과 관련된 지식을 블로그에 공유하며, 나만을 위한 것이 아니라 다른 사람들을 위한 길도 되도록 했다. 좀 더 큰 뜻을 품고 행동하면 그것이 나에게도 결국 더 큰 도움이 된다는 것을, '함께'라는 것의 가치가 얼마나 중요한 것인지를 알고 있기에. 그렇게 '생활 일기'를 쓰고 나의 귀와 뇌와 몸을 위한 노력을 하고 공유를 하다 보니, 증상은 어느 순간 많이 좋아졌다. 진료실에서 환자들에게도 이야기해왔던 바이지만, 이제는 더더욱 확신을 가지고 이야기할 수 있다.

이명과 청각과민증은 분명히 나아질 수 있다.
제대로 알고, 올바른 방향으로 치료하기만 한다면 말이다.

이명 환자에게 공기청정기를
사서 쓰라고 하는 이유

내가 소리 귀 클리닉에서 일하던 시절, 함께 일했던 명의 원장님들 덕분에 많이 배웠었다. 그 원장님들께 나는 아직도 항상 감사의 마음을 갖고 있다. 그중 한 분은 故 김종선 교수님이시다. 김종선 교수님은 서울대학교병원 이비인후과 교수, 대한이비인후과학회 회장, 대한이과학회 회장, 세계 이비인후과학회 회장 등을 맡으셨던, 우리나라 이비인후과 이과(귀 분야)의 발전을 이끈 전설 같은 분이다. 정년 퇴임 후에도 소리 귀 클리닉에서 국제 인공와우 컨퍼런스도 개최하시고 왕성하게 활동하셨었다. 귀 분야의 진료나 지식 뿐 아니라 환자를 대하는 마음가짐, 일하는 태도도 배울 것이 많은, 진정 훌륭하신 스승님이셨다.

그분이 이명 환자 치료에서 강조하는 것이 있었다. 이명으로 괴로워하는 환자들에게는 꼭 "공기청정기"를 사서 쓰라고 당부하셨었다. 워낙 카리스마가 있는 분이셔서 환자들은 왜 사야 하냐고 질문도 못 하고 진료실을 나와서야 "공기청정기는 왜 사야 하는 거예요?"라고 되묻기도 하였다.

이명 환자에게 왜 공기청정기를 사서 쓰라고 하는 걸까? 사실 공기청정기를 사서 틀든, 가습기를 틀든, 아니면 창문을 열어놓아도 좋다. 계속해서 소리가 내 주변을 맴돌게 하려는 것이다. (스마트폰으로 무언가를 틀어 놓는 것은 추천 사항은 아니지만 조용한 것보다는 낫다.) 계속 배경음으로 일정한 소리가 내 뇌로 들어오면 이명이 덜 들리게 된다. 그래서 내 뇌가 이명 소리에 몰입하지 않도록 해준다. 그리고 내 뇌로 하여금 '항상 소리가 들리는 상태'가 기본으로 여기게 해준다. 이를 "습관화(habituation) 시킨다"고 표현한다.

어두운 곳에 켜져 있는 촛불은 눈에 확 들어오지만, 밝은 곳에서는 촛불이 보이지 않는 것과 마찬가지다. 조용한 곳에서는 이명 소리가 크게 들리지만 시끄러운 곳에서는 이명이 거의 들리지 않는다. 그러니 이명이 들린다면 주변을 조용하게 하지 말고 무언가 소리를 틀어주어 내 뇌에서 이명을 집중하여 듣지 않도록 하자는 것이다.

그런데 그건 일시적인 것일 뿐이지 않을까? (이 질문을 던지셨다면, 역시 스마트하신 이명 환자분이다.) 처음에는 일시적이지만, 시간이 쌓이면 효과는 영구적으로 나타난다. 이명에 신경이 안 쓰일 정도의 소리가 계속 내 뇌로 들어와 주는 것이 잠시 잠깐이 아니라 하루 종일, 다음날, 또 그다음 날…이렇게 몇 개월간 계속된다면, 그래서 이명에 신경을 안 쓴 지 몇 개월이 지난다면, 그렇다면 그동안에 뇌는 다시 리모델링 된다. 이명 소리에 과하게 반응하던 뇌가 몇 개월간 이명이라는 존재를 잊게 되니까 이명의 영향력이 뇌에서 작아지는 것이다. 그러면 나중에는 소리가 안 들리는 조용한 곳에 있어도 내 뇌에서는 이명이 안 들리게 된다. 이것이 이명의 습관화이고 이런 치료를 '소리 치료(sound therapy)' 라고 한다.

그리고 그동안 소리만 듣고 끝이 아니라, 소리 치료를 받는 동시에 이명이 무엇인지, 왜 들리는 것인지, 이명이 들리면 내 뇌에서 어떤 일이 벌어지는지에 대해 배우고 익혀서, 이명에 대해 부정적인 반응을 줄일 수 있게 된다면, 그래서 이명과 청각에 예민하게 리모델링이 된 뇌가 다시 제자리로 돌아가도록 리모델링 될 수 있다면… 결국 신경 써서 들리면 들리기도 하지만 대개는 잊고 살고 잘 안 들리는 상태로 변하게 된다. 같은 원리로 소리에 과민하게 반응하던 청각과민증 증세도 없어질 수 있다. 이 방법이 바로 이명의 치료로 제일 효과가 좋은 것으로 보고되고 있는 "이명 재훈련 치료(Tinnitus Retraining Therapy, TRT)"이다. (즉, 이명 재훈련 치료는 이명 배움(지시적 상담, directive counseling)과 소리 치료(sound therapy) 라는 두 축으로 이뤄져 있는 치료법이다.)

여기까지 읽고 '음, 그래야지. 앞으로는 주변에 소리를 틀어놔야겠어'라고 생각하는 분이 계신다면, 글 쓴 사람으로서 너무 감사하고 기쁘다. 그리고 축하드린다. 올바른 이명 치료로 한 걸음 내딛으신 것이니. 하지만 그렇게 생각만 하고 끝나면 아무 소용이 없다. 실제로 행동에 옮겨야 한다. 그렇지만 행동에 옮기는 것은 쉽지 않고, 잠시 잠깐이 아니라 몇 달을 지속하는 것은 더더욱 어렵다.

그럼 어떻게 해야 행동에 옮기고, 그 행동을 지속시킬 수 있을까? 주변에 소리를 계속 틀어놓는 것을 지속하기 위해서 어떻게 해야 할까? 의지를 강하게 먹으면 될까? "행동하는 데 있어서 제일 중요한 건 의지다." 이 말은 참일까? 맞는 말 같지만 아니다. 의지보다 더 중요한 건 시스템이다. 의지는 결국 쓰고 없어져 버린다. 불타는 의지가 계속 불타오르기란 힘들다. 소리가 계속 들리는 시스템을 만들어야 한다.

다이어트 하는 사람들이 살을 빼려는 의지를 매일 매일 다짐해도, 식탁 위엔 도넛이 있고 책상 위엔 초콜릿과 과자가 있고 냉장고엔 콜라가 넘치게 있다면, 다이어트는 성공하기 어려운 것과 마찬가지다. '나는 조용한 곳에 가면 꼭 소리를 틀어놔야지' 하고 의지를 가져 봤자, 며칠 지나면 잊어버리고 다시 이명에 집중하게 된다. 그건 내가 의지력이 약한 인간이라서가 아니다. 대부분의 사람이 다 그렇다. 그러니 조용한 곳이 아예 없게끔 내 삶의 환경을 만드는 것이다. 마치 다이어트를 할 때 집에 단 음식들을 싹 없애 버리는 것처럼. 하루 종일 내 주변을 적절한 소리가 들리게 세팅하는 것이 이명 치료 성공의 치트키이다. (그리고 이것을 발전시킨 방법으로 전문가들은 전문적으로 소리 치료를 한다.)

어떻게 하루 종일 소리가 들리게 세팅할까? 막막한 기분이 들 수 있다. 처음엔 나의 하루 생활 속 소리 상태를 생각해 보아야 한다. 대개의 경우, 밖에 돌아다니거나 작업장에서 일할 때는 소리가 계속 들리니까 괜찮다. 환자들이 이야기하는 가장 조용한 상황은 대부분 '집에 있을 때', '잠들기 전'이다. 그러니 집에 들어가면 무조건 소리가 나는 시스템을 마련해두면 좋다.

예를 들어 공기청정기가 집에 들어가면 계속 돌아가도록 미리 설정해둔다던가, 방에 물이 졸졸 흐르는 분수가 있어서 이 분수가 하루 24시간 내내 흐르게 해놓는다던가 하는 것이다. 이명 스마트폰 앱이 자동으로 일정한 시간이 되면 실행이 되게 하는 방법도 있다. 전문적인 이명 치료인 소리 치료의 경우, 아예 보청기처럼 생긴 소리발생기를 귀에 착용한다. 그래서 소리가 계속해서 들릴 수 있게 하는 것이다. 아직 이명이 심각한 정도가 아니고 생긴 지 얼마 안 되었고 비용이 부담된다면 전문적인 소리 치료 대신, 나의 주변 환경에 소리가 계속 존재하도록 시스템을 만들면 된다.

이런 환경음이나 이명 앱 소리, 소리발생기 소리를 들을 때 중요한 첫 번째는 '소리의 크기'이다. 소리의 크기는 이명이 안 들릴 정도로 크게 하는 것이 아니라 이명이 미세하게 함께 들릴 정도로 틀어야 한다. 이명을 미세하게 함께 들어야 내 뇌에서 이명의 습관화가 일어나기 때문이다. 또한 소리가 너무 커서 거슬릴 정도가 되면 오히려 이명이 커지거나 청각과민 증세가 심해질 수도 있다.

두 번째 중요한 것은 '소리에 집중하지 않기'이다. 스마트폰 이명 앱을 틀어놓고 무슨 소리인지 계속 신경 써서 듣고, 이명이 함께 들리는지 안 들리는지 계속 귀 기울여 듣고, 이명이 변하는지 안 변하는지를 계속 비교하고 분석한다면, "이명 앱을 쓰고 나서 이명이 커졌어요" 가 된다.

분홍색 돼지 저금통과
이명

　이명을 계속 들으려 노력하는 사람들이 있다. 청각이라는 것이 피할 수 없는 감각이기에, 들리는 것을 듣는 것은 어쩔 수 없는 일이긴 하다. 하지만 어떤 사람들은 이명을 굳이 주의 집중해서 들어보고 양상을 파악하고 소리의 크기를 점수로 매기고, 스마트폰으로 크기를 확인해본다. 그리고 이명 소리가 어제보다 크면 불안해하고, 작으면 편안해한다. (하지만 또 이 소리가 언제 커질지 몰라 한편으론 불안해한다) 이명을 이렇게 들어보려는 것, 듣고 그에 대해 판단을 내리는 것은 이명을 없애는데 좋은 행동이 아니다. 오히려 이명을 악화시키는 행동이다.

　만약 이명이 너무 신경 쓰인다면, 하루에 한 번 아침에 일어나서 살짝 들어보는 시간을 정해서 갖는 것도 좋다. 나는 오히려 하루 한 번은 숙제로 꼭 들어보라고 권장하기도 한다. 정해진 시간에 들어보라고 숙제를 내면, 오히려 역설적으로, 잊어버리는 경우도 많다. 그리고 한 번 들었으니까 마음이 놓이기도 한다. 단, 이명을 들으면서 그 소리의 크기나 양상의 변화에는 너무 의미를 두지 말아야 한다.

　이명을 집중해서 들으면서 어떤 소리인지를 분석하고, 부정적인 것으로 판단하면 할수록, 이명은 우리 뇌에서 중요한 것으로 탁 박혀버린다. 이명 소리에 꼬리표(태그)가 달리는 셈이다. 그런데 이 꼬리표가 아주 크고, 형광색으로 매우 튀는 꼬리표다. 그러면 뇌에서는 이 꼬리표를 보고 이명을 잡아내서 들을 수밖에 없다. 마치 사슴이 자다가도 사자의 작은 발소리에는 화들짝 깨는 것처럼 말이다. 선천적으로 사슴의 뇌에선 사자라는 포식자에 관련된 것이라면 모두 다 큰 형광색 꼬리표를 달고 있다. 살아남기 위해서는 위험한 신호라면 아무리 작은 신호라도 빨리 뇌에서 반응해야 하니, 위험한 신호에는 꼬리표가 달리게 된 것이다.

우리 뇌의 바닥 쪽에는 중격의지핵(Nucleus accumbens)이라는 문지기가 있어서 어떤 소리(뇌에 들어가도 별 반응이 없는/꼬리표가 안 달린 소리)는 막지만, 어떤 소리(뇌에 들어가면 반응이 큰/꼬리표가 달린 소리)는 빠르게 통과시켜서 뇌에서 빠르게 반응하게끔 해준다. 바로 옆에서 지저귀는 새 소리는 사슴들에게는 일상적으로 들리는 소리, 위험하지 않은 소리이기 때문에 꼬리표가 안 달려있어서, 문지기를 통과하지 못 하고 뇌에서도 새 소리에 대한 반응은 일어나지 않는다. 새 소리가 나도 사슴의 뇌는 새 소리를 듣지 않고 있는 것이다. 하지만, 사자의 아주 작은 발소리는 사슴들에게는 형광색 꼬리표가 달려있는 소리이기 때문에 이 중격의지핵을 빠르게 통과하는 소리 쪽에 속한다. 중격의지핵을 거쳐서 뇌 속으로 빨리 들어온 소리에 뇌는 빠르게 반응해준다. 그래서 사슴은 사자를 피해 즉각적으로 달아날 수 있게 된다.

이명도 마찬가지다. '이명 때문에 난 아무것도 못 하게 될 거야', '나는 이명의 노예야', '이 이명 때문에 난청이 생기는 거 아닐까?' 이런 부정적인 생각들에 휩싸이면, 이명엔 그 걱정만큼 큰 꼬리표가 달리는 것이나 마찬가지다. 그러면 뇌에서는 이명 소리를 재깍재깍 빠르게 잡아내고 반응하게 된다.

"선생님, 하지만 이명이 들리면 짜증이 나는데 어떡해요. 저는 이명에 이미 꼬리표를 달아버렸나 봐요."라고 말씀하시며 눈물 흘리던 분이 계셨다. 꼬리표는 이명에 대한 인식을 바꾸면 사라진다. 이명에 대한 인식은, 이명이 무엇인지 제대로 알면 바뀌게 된다. 이명이 무엇인지에 대해서, 이명이 왜 들리게 되었는지에 대해, 이명이 들리면 내 뇌에서는 어떤 일이 일어나는지에 대해 제대로 배워야 한다. 이명이 위험한 것이 아니며 난청의 원인이 될 수 없다는 사실을 마음 깊이 깨달아야 한다. 제대로 아는 것이 중요하다. 제대로 알면 꼬리표를 뗄 수 있다.

그런데 이명에 대해서 제대로 배운다고 하더라도 꼬리표가 없어지고 이명에 신경 쓰지 않을 때까지는 시간이 걸릴 수 있다. "아니, 이명이 들리는데, 듣지 않으려고 노력한다고 안 들을 수가 있나요?" 하고 물으시는 것도 당연하다.

금연할 때 사람들이 가장 괴로워하는 이유는 담배가 계속 생각난다는 것이다. 눈에 보이지 않는 담배도 계속 생각나는데, 하물며 이명은 피할 수 없이 계속 들리니, 이명을 계속 생각하게 되는 것도 너무나 당연하다. 보이는 것은 눈을 감아 막을 수 있고, 촉감은 손을 떼서 피할 수 있지만, 듣는 것은 내 의지로 막을 수 없다. 청각의 이러한 특성이 이명이 괴로워지는 이유가 된다. 아무리 '이명을 생각하지 말아야지, 말아야지' 해 봤자 들리는 것은 계속 들린다. '담배를 생각하지 말아야지, 말아야지' 해도 담배가 생각나는 것보다 더 심하다. 이명은 계속 들리니까.

만약, "자, 지금부터 분홍색 돼지 저금통을 절대 생각하지 마세요."라고 누가 나에게 얘기한다고 상상해보자, 그 이야기를 듣는 순간 갑자기 '분홍색 돼지 저금통'이 머리에 떠오를 것이다. 그때 또다시 "분홍색 돼지 저금통 절대 생각하지 말라니까요."라고 하면 또 분홍색 돼지 저금통이 떠오를 것이다. "귀도 분홍색이고 얼굴은 동그랗고 머리가 큰 분홍색 돼지 저금통 절대 절대 생각하지 말라구요!"라고 말하면, 듣는 순간 그대로 상상하게 된다. 지금 이 글을 읽고 계신 독자분들의 뇌 속에서도 아마 분홍색 돼지 저금통이 상상되고 있을 것이다. 뇌에 자꾸 환기를 시켜주면, 그 생각이 날 수밖에 없다. 마찬가지로 '이명을 생각하지 말자'를 자꾸 떠올리면 더더욱 이명이 생각나게 된다.

그럼 어떻게 해야 할까? 금연 노력을 할 때 필요한 것은 '담배 생각하지 말아야지, 담배는 나쁜 거야, 담배 끊어야지' 하고 계속 되새기는 것이 아니라, 담배가 생각나지 않게 여러 다른 자극들을 주는 것이다. 담배를 끊으려고 노력하던 환자가 몇 번을 해도 실패했는데, 마지막으로 우연히 뜨개질을 배워서 뜨개질을 열정적으로 하다 보니 자연스럽게 담배 생각이 안 나서 금연을 성공하게 되었다는 성공 사례를 들은 적이 있다. 뇌 속에서 집중하는 대상이 담배가 아니라 뜨개질로 자연스럽게 대체되어서 가능한 일이었다. 이명도 마찬가지다. (자, 이 정도 읽을 때까지 분홍색 돼지 저금통 생각하신 분? 아마 없을 것이다. 글을 읽는 동안, 금연과 뜨개질 등을 생각하느라 다시 분홍색 돼지 저금통에 집중되었던 생각은 사라졌다!)

금연에 뜨개질하기가 도움이 되었듯이, 이명에도 여러 다른 자극들을 준비해 보자. 앞서 이야기한 소리 치료에서처럼 이명 대신 다른 소리를 틀어 놓는 것도 좋다. 그런데 소리는 이명과 똑같은 '청각 자극'이니, 청각 자극 뿐 아니라 다른 종류의 자극도 지속적으로 주어 뇌가 이명에 집중하지 못하게 해 보자.

그런 활동 중 무엇이 나한테 맞을까? 지금 얘기한 뜨개질도 좋다. 산책도 좋고, 자전거 타기도 좋다. 친구들을 만나 수다 떨기도 좋고, 고스톱도 좋다. 어떤 것이라도 좋으니 집중해서 할 일을 만들자. 내 뇌가 오로지 이명만을 바라보고 있지 않게끔 하자.

이명에 집중해서 귀로는 이명을 들으면서 손으로는 이명에 관련된 기사나 글을 인터넷으로 검색하면서, 눈으로는 이명 관련 글이나 동영상을 보면서, 머리로는 이명을 계속 생각하고 판단하면서… 이런 생활이 반복되면 뇌에서 이명은 고립될 틈이 없다. 계속 이명에 꼬리표를 달아주고 점점 이명에 내 뇌의 주인 자리를 내주는 셈이 될 뿐이다. 다른 자극들을 충분히 들어오게 해서 이명을 내 뇌에서 연결됨 없이 고립시키자. 그러면 어느새 이명에 대한 꼬리표는 사라질 수 있게 될 것이다.

잠을 푹 자는 것이
이명의 치료다

이명이 들리는 사람들이 힘들어하는 것 중 하나가 수면 문제다. "자려고 누워 있다 보면 이명 소리에 잠을 못 자요"라거나, "자다가 이명 소리 때문에 자꾸 깨요. 그러면 이명 소리가 계속 들려서 잠을 다시 못 자고 날밤을 새워요"라고 힘들어하는 분들이 많다. 잠을 제대로 푹 자지 못하면 이명에도 악영향을 미친다. 잠을 푹 자면? 이명도 줄어든다. 불면증으로 고생하며 이명이 함께 생겼던 사람들이 불면증을 고치자 이명이 사라지는 경우도 많다.

그런데 어떻게 하면 이명이 들리는 사람들이 잠을 푹 잘 수 있을까? 잠을 잘 자는 방법에 대해 '스탠퍼드식 최고의 수면법'의 저자인 스탠퍼드 대학 수면연구소 소장 니시노 세이지는 이렇게 이야기한다.

> 잠들고 나서 첫 90분을 깊게 잘 자면 나머지 수면의 질도 비례해 올라간다. 우울 증상은 맨 처음 90분 동안의 수면의 질이 나쁘기 때문에 기분, 컨디션, 자율신경 기능에 문제가 생겨서 나타나는 전형적인 사례다.

비단 우울증 뿐만이 아니다. 이명도 마찬가지로 '첫 90분 동안의 수면의 질'에 영향을 많이 받는다. 잠을 푹 잤다는 것은 곧, 첫 90분 동안의 수면의 질을 좋았다는 것과 마찬가지다.

사람은 잠자는 내내 똑같은 정도로 잠에 빠져 있는 것이 아니다. 잠에는 얕은 잠과 깊은 잠을 왔다 갔다 하는 싸이클이 있다. 이 중 가장 깊은 잠은 언제쯤일까? 잠의 중간? 잠 깨기 직전? 밤 12시? 새벽 6시? 가장 깊은 잠은 '잠들고 난 직후'에 찾아온다. 잠들고 나서 첫 대략 90분이 우리가 가장 깊게 잠드는 수면 시간이며 그 이후로는 얕은 잠과 깊은 잠을 왔다 갔다 하되 첫 90분만큼 깊이 잠들지는 않는다. 그래서 이제일 깊게 잠드는 첫 90분을 흡족하게 보내는 것이 전체 수면의 질이 높아지는 데에 가장 중요하다. 이는 이명으로 힘들어하는 사람들에게도 적용되는 원리다.

그토록 중요한 첫 90분을 잘 자기 위해서 가장 중요한 것은 매일 같은 시간에 자고 같은 시간에 일어나는 것이다. 내가 잠들고 싶은 시간에 잠들 수 있도록 뇌를 준비시켜야 하는데, 잠들기 전 반복되는 일정한 행동을 하는 것이 도움이 된다.

반면 제일 위험한 것은, 다들 짐작하겠지만, 스마트폰이다. 지루하지 않고 계속되는 자극들이 있기 때문이기도 하고, 스마트폰에서 뿜어내는 블루라이트라는 빛 때문이기도 하다. 해가 지면 우리 뇌의 시상하부에 위치한 시교차상핵(Suprachiasmatic nucleus) 이라는 부분에서는 수면 유도 호르몬인 멜라토닌이 분비되게끔 신호를 보낸다. 이때 만약 빛에 계속 노출된다면 시교차상핵에서 아침인지 밤인지 헷갈리게 되고, 그러면 멜라토닌의 분비가 억제된다. 그래서 스마트폰을 자기 전까지 하는 것은, 잠들지 못하는 밤을 만드는 원흉이 된다. 또한 질 좋은 잠에 큰 방해물이 되는 수면 무호흡증은 반드시 고쳐야 한다.

그리고 잠을 잘 들기 위해서는 자기 직전 뿐 아니라 낮 동안의 생활에서도 여러 노력을 기울여야 한다. 낮에 활동적인 생활을 하고 햇빛 보는 시간을 꼭 가져야 한다. 저녁이 되면 너무 격렬한 운동을 하거나 자극적인 영상을 보지 말아야 한다. 저녁 식사는 최대한 일찍 끝내서 잠들 무렵에는 위가 비어 있어야 한다.

잠을 푹 잘 자기 위해서는 이렇게 행동의 변화가 필요하며, 행동의 변화를 위해서는 수면에 대해 잘 알고 배우는 것이 중요하다. 내가 했던 것처럼 '생활 일기'를 쓰면서 잠든 시간과 깨어난 시간을 기록하는 것도 잘 자는 습관을 들이는 데에 큰 도움이 된다. 어떨 때는 수면제를 사용해야 할 때도 있지만 이는 전문가와 상의해서 신중하게 결정할 일이며, 수면제가 첫 번째 치료법이 되어서는 절대 안 된다.

또한 밤에 이명 소리때문에 자꾸 잠을 못 이루는 사람들은 침실을 조용히 하지 않고 시끄럽게 할 필요가 있다. 그렇다고 해서 동영상이나 TV를 틀어놓으면 잠들기는 더욱 어려워지고 수면의 질도 떨어지게 된다. 창문을 열어두거나, 공기청정기, 가습기같은 환경음이나, 이명 앱에서 규칙적인 소리를 틀어두는 것이 이명에 집중하지 않고 빨리 잠드는 데에 도움이 된다.

햇빛을 받으며 운동을 하면 이명이 좋아지는 이유

햇빛과 운동이 이명이랑 뭔 상관이지? 이라고 생각하실 수도 있겠다. 하지만 햇빛을 쬐며 운동하기는 이명 환자들에게 권하는 일상생활 중 중요한 요소이다.

첫 번째 이유는 수면의 질을 높이기 위해서다. 밤에 잠을 잘 자야지 낮에 제대로 활동할 수 있는 것처럼, 낮 시간을 활기차게 보내야 밤에 잠을 푹 잘 수 있다. 낮 시간을 활기차게 보내기 위해서는 몸을 움직이는 운동이 필수다. 게다가 낮 시간에 햇살을 충분히 쬐면 우리 몸의 생체 시계가 활성화되니, 야외에서 햇살을 받으며 하는 운동은 질 좋은 잠을 자기 위한 일석이조의 행동이다.

운동과 햇빛이 이명에 좋은 두 번째 이유는 운동과 햇빛은 둘 다 불안과 우울증, 집중력을 개선해주기 때문이다. 이는 이명에도 영향을 준다. 운동은 뇌의 신경전달물질 분비에 영향을 주어, 뇌에 '즉각적인' 변화를 일으킨다. 운동으로 뇌의 해마에서는 뇌세포가 새로 생긴다. 운동을 오랫동안 하게 되면 장기적인 효과로 뇌의 전전두엽이 발달하여 주의 집중력이 좋아진다. 뇌의 해마가 커지고, 전전두엽이 발달하게 되면 그에 따라 뇌의 노화가 늦춰지고 신경병성 질환이 생길 가능성이 줄어든다. 규칙적인 운동을 하는 사람들은 불안과 우울증에 걸릴 확률이 낮다는 연구는 굉장히 많다. 결국 운동은 단기적으로도 장기적으로도 뇌에 영향을 미치기 때문에 결국 이명으로 인한 집중력 저하나 감정의 변화에도 좋은 영향을 주고, 이명 자체를 억제하는 데에도 도움을 준다.

햇빛도 마찬가지다. 햇빛은 우리 피부에서 비타민 D를 만들어주는 역할을 하는데, 이 비타민 D는 면역과 노화 속도에도 영향을 주는 중요한 영양소이다. 특히 뇌에는 비타민 D 수용체가 많이 있어서, 낮은 비타민 D 수치는 알츠하이머나 루게릭병 등과도 관련이 있다는 것이 알려져 있다. 또한 비타민 D는 세로토닌 등의 신경전달물질 생성에도 관여해서, 비타민 D가 부족해서 세로토닌이 부족해지면, 우울증과 불안이 생길 가능성이 높아진다. 햇빛에 20분만 있어도 만성 스트레스에 관여하는 호르몬인 코르티솔의 수치가 크게 줄어든다는 연구 결과도 있다.

이명이 있는 사람들이 햇빛을 쬐며 운동을 해야 하는 세 번째 이유는 '자극의 다양화'이다. 바깥세상은 소음이 완벽히 차단되지 않고 배경 소음이 있으니 앞서 이야기한 '주변을 계속 시끄럽게 하자'와 '이명 말고 다른 데 관심을 두자'를 실천할 수 있는 좋은 환경이다. 청각과민증이 있는 경우라면? 더더욱 햇빛을 쬐는 운동이 필요하다. 코로나로 집에만 있는 동안 청각과민증 환자들이 많이 늘어났는데, 청각과민증이 있는 사람들이 집에만 있으면 더더욱 청각에 과민해진다. 나가서 어떤 자극이든지 자꾸 받아야 한다. 약간의 소음에서 오는 청각 자극, 햇살과 바깥 경치에서 오는 시각 자극, 걸으면서 느껴지는 체성 감각 자극… 자극이 다양해질수록 청각에 과민한 증상이 줄어든다.

　이러니 이명 환자들에게 "우울하거나 불안할 때 나가서 햇빛을 쬐세요", "제발, 나가서 걸으세요. 이명이 좋아지는 지름길입니다."라고 말하는 것은 과학적으로 입증된 치료법을 권하는 것이다. 운동 과학 전문가들이 이야기하는 최소한의 운동 시간은 일주일에 최소 30분씩 3~4회이다. 처음엔 딱 그만큼만 밖에 나가서 빠르게 걸어보도록 하자. 햇살의 따스함도 느끼고, 공기의 시원함도 느껴보자. 주변의 작은 소리도 느끼고, 발바닥에서 전해지는 땅의 감각도 느껴보자. 밤에 자는 것도 훨씬 편해지고, 주의 집중력도 좋아지고, 우울감도 불안감도 줄어들고, 결국 이명과 청각과민 증세도 좋아질 것이라 확신한다.

이명 환자에게
좋은 음식은 무엇일까?

　무엇을 어떻게 먹는지는 우리의 몸과 마음에 큰 영향을 미친다. 뇌-장 축(Brain- Gut Axis)이라고 해서, 뇌와 장이 직통으로 연결되어 있다는 것은 이미 많은 학자에 의해 밝혀진 사실이다. 심지어 최근에는 장을 '제2의 뇌'라고 부를 정도이다. 장 전체에는 마치 뇌처럼 신경계가 분포하고 있어서 '장 신경계(enteric nervous system)' 이라고 부르며, 신경세포가 1억-5억 개가 존재하고 신경전달물질이 분비된다.

　장 신경계와 뇌는 미주신경이라는 신경으로 연결되어 있는데, 미주신경은 자율신경계 중 부교감신경을 대표하는 신경으로 장 뿐만 아니라 심장, 간, 폐, 방광 등 모든 장기에 분포하여 우리 몸 전체의 자율신경계 조절에 중요한 역할을 하는 신경이다. 이 미주신경을 통해서 뇌에서 시작되는 여러 신호가 장으로 전달되며 반대로 장에서 뇌로도 영향을 미친다.

　이명과 청각과민증은 결국 뇌에서 느끼는 것이다 보니 당연히 장과도 관련이 많다. 최근 이에 대한 연구도 많이 진행되고 있다. 하지만 식습관을 통제하기 어렵기 때문에 아직 신뢰할 만한 연구들은 부족하다. 고지혈증과 이명이 모두 있는 환자들에서 식이 조절을 한 연구군에서 그렇지 않은 사람들에 비해 이명이 많이 줄어들었다는 연구 결과가 있으며, 건강한 식습관을 하는 사람들이 그렇지 않은 사람들에 비해 이명 유병률이 낮다는 연구 결과도 보고된 바 있다. 또한 카페인 제한, 저염식 등의 식이 요법들과 은행잎 추출물, 아연, 마그네슘 같은 영양제 섭취가 이명을 호전시키는데 효과가 있는지에 대한 연구들도 발표되고 있는데, 어떤 영양성분이 이명에 도움이 되는지에 대해서 아직까지는 의견이 분분하다.

그렇다면 어떤 음식을 먹어야 이명에 효과가 있을까? 논문에서 이명에 좋을 수도 있다고 하는 식품, 영양소를 찾아서 열심히 음식이나 영양제로 섭취하면 되는 것일까? 나는 그것보다는 일반적으로 건강한 식생활을 하는 것을 권한다. 장 건강이 뇌 건강과 연결되어 있고, 뇌 건강은 이명 불안 증상과 큰 관련이 있으니, 전반적으로 장 건강을 좋게 하는 것이 불안과 이명을 줄일 수 있는 방법이다.

내가 고막 떨림 증상이 너무 심해져서 나도 모르게 그 증상 때문에 신경질적인 반응들이 나타날 때 시작했던 일 중 하나가 '건강한 식생활 하기'였다. '이명에 좋다고 알려진 영양소'에 집중하지 않은 이유는, 이제까지 나온 영양소와 이명에 대한 연구들이 아주 많지 않고 데이터가 빈약하기 때문에 이를 따르느라 노력하는 것은 방향이 맞지 않는 에너지 낭비라고 생각했기 때문이다. 골고루 음식을 섭취하는 것만으로도 영양소 섭취는 충분하다고 생각했다. 또한 이명에 좋은 영양소들을 섭취하는데 노력을 기울이다 보면 나의 증상에도 너무 집중하게 될 가능성이 있어서이기도 했다. 이명을 고치는데 집중한 게 아니라, 몸의 컨디션 회복을 위한 것이라고 생각하고 기본적으로 건강한 식생활을 하기로 했다. 그렇게만 하려 해도 바꿔야 할 것들이 많았고, 그 노력은 정말 증상 호전에 큰 도움이 되었다.

나는 먼저 평소 식습관을 점검했다. 적어보니 예상대로 안 좋은 습관들이 많았다.

- 식사를 규칙적으로 하지 않는다
- 밤에 일을 하며 자꾸 뭘(대개 탄수화물) 조금씩 먹는다
- 커피를 원래 두근거림 때문에 잘 못 마셨었는데 이젠 하루에 한두 잔씩 마신다
- 술도 잘 안 마셨었는데 종종 혼자 맥주 한 병씩 마신다
- 채소를 다양하게 먹지 않는다
- 물을 많이 마시지 않는다

그런데 점검하다 보니 의외로 잘하고 있는 것도 발견할 수 있었다.

- 외식을 거의 하지 않는다
- 인스턴트 음식을 거의 먹지 않는다
- 탄산음료를 안 마신다
- 짜거나 달거나 맵게 먹지 않는다
- 커피를 그나마 커피믹스로 마시지도 않고, 진하게 마시지도 않는다
- 술도 한 잔 이상 마시진 않는다

등 이었다. 이렇게 점검을 하며 고쳐야 할 부분도 눈에 보이게 되고, '내가 의식하지 않았어도 잘하고 있는 부분도 있었네' 하고 칭찬할 부

분도 발견했다.

내가 바꾸고자 맘먹은 식습관은 정말 기본적이고도 디테일한 것들이었다.

- 식사 규칙적으로 하기
- 식사와 식사 사이에 밀가루로 만들어진 과자 빵 먹지 않기
- 커피는 아침에 따뜻한 물 먼저 마신 후에 연한 디카페인 커피로 한 잔만 마시기
- 금주하기
- 짜게 간하지 않기
- 인스턴트 음식들 먹지 않고 채소와 고기를 다양하게 먹기

기본적이고 모두가 아는 것이지만 지키기 어렵고 꾸준히 노력하기 어려운 것들이기도 하다. 그래서 이 원칙들을 적어 두고 생각하면서 매일의 식생활 일기로 기록했다. '생활 일기'에 의식적으로 노력해야 하는 것들 리스트로 적고 매일 매일 기록했는데 그중 하나가 식생활이었다. 정해진 기간 동안 다이어트 하듯이 성공이냐 실패냐를 생각하며 강박적으로 한 것이 아니고, 잊어버리는 날이 있는 것도 인정하고 시작했기에 오히려 더 잘 지킬 수 있었다. 이 생활 일기는 나의 몸 건강에 큰 도움이 되었고, 결국 왼쪽 귀의 증상이 낫게끔 해주었다.

이명 청각과민증으로 잠도 못 자고 몸도 힘들고, 그로 인해 다시 증상이 심해지는 악순환에 놓인 환자분들이 여기에서 벗어나기 위해서는 이명 청각과민 증상의 치료에 집중해서는 안 된다. 귀에 병적인 문제

가 없는 것을 확인만 하고, 이명을 악화시키지 않는 '뇌 상태'를 만들고, 이명을 이겨낼 수 있는 '몸 컨디션'을 만드는 것이 중요하다. 그러기 위해서 이명 청각과민증이 있는 사람들은 식생활을 점검하고 의식적으로 식생활에 신경 쓰며 기록하는 것이 필수적이다.

불안을 다스리는
마음 챙김

이명 환자들은 이 이명이 더 커질지 모른다는 불안, 난청이 더 심해질지 모른다는 불안으로 밤새 이명 소리를 체크하며 잠을 이루지 못한다. 이명이 들릴 때마다 뇌에서는 이명을 미친 듯이 증폭시킨다. 증폭된 이명을 듣다 보면 아무 일을 할 수 없고, 다른 생활도 불가능해지며 절망에 빠지게 된다.

청각과민증 환자들은 소리가 크게 들려 괴로울 것에 대한 불안으로 사람이 많은 곳에 가지 못하고, 비행기를 타지 못한다. 자신이 처한 상황을 슬퍼하며 시간을 보낸다. 결국 자기 자신 속으로 들어간다. 그러면서 내 안의 소리와 나의 마음에 집중하게 된다.

이명 청각과민증이 아니라도 불안이란 그런 것이다. 길에서 벌레를 만날 지도 오른다는 이유로 산책을 두려워해서 집에 있고, 말을 더듬을지도 모른다는 이유로 발표를 두려워서 회피한다. 이런 방법들은 모두 과도한 반응이며 나를 위해 바람직하지 않다.

길에서 벌레를 만날까 봐 무서워서 집 밖을 못 나가는 사람들이나, 말을 더듬을 것이 무서워서 발표를 피하는 사람들은 어떻게 극복해야 할까? 우선은 내가 두려워하는 것의 실체를 알아보는 것이 극복의 시작점이다. 길에서 벌레를 만났을 때나 발표에서 말을 더듬었을 때 생길 수 있는 최악의 상황을 생각해 보고, 그것이 큰 문제가 되지 않음을 깨닫는 것이다. 내가 두려워하는 대상에 대해 오히려 알아보고 생각해 보면 몸집이 공룡만 했던 블랙독이 애완용 강아지로 작아지듯이, 불안과 두려움도 작아질 수 있다.

이명 청각과민증으로 괴로워하는 사람들도 자신의 증상의 실체를 자세히 아는 것이 매우 중요하다. 많은 사람들이 이들에게 '무시하고 사세요'라고 말하지만, 내 생각은 그렇지 않다. 이미 무시가 안 되는 사람들에게 '무시하라'고만 해서는 무시할 수가 없다. 환자들은 이 증상에 대해 더 많이 고민해야 한다. 더 제대로 알아야 한다. 이명이 들릴 때 내 귓속과 머릿속에서는 어떤 일이 일어나고 있는지에 대해 배워야 한다. 이 증상으로 인해 많이 괴롭고 불안한 사람이라면 더 적극적으로 이명 청각과민증을 다루는 방법을 배워야 한다. 많이 제대로 의심 없이 아는 것이 이명으로 인한 불안을 잠재우는 방법이고, 결국 이명을 치료할 길이다.

이명 청각과민이 힘들어서 제대로 알아야겠다고 이명의 실체에 대해 더 많이 인터넷으로 답을 찾아서는 올바른 방향으로 가기가 힘들다. 시작할 땐 비슷한 것 같아도 시작점에서의 1° 차이는 마지막 목적지에서는 몇 km의 차이가 생긴다.

병원에서 정확하게 이명 청각과민증 검사를 받고, 증상이 생긴 주된 원인이 귀인지 뇌인지 몸인지를 파악해야 한다. 그래서 고칠 수 있는 원인이 있다면 고치고, 돌봐야 할 몸의 상태가 있는 것이라면 이를 돌봐야 한다. 전문가에게 이명에 대해 배워서 온전히 이해하고 앞으로 나아갈 방향을 잡아야 한다. 그리고 이명을 받아들이고 품어서 더 커지지 못하게 내가 만들어야 한다. 이 단계를 거치면 그다음부터는 이명을 다루는 연습을 하고 실전에서 적용하는 것이 남았다.

'이명은 외계에서 보내는 소리라는데 어디 외계랑 소통해보지!'라고 실없는 소리를 하고 웃어넘겨 보자. 긍정적으로 받아들이고 유머를 이명에 적용하는 사람은 이명에 벌벌 떠는 사람이 아니다. 그러면 이명은 더 커질 수 없다.

'비행기 타면 소리가 더 커진다던데 내가 그렇다고 여행도 못 다닐 줄 알아? 어디 비행기 몇 번이나 타면 소리가 몇 배로 커지나 보자'라고 대범해져 보자. 대범한 사람은 자유롭게 행동한다. 자유롭게 행동하는 사람들에게는 불안이, 이명과 청각과민증이 자랄 틈이 없다.

'내 주치의 선생님이 검사 다 해줬는데 아무 이상 없댔잖아? 나의 증상은 잠시 생긴 것이고 그냥 놔두면 좋아질 수 있댔어'라고 그 주치의 선생님을 무한 신뢰해보자. 신뢰 관계는 불안을 잠재울 수 있는 큰 도구다. 믿으면 정말 그렇게 된다.

'이명 덕분에 내 몸 상태가 지금 안 좋다는 걸 깨달았어. 이번 기회에 좀 쉬어보자. 이명 고맙네' 하고 소리 내어 이야기해보자. 평온한 마음을 갖고 이명을 긍정적으로 받아들이는 것은 오히려 이명이 작아지게 하는 지름길이다.

그렇게 하면, 더 이상 내 안의 소리를 듣는 데 집중하느라 나의 삶이 망가지게 내버려 두지 않고, 이명을 넘어 외부 세계로 눈을 돌리고 내 인생의 중요한 가치를 추구할 수 있게 될 것이다. 이명에 집중하며 내

안의 소리에 침잠하는 삶을 바깥으로 오픈시켜주었을 때에야 비로소 불안도 줄어들고 이명 청각과민증도 낮게 된다.

"내 안의 소리를 들어라"라는 명언은 좋은 말이긴 하지만, 잊자. 나는 이 명언을 싫어한다. 은유라는 걸 알고는 있지만, 이명이 심해지고 사람으로 하여금 지나치게 자기 자신에만 집중하게끔 하기 때문이다.

"너 자신이 되라 Be Yourself"도 좋은 말이지만, 요즘같이 디지털로 연결되고 실제 삶에서는 어차피 혼자 고립되어 사는 시대에 굳이 나 자신이 되는 것을 되새기며 살 필요는 없다고 본다.

이명 청각과민증으로 인한 불안으로 고생하시는 분들이 이 두 명언을 이렇게 바꾸어서 마음에 담았으면 한다.

"바깥의 소리가 들어올 수 있도록 마음을 열어 놓자", "우리와 함께 해요 Be With Us"로 말이다.

그리고 그런 분들에게 나는

"내 안의 소리를 들으며 혼자만의 세계에 침잠하지 말고, 다른 누군가와 함께 해주세요. 다른 사람들이, 다른 소리가 당신의 마음과 함께할 수 있도록 허락하고 마음을 열어주세요."

라고 이야기하며 손 내밀고 싶다. 어렵다는 걸 잘 안다. 하지만 가능하다는 것도 안다.

이제까지 알고 있던 것, 믿고 있던 것을 180° 관점을 바꾸어서 바라보고, 지금까지 괴로워하던 대상을 가슴에 품는다는 것은 어려운 일이다. 이 어려운 일을 시작할 용기를 내는 사람은 진정한 승자이다. 나는 이런 멋진 분들을 진심으로 존경하고, 응원한다.

P.S 덧붙이는 말: 하지만 나는 모든 이명 청각과민증 환자에서 이것이 쉽게 가능하다고 이야기하는 것은 아니다. 불안이 너무 심한 이명 청각과민증 환자들은 특별한 도움이 필요하다. 그렇다면 이명 청각과민증이 심해서 불안의 강도도 너무 심하다면 이비인후과를 먼저 가야 할까? 정신의학과를 먼저 가야 할까?

대개 이명 청각과민 증상이 있을 때 우선 이비인후과에서 귀가 괜찮은지를 먼저 확인하게 되는데, 이때 환자의 불안한 정도가 너무 높다면 이비인후과 의사들은 환자를 정신의학과 쪽으로 전원하기도 한다. 하지만 이명 청각과민 증상 때문에 불안이 심해진 환자들을 단순히 '불안 장애'로 판단하여 정신의학과 치료만 받도록 해서는 안 된다.

이명 청각과민증으로 인해 생긴 불안은 '이명에 대해 자세히 알고 현재 내 귀의 상태를 비롯해서 내 뇌와 몸의 상태가 어떠한지를 체크하고 잘 아는 것'이 치료의 시작이다. 그러므로 환자들은 불안의 정도와 상관없이 이비인후과 치료를 받는 것이 필요하다. 만약 불안 장애, 공황 장애, 우울감이 심해진 경우라면 그때는 정신의학과의 도움을 함께 받는다고 하더라도 말이다.

이러한 환자를 이비인후과 의사와 정신의학과 의사가 서로 '우리 과 환자가 아니다'라며 환자를 토스한다면, 그 사이에서 환자는 자신을 도와줄 전문가가 없다는 생각에 무력감과 절망감을 심하게 느끼게 된다. 그리고 고립되게 된다. 다시 한 번 이야기하지만, 이명 청각과민증 환자에서 제일 위험한 것은 고립이다.

우리는 이명, 청각과민증에서
움직여 나가기로 선택했다

    미국 플로리다 여행을 하다가 우연히 작은 미술관에 들렀던 적이 있었다. 그곳에서 한 작가의 작품 두 점을 보고 이명과 청각과민증에 대해 깊이 생각했었다.

    처음 본 작품은 안이 들여다보이는 우주선인데 안쪽에 빨간색 작은 의자 하나만 덩그러니 놓여 있는 조형물이었다. 넓은 우주로 가기 위해 우주선을 탔지만, 우주와도 단절되어 있고 우주선 안에도 아무도 없는 고립되어 있는 상태인 것 같이 느껴졌다. 그 와중에 의자가 편안한 소파가 아니라 작고 불편해 보이는 의자라는 것도, 빨간색인 것도, 보이지 않는 주인공의 외로움이 더 크게 느껴지게 했다. 코로나 시국에 미국에 혼자서 애 둘을 데리고 사회적으로 고립되어 살고 있는 나의 처지가 투영되어서 더 그렇게 느꼈을지도 모르겠다.

    그 작품을 보며 이명 환자들이 이야기하는 "내 머릿속 공간에 소리만 가득 차서 뭘 할 수가 없는 상태에요"라는 표현도 생각났다. 청각과민증 환자들이 이야기하는 "언제 어떻게 소리가 날 공격할지 몰라서 귀마개를 쓸 수밖에 없어요"라고 이야기하는 것도 생각났다. 내가 앉아 있는 이 공간이 외부와는 단절되고 내가 전혀 원치 않는 소리가 이 공간을 꽉 채운다면… 저 빨간 의자에 앉아 바깥세상이 날 공격하지 못하게 둥글게 쉴드를 치고 안전지대에만 머무는 모습… 그렇게 본인의 괴로운 증상에 묻혀서 외부와 단절되어 있는 사람들은 얼마나 고통스럽고 절망스러울까.

의사에게는 이명이나 청각과민증이라는 하나의 증상 명일 뿐이지만 환자들에게는 충분히 절망스러운 상황이라는 것을 작품을 보며 다시 한번 생각하게 되었다. 이런 생각을 하며 마음이 착잡하게 가라앉은 채로 한참을 이 작품을 바라보다가 아이들의 재촉에 옆 작품으로 발걸음을 옮겼다.

두 번째 작품은 똑같은 빨간 작은 의자가 '헬멧' 속에 있는 조형물이었다. 이 작품을 본 순간, '이 헬멧 속 빨간 의자보다는 아까 우주선 속 빨간 의자가 훨씬 낫군' 이란 생각이 들었다. '고립'에 초점이 맞춰진 것이 아니라 '우주선'에 초점을 맞추게 된 것이다. 우주선은 헬멧과 달리 자력으로 혼자서 어디로든 갈 수 있으니까. 지금의 고립된 상태에 머물러 있는 게 아니라, 내 의지로 움직이는 거니까.

어찌 보면 그 시절 나도 마찬가지였다. 혼자 사회적으로 고립되어 있다는 사실에 초점을 맞출 게 아니라 다른 데에 초점을 맞춰 생각하면 되었다. 코로나 시절에 건강하게 지내며 이렇게 미국의 미술관에 아이들과 함께 여행하러 와 있다는 사실에 말이다.

이명 청각과민증 환자가 느끼는 절망도 바뀔 수 있다. 다시 희망으로 초점을 맞출 수 있다. 본인이 '움직일 수 있다'라는 사실을 볼 수 있게 된다면. 누군가와 연결되어 있다는 '연결감'을 느낄 수만 있다면… 분명 절망에서 희망으로 초점을 바꿀 수 있을 것이다.

두 작품에 대해 생각하다 보니 그 전날 케네디 우주 센터에서 읽은 문구가 생각났다.

"We choose to go to the moon. 우리는 달에 가기로 선택했다."

1960년대 우주 개발 경쟁에서 미국이 소련보다 훨씬 뒤처져 있을 때, 미국 국민들은 이를 현실로 받아들이고 체념하고 있었다. 이 때 케네디 대통령은 1970년 이전에 달에 유인 우주선을 보내겠다는 야심 찬 프로젝트를 세우고 이를 공표한다. 그 연설에 나오는 문장이다. "We will(우리는 달에 갈 것이다)" 도 아니고, "We can(우리는 달에 갈 수 있다)"도 아니고, "We choose(우리는 달에 가기로 선택했다)"라니… 마치 고3 수험생이 "난 서울대에 가기로 선택했어"라고 말하는 것처럼 어쩌면 어이없는 단어지만, 고르기만 하면 할 수 있는 것은 당연한 일인 양 사용한 "choose"라는 이 거만한 단어가 마음에 들었다.

2차 세계대전 때 아우슈비츠 수용소에서 살아남은 정신과 의사인 빅터 프랭클(Victor Frankl)이 한 유명한 이야기가 떠오른다. 그는

"자극과 반응 사이에는 공간이 있어서, 우리는 자극이 주어졌을
때 어떤 반응을 할지 선택할 수 있다."

라고 말한 바 있다. 그는 이 선택이 인간의 자유의지이며, 자유의지는 '자기 자신을 분리시켜 바라볼 수 있는 거리 두기 능력'에서 시작된다

고 이야기했다.

우리도 힘들어하는 우리 자신을 그렇게 멀리 떨어져서 바라보면 어떨까. 그리고 나서 "I choose to move on. 나는 이 힘듦에 머물러 있는 게 아니라 여기서 움직여 나가기로 선택했어."라고 말해보면 어떨까.

나 자신에게,
무언가로 힘들어하는 사람들에게,
그리고 나의 이명 청각과민증 환자분들에게 드리고 싶은 이야기다.

이명, 청각과민증이
너무너무 힘든 사람들에게 보내는 편지

어떤 분들은 이명 청각과민 증상이 금방 좋아질 수 있다. 하지만 이명 청각과민증이 너무너무 힘든 사람들은 그 습관들을 위한 한 걸음을 떼기가 힘들 수도 있으며, 이를 혼자 하기에 버거울 수도 있다. 이럴 땐 전문가의 도움이 필요하다. 좀 더 전문적인 이명 청각과민증 치료로 원인 교정, 약물, 수술, 소리 치료, 이명 재훈련 치료, 자기장이나 전기를 이용한 치료, 인지 행동 치료 등을 적용하는 것이 필요할 수 있다.

이명 청각과민 증상이 너무나 힘든 사람들, 너무 불안하고 괴로워서 삶을 포기하고 싶을 정도인 사람들… 그런 분들과 그들의 가족을 위한 편지를 적어본다.

To. 이명 청각과민증으로 많이 힘들어하는 당신께

사람들은 종종 우울증을 '마음의 감기'로 표현하곤 합니다. 우울증을 제일 소소한 신체질환인 '감기'에 비유하여, "괜찮아, 몸이 감기에 걸리듯, 마음도 감기에 걸린 거야. 그냥 놔두면 곧 나아질 거야, 감기가 어느새 낫듯이."라고 격려해주는 표현이지요. 이 표현은 정말 우울증을 마음의 감기처럼 일시적으로 앓고 지나가는 사람들에게는 무척 따뜻한 위로가 됩니다. 우울증에 대한 사회의 색안경 긴 시선을 교정해 주기도 합니다.

하지만 이 표현은 어떤 사람들에게는 독이 되기도 합니다. 우울증이 정말 심해서 전문적인 도움이 필요한 사람들에게 말입니다. 오히려 고작 감기에 이렇게 괴로워하는 자신에 대해 자괴감이 들게 만들기도 합니다. 다른 사람들이 너무 쉽게 "우울증 요즘은 누구나 다 있는 거 아냐?", "조금만 더 긍정적으로 살아봐. 그러면 우울증 없어질 수 있어"라고 말하는 이야기를 들으면… 자신의 힘든 상황을 타인에게 이해받지 못한다는 서운함, 나의 힘듦이 철저히 나만의 것이라는 고립감을 느끼게 됩니다.

이명 청각과민증도 그렇습니다. 이명을 '별거 아니다'라고 생각하는 것은 증상이 심하지 않은 사람들에게는 분명히 도움이 되는 시각입니다. 하지만 이명 청각과민증으로 인해 죽고 싶을 만큼 괴로운 사람들에게 주변 사람들이나 의사의 "그거 별거 아니잖아, 신경 쓰지 않으면 될 일이야. 왜 혼자 예민해서 그래?", "그냥 무시하고 잊고 지내세요"라고 하는 말들은 상처가 되고 독이 됩니다.

이명 청각과민증으로 마음이 많이 힘들고, 일상생활이 힘든 사람들에게는 이 증상이 '별 거 아닌' 병이 아니라, 생사를 가르는 괴로움입니다. 하루 종일 귀에서 울리는 소리가 뇌를 자극해서 불안과 공포를 일으키는 상태입니다. 그로 인해 다른 일은 하지 못하고 오로지 소리에만 집중하고 있는 상태입니다. 이 상태가 지속된다면 몸도 마음도 이완하지 못하고 자율신경계 균형이 망가져서 몸의 다른 부분도 아프고, 항상 초조하고 불안하고, 예민하고, 우울하고, 그리고 외로워지기 마련입니다.

이명 청각과민증으로 힘든 당신, 당신은 지금 인생의 긴 터널을 지나가고 있습니다. 이 긴 터널이 이 증상 때문에 시작된 것이라며 이에 대한 원망의 마음이 크겠지요. 왜 생긴 것인지에 대한 원인을 생각해 보고 곱씹으며 빨리 없애야 한다는 생각에 초조하고 힘들겠지요. 당신의 불안과 괴로움을 제대로 이해해주지 않는 가족과 친구들에 대한 서운함도 생기겠지요. 병에 대해 쉽게만 생각하고 제대로 진단도 설명도 안 해주는 의사에게도 실망하셨을 겁니다. 그리고 점점 외로워져 가고, 그럴수록 이명 청각과민증은 심해지고, 마음은 더 괴로워지는 악순환의 늪에서 괴로워하는 중일 겁니다.

하지만, 그런 괴로운 터널의 시간을 결국 통과해서 다시 정상적인 삶으로 복귀하는 사람들이 분명히 있습니다. 이명 청각과민증이 처음부터 '별거 아니' 라서 아무렇지 않은 사람들이 아니라, 너무나 힘든 시간을 거쳐내고 난 후에, 이명 청각과민증을 '별거 아닌 것'으로 만들어낸 사람들이 있습니다. 당신도 그런 사람일 수 있습니다.

가장 중요한 것은 혼자 하지 않는 것입니다.

혼자 괴로운 터널 속에 앉아 있지 마세요.

누군가가 당신의 손을 잡아주고 이끌어줄 수 있도록 허락해 주세요.

길을 비춰줄 누군가, 함께 길을 걸어가 줄 누군가, 같이 이 터널이 끝나기를 기도해주는 누군가, 다른 사람들이 어떻게 이 터널을 뚫고 나갔는지 알려줄 누군가… 그리고 결국 당신을 그 긴 터널의 출구로 인도해줄 누군가가 분명히 있습니다. 그 누군가는 당신이 믿는 신일 수도, 당신을 사랑하는 가족일 수도, 당신의 가장 가까운 친구일 수도 있습니다. 그리고 또 어쩌면 당신이 만날, 저 같은 전문가일 수도 있습니다.

이명 청각과민증 전문의는 증상을 한 번에 해결해주는 사람은 아닙니다. 한 번의 만남으로 원인을 알아내고 약 한 알로 증상을 없애주는 존재는 아닙니다. 이명 청각과민증 전문의는 당신에게 생긴 이명 청각과민증의 원인이 귀, 뇌, 몸 중 어디인지, 무엇인지를 함께 고민하고 판단해줄 사람입니다. 그리고 정기적으로 당신과 만나서 당신의 증상에 대해 이야기 나누어줄 사람입니다. 당신의 증상에 대해 당신은 생각하고 고민할 필요가 없습니다. 그 부분은 그 전문의에게 맡겨야 합니다. 이명 소리에 대한 분석도 판단도 그가 하면 됩니다.

이명 청각과민증 전문의는 당신의 증상의 원인을 알아낼 사람입니다. 당신의 오래된 괴로운 증상이 생긴 데에 귀(청각회로), 뇌, 몸 어디가 얼마큼씩 문제일지를 판단할 사람입니다. 그리고 당신의 증상을 전문적인 방법으로 치료할 사람입니다. 그는 당신의 이명이 당신의 삶을 좀먹는 것을 멈추게 하기 위해서, 하나의 무기만이 아니라 여러 가지 무기를 갖고 있습니다. 원인 교정, 약물, 수술, 소리 치료, 이명 재훈련 치료, 자기장이나 전기를 이용한 치료, 인지 행동 치료, 마음 챙김에 기반한 스트레스 완화(mindfulness based stress reduction) 등이 그것입니다.

어떤 이명 청각과민증 전문의에게라도 좋으니, 꼭 제대로 진료받고, 치료받으시길 바랍니다. 그리고 어떤 누구라도 좋으니 가족에게 친구에게 힘듦을 터놓고 이야기하고 위로받으시길 바랍니다. 괴로운 시간을 혼자 보내지 마시고, '함께' 하시길 바랍니다. 이명 청각과민증 전문의의 가장 중요한 가치는 힘들어하는 환자들을 어두운 터널 속에서 혼자 시간을 보내지 않게 하는 데에 있습니다.

의사와 가족과 친구와 함께 손을 잡고 터널을 지나서 다시 웃으며 일상을 보낼 수 있는 시간을 보내실 수 있기를… 간절히 기도합니다.

몇 년 전 유명한 아이돌이 우울증으로 고생하다가 스스로 삶을 마감한 안타까운 일이 있었다. 그가 생전에 남긴 노래 가사가 많은 사람의 마음을 울렸다.

<한숨>

작사 김종현

노래 이하이

숨을 크게 쉬어봐요 당신의 가슴 양쪽이 저리게 조금은 아파올 때까지

숨을 더 뱉어봐요 당신의 안에 남은 게 없다고 느껴질 때까지

숨이 벅차올라도 괜찮아요 아무도 그댈 탓하진 않아

가끔은 실수해도 돼, 누구든 그랬으니까.

괜찮다는 말, 말 뿐인 위로지만.

누군가의 한숨 그 무거운 숨을 내가 어떻게 헤아릴 수가 있을까요

당신의 한숨 그 깊일 이해할 순 없겠지만 괜찮아요 내가 안아줄게요

남들 눈엔 힘 빠지는 한숨으로 보일진 몰라도

나는 알고 있죠 작은 한숨 내뱉기도 어려운 하루를 보냈단 걸
이제 다른 생각은 마요
깊이 숨을 쉬어봐요 그대로 내뱉어요

누군가의 한숨 그 무거운 숨을 내가 어떻게 헤아릴 수가 있을까요
당신의 한숨 그 깊일 이해할 순 없겠지만 괜찮아요 내가 안아줄게요
정말 수고했어요

어쩌면 우리는 힘들어하는 사람의 한숨을, 그 사람의 하루를, 그 사람의 마음을 완전히 이해할 수는 없을지 모른다. 아무리 대단한 의사도, 아무리 가까운 가족과 친구라도. 하지만 버티느라 정말 수고했다고 말해주고, 안아주고 함께 있어 줄 수는 있다. 그것만으로도 그는 진정한 위로를 받을 수 있을 것이다.

이명과 청각과민증으로 너무나 지치고 힘들어하는 사람들에게도 어쩌면, 최상의 검사와 진료도 중요하지만, 그 못지않게 진심 어린 위로를 건네며 곁에 있어 주는 사람들이 꼭 필요한 것이 아닐까 하는 생각이 든다.

괜찮다는 말, 말 뿐인 위로지만, 괜찮다고,
정말, 수 고 했 어 요… 하고 위로를 건네고 싶다.

PART 3

어지럼증
어지럼증은
약을 오래 먹어야 낫는다?

01
갑자기 어지럼증이 시작되었다.
인생이 괴로워졌다

- 나의 어지럼증은 뇌의 문제로 왔나, 귀의 문제로 왔나
- 어지럼증이 뇌졸중의 전조 증상이라면?
- 어지럼증의 가장 흔한 원인, 귀
- 비싼 어지럼증 검사 꼭 받아야 할까?

나의 어지럼증은 뇌의 문제로 왔나, 귀의 문제로 왔나

어지럼증 환자를 많이 진료하는 이비인후과 의사로서 어지럼증이란 병의 특징을 한마디로 이야기하자면 "다양함"이라고 할 수 있다. 환자마다 어지럼의 양상도 너무나 다양하고, 어지럼증 원인도 너무나 다양한 원인이 있을 수 있기 때문이다. 어지럼증 전문의는 그 다양한 양상의 어지럼에 대한 이야기를 듣고 적절한 검사를 통해 무엇이 원인인지를 밝혀내어 그에 알맞은 치료를 해야 한다. 어지럼증이 온 원인에는 귀, 뇌, 심혈관계, 목, 불안 등등 여러 가지가 있는데 그중 가장 대표적인 원인이 바로 '귀'와 '뇌'다.

"갑자기 어지럽기 시작했어요. 이유가 귀 때문일까요? 뇌 때문일까요? 어느 과를 가야 할까요?"

하는 질문을 많이 받는다.

'뇌 때문에도 어지러울 수 있다고 하던데, 지금 당장 응급실로 우선 가야 할까?', '내 어지럼증이 뇌졸중 초기 증상인 건 아닐까?'

하고 고민하는 분도 많다.

이런 고민은 환자들만 하는 것이 아니다. 의사들도 같은 고민을 한다.

"이 환자의 어지럼증이 귀 때문일까? 뇌 때문일까? 아니면 다른 문제들 때문일까?"

어지럼증 환자를 마주하는 의사들이라면 가장 먼저 생각하는 질문이다.

나 역시 이비인후과 전공의 시절, 급성 어지럼증 환자를 보며 가장 두려웠던 부분이

'내가 혹시 뇌 문제를 놓쳐서 환자가 나의 잘못된 판단 때문에 나빠지면 어쩌지?'

하는 것이었다. 그래서 어쩌면 더 과하게 뇌 MRI, MRA를 찍어보거나, 신경과로 의뢰를 하기도 했다. '귀'에 문제가 있는 어지럼증은 나의 전공이니 진단이나 치료에 어느 정도 자신 있는데, '뇌'에 문제가 있는 어지럼증은 훨씬 발생 빈도는 낮지만, 내 전문 분야가 아니기도 하고, 응급상황을 놓치면 큰 문제가 발생하니, 어지럼증 환자를 보는 것은 항상 긴장되는 일이었다.

이렇듯 어지럼증의 가장 흔하고 중요한 두 가지 원인으로 우리를 고민에 빠뜨리는 '귀'와 '뇌'. 하지만, 평형 상태를 유지하는 두 기관인 귀와 뇌의 특징을 알면, 어지럼증의 원인이 둘 중 무엇인지를 대략적으로나마 빠르게 짐작할 수 있다. 그래서 빨리 응급실로 가야 하는 뇌질환인지 아닌지, 또는 이비인후과를 먼저 가야 하는지 신경과를 먼저 가봐야 하는지를 알 수 있다.

귀와 뇌의 가장 중요한 특징의 차이는 두 가지다. 첫 번째, 뇌는 귀보

다 훨씬 더 우리 몸에서 맡고 있는 역할이 많다. 귀가 하는 일은 청각과 평형이 전부인데 비해, 뇌가 하는 일은 더 많아서, 평형기능 뿐 아니라 운동, 감각기능도 제어하고 있다. 그래서 귀로 인한 어지럼증은 어지럼 증만 나타나거나, 청력 저하나 귀 먹먹함 같은 청력 증상이 어지럼증과 함께 나타난다.

반면, 뇌로 인한 어지럼증은 다른 증상들이 같이 나타나는 경우가 대부분이다. 말이 어눌해지는 증상, 안구 운동 장애, 운동 장애, 감각 장애, 두통 등이 어지럼증과 함께 나타날 수 있는 증상들이다. 이런 증상들이 어지럼증과 함께 나타난다면 뇌의 문제일 가능성이 크니 빨리 응급실로 진료를 받으러 가는 것이 필요하다.

어지럼증과 함께 나타나는 증상 중 뇌의 문제를 먼저 의심해야 하는 증상들

- 언어 장애: 말이 어눌해지거나 상대의 말을 이해하기 어렵다.
- 안구 운동의 장애: 한쪽 눈만 안 움직인다든가, 시야에 문제가 생기거나, 사물이 겹쳐 보인다.
- 몸이나 얼굴의 운동 장애: 한쪽 팔이나 다리에만 힘이 들어가지 않거나 손가락에 힘이 없거나 주먹을 쥐기가 힘들다. 한쪽 얼굴 마비가 생긴다.
- 몸이나 얼굴의 감각 장애: 한쪽 얼굴이나 한쪽 팔, 다리에만 감각이 안 느껴진다.
- 두통: 이전에 없던 두통이 처음 생기거나, 원래 있던 두통과는 양상이 다른 두통이 새로 생긴다.

두 번째로 귀와 뇌의 구별되는 특징은, 귀는 균형을 잡는 '주요' 기관이고, 뇌는 균형을 잡는 '최종' 기관이라는 점이다.

좀 더 설명하자면, 평상시 우리 몸의 균형을 잡아주는 데에는 세 가지 요소가 있는데, 이는 귀, 눈, 발 감각으로,

1) 귀: 귀에 평형기관이 있으므로, 평형감각 담당에 가장 중요한 기관이며, 귀의 평형감각에 이상이 생기면 어지럼증이 생긴다.
2) 눈: 눈으로 흔들리는 물체를 보면 어지럼증이 생긴다.
3) 발, 다리 감각(체성 감각): 흔들리는 배 위에 서 있으면 어지럼증이 생긴다.

그리고 '뇌'에서 최종적으로 이 세 가지를 잘 종합해서 우리 몸의 균형을 잡고 있게 된다.

그래서 귀 때문에 어지러운 경우에는 빙글빙글 돌고 심하게 어지러울지라도 나머지 두 요소인 눈과 발, 다리 감각을 최대한 이용하여 뇌가 최종적으로 신체 평형을 조절해 주므로 완전히 넘어지는 일은 드물다. 하지만 뇌가 장애를 입은 어지럼증의 경우에는 최종 기관에서 에러가 생긴 것이니, 어지럼 증상은 심하지 않아서 몸이 붕 뜬 느낌 정도인데 신체 평형은 심하게 망가진다. 아무리 눈을 크게 뜨고 다리에 힘을 주려해도 평형이 잘 유지가 되지 않고 금방금방 넘어진다.

이 두 가지 특성의 차이로 어지럼증의 원인이 귀 때문인지 뇌 때문인지를 대체적으로 짐작할 수 있다.

어지럼증이
뇌졸중의 전조 증상이라면?

    70대 초반의 김용성 님은 따님에게 완전히 기대서 허우적거리듯 휘청거리며 진료실로 들어오셨다. 진료실에 앉아서 김용성 님이 들어오는 모습을 보자마자 '아, 걱정된다'라는 느낌이 바로 왔다. 김용성 님은 진료실 의자에 앉자마자 책상에 엎드려 이마를 묻었다. 그 옆에서 내 나이 또래의 따님은 아버지를 걱정하는 눈으로 쳐다보고 있었다.

    "선생님, 아빠가 어젯밤에 술을 좀 드셨는데, 아침이 되니 이렇게 균형을 못 잡으셨대요. 전화 받고 바로 가서 모셔왔어요."

    "환자분, 많이 어지러우세요? 술을 어제 많이 드셨나요?"

    "술은 소주 한 병을 혼자 반주하며 마셨는데, 원래도 그 정도는 마시는데 뭐. 근데 이상하게 오늘 아침에 잘 일어나지지 않더라고. 그렇다고 막 어지러운 것 같지도 않은데… 바쁜 애에게 전화해서 겨우 병원에 왔지."

    김용성 님은 오래전에 당뇨를 진단받았지만, 신경 쓰지 않고 지냈다고 하시며 흡연과 음주도 꽤 하는 편이라고 하였다. 간단히 신경학적 검사를 해보았을 때, 발음이 잘 안되는 증상이나 손의 힘이 떨어진다든가, 뺨의 감각이 양쪽이 다르다든가 하는 뇌와 관련된 증상들은 전혀 없었다. 만약 그런 증상이 함께 있었더라면 신경과나 응급실로 가셨을 텐데,

어지럼증만 있으니 우선 이비인후과로 오신 거였다.

하지만, 김용성 님은 거의 걷지 못하였다. 따님이나 간호사의 부축 없이 걸어봤을 때, 한쪽으로 쏠리는 정도가 아니라 아예 서는 것도 힘들어 하시며 휘청휘청해서 거의 걷는 것이 불가능했다. 그리고 간단한 안진 검사를 해보았을 때, 이렇게나 균형을 못 잡는 것에 비해서는 눈의 안구 진탕은 확실하게 보이지 않았다.

김용성 님은 앞서 이야기한 '뇌로 인한 어지럼증의 특징' 중에서 두 번째, '신체 균형감각이 심하게 망가진다'에 해당하는 경우라고 판단되었다. 그렇다면 아무리 다른 뇌졸중 증세가 없어도 뇌에 의한 문제일 가능성이 크고, 뇌에서도 특히 소뇌에 뇌경색 가능성이 크겠다고 판단되었다. (※특히 PICA라고 불리는 후하소뇌동맥(Posterior Inferior Cerebellar Artery, PICA)이 막혀서 생긴 뇌졸중의 경우 다른 동반 증상 없이 균형을 못 잡고 쓰러지는 증상만 나타날 수 있다.)

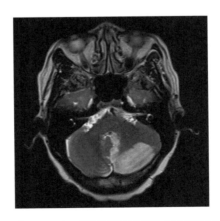

[그림 3-1] 후하소뇌동맥이 막혀서 발생한 소뇌 경색 MRI 사진

게다가 연세도 많으시고, 당뇨, 음주, 흡연 과거력도 있으시니… 뇌경색의 가능성을 더더욱 의심해 봐야 하는 경우였다. 그렇다면 시간을 지체할 수 없기에 따님에게 간단히 설명하고 빨리 대학병원 응급실로 긴급으로 가시도록 권하였다. 그리고 응급실에도 환자 치료에 시간이 지체되지 않도록 미리 연락을 넣어두었다. 마음속으로는 김용성 님에 대한 나의 판단이 오히려 잘못된 것이기를 기도하며….

그리고 며칠이 지났다. "원장님, 오전 진료 끝났습니다. 그런데 손님이 찾아오셨어요."하고 나와 같이 진료를 보는 나리 씨의 얘기와 함께 진료실 안으로 한 분이 들어왔다. 김용성 님의 보호자 따님이었다.

"어머, 아버님은 어떠신가요? 무슨 일이세요?"

잠깐 사이에 여러 생각이 스쳤다.

'김용성 님 진료에 문제가 있었나?

지금 환자 상황이 많이 안 좋은가?

내가 뭔가 놓친 게 있었나?

설마 그쪽 병원에서 나를 탓하는 말을 해서, 아니면 검사에서 뇌의 문제가 아니라고 해서 비용이 많이 들었다고 따지러 온 걸까?'

내가 여러 생각에 맘이 복잡한 그 찰나 동안 보호자 따님은 며칠 전 아버지가 앉았던 그 의자에 앉아서 이야기를 시작했다.

"원장님, 지난번에 저희 아버지 빨리 응급실로 보내주셔서 감사했어요. 덕분에 응급실에서 바로 올라가서 시술받고 중환자실에 계시다가 오늘 일반 병실로 올라가세요. 원장님 덕분에 아빠가 빨리 치료받을 수 있었어요. 감사합니다. 꼭 뵙고 얘기하고 싶었어요."

그리고 진료실 책상에 검은 봉지에 싸인 박카스 한 박스를 올려놓으신다.

아… 나는 그제야 안도의 숨을 내쉬며 대답한다.

"아버님 치료 잘 받으셔서 다행이네요. 간호하느라 바쁘실 텐데, 왜 여기까지 오셨어요…."

"꼭 직접 뵙고 감사하다고 말씀드리고 싶었어요. 응급실 통해 입원하는데, 그쪽 선생님들이 빨리 와서 다행이라고 이야기해주셨어요. 아빠가 안 좋아지실까 봐 얼마나 걱정했는지 몰라요." 따님이 내 앞에서 눈물을 글썽였다. 나는 따님의 손을 잡아드렸다.

보호자 따님과 헤어진 후 나는 아까보다 더 많은 생각에 휩싸였다. 따님은 나를 아버지 생명의 은인으로 여기고 감사해하며 반갑게 마주했지만, 그 순간 나는 마음속으로 환자의 안위를 걱정하기보다 내 안위를 걱정했다. 찌질했다. 내 잘못이 아닌 걸 덤터기 쓸까 걱정했던 내가 부끄러웠다. 인간 대 인간으로서도 저 따님이 아버지에게 하는 효도만큼 내가 내 부모님에게 신경 써드리고 있는가를 생각하며 반성하는 마음이 들었다. 그리고 의사로서 해야 할 당연한 일을 한 것인데도 불구하고 감사 인사를 하러 일부러 병원에 들른 보호자 분이 대단하시다는 마음이 들었다. 힘든 상황에서 다른 사람에게 감사함을 표현하는 분들이 드물고 쉽지 않은 일임을 알기에, 그런 면에서도 이분이 참 성숙한 분으로 느껴졌다.

의사들에게는 뇌로 인한 어지럼증 환자들은 아무래도 절망스런 기억으로 남기가 쉽다. 하지만 김용성 님 따님 덕분에 나는 뇌로 인한 어지럼증 환자에 대해 좋은 기억이 남았다. '너무 두려워 말고, 평상시 제대로 익혀놔서, 실전에서 그런 환자를 만났을 때 빨리 치료받으실 수 있도록 하면 된다'라는 확신도 더더욱 하게 되었다. 또한 아버지를 생각하는 마음, 감사함을 그냥 넘어가지 않고 표현하는 것이 얼마나 큰 가치인지도 가르쳐준… 훌륭한 인격의 보호자 분이었다.

어지럼증의
가장 흔한 원인, 귀

　지금 이야기 한 김용성 님은 소뇌경색으로 인한 어지럼증으로 뇌로 인한 어지럼증의 대표적인 예이다. 물론 소뇌경색 뿐 아니라, 다른 부위에(뇌간이라고 통칭하는 중뇌, 뇌교, 연수) 뇌경색이 오는 경우 여러 다른 증상들과 함께 어지럼증이 나타나기도 한다. 또는 뇌경색의 전조단계라고 할 수 있는 일과성 뇌 허혈 발작(transient ischemic attack)으로 일시적으로 뇌로 가는 혈액이 부족해서 어지럼증이 생기기도 한다. (뇌졸중과 비슷한 증상이 잠시 생겼다가 회복되는 경우로 추후 뇌졸중이 생길 가능성이 크다. 그러므로 증상이 곧 없어졌다고 하더라도 반드시 병원에 내원해야 한다.)

　하지만 소뇌경색이든 뇌간경색이든지 일과성 뇌 허혈 발작이든지 간에, 뇌의 문제가 어지럼증의 원인인 경우는 흔치 않다. 조사에 따르면 어지럼증으로 초진 내원하는 환자의 거의 1~3% 정도만이 뇌의 문제이고 귀의 문제는 80% 정도라고 하니, 대부분 어지럼증의 원인은 귀에 있다. 그리고 앞서 설명했던 것처럼 뇌로 인한 어지럼증, 귀로 인한 어지럼증은 모두 특징적인 소견들이 있기 때문에, 어지러울 때 뇌로 인한 어지럼증을 너무 두려워할 필요는 없다. 의사의 전문적인 진료를 받아서 만약 필요하다면 뇌의 문제를 확인하면 된다.

그렇다면 어지럼증의 80%를 차지한다는 귀로 인한 어지럼증은 왜 생기는 것일까? 귓속에는 소리를 듣는 달팽이관과 균형을 담당하는 전정 기관(평형 기관)이 있는데, 이 전정 기관에 문제가 생겼을 때 발생한다. 이 전정 기관에 문제가 일어나는, 즉 어지럼증이 생기는 질환들로는 다음과 같은 것들이 있다.

- 이석증(양성 체위성 발작성 현훈)
- 전정신경염
- 중이염으로 인한 어지럼증
- 돌발성 난청으로 인한 어지럼증
- 메니에르병
- 편두통성 어지럼증
- 멀미

또한 뇌나 귀가 아닌 다른 병들 중에서도 어지럼증이 나타날 수 있는 병들도 있다. 어지러움이 느껴질 때 의사의 자세한 진찰과 검사를 통해 혹시라도 위급한 뇌의 문제인지 판단하고, 그것이 아니라면 이들 중 무엇인지를 판단하면 된다.

그리고 의사가 제대로 진단하기 위해서는 환자들은 자신의 어지럼증이 어떠한 상태인지에 대해 정확하게 의사에게 필요한 정보를 제공하도록 노력해 주어야 한다. 어지럼증의 양상이나, 기간, 유발된 상황, 동반 증상, 다른 질환력, 복용하고 있는 약, 등등이 그것이다. 환자가 어지럼증을 진단받고 치료해서 낫는 과정은 단순히 의사가 끌고 진행해가는 과정이 아니다. 환자와 의사가 마치 이인삼각을 하듯이 서로 힘을 합쳐야 한다.

비싼 어지럼증 검사
꼭 받아야 할까?

갑자기 어지러움을 느끼는 사람들의 어지럼증의 원인을 알기 위해서 그럼 어떤 검사를 받아야 할까? 김용성 님처럼 뇌의 문제를 의심해서 빨리 MRI를 찍어야 하는 경우 등을 제외하면, 어지럼증이 발생해서 병원에 내원하는 환자들의 약 80%가 귀 때문에 생기는 어지럼증이므로, "귀"에 대한 검사를 받아야 한다. 그게 바로 '어지럼증 검사'라고 불리는 '전정기능검사'(vestibular function test)이다.

이 전정기능검사에 대해서 인터넷에 많이 올라오는 질문들은 대부분 이렇다. "병원에 어지러워서 갔더니 어지럼증 검사를 받으라고 해요, 그런데 비용이 30만 원이 넘어요. MRI도 아닌데요. 어지럼증 검사 꼭 받아야 할까요?"라는 내용이다.

환자의 입장에서는 내 어지럼증이 뭣 때문에 생겼는지 진단이 제대로 되었으면 하는 마음에 정확한 검사를 받고 싶은데, 비용이 비싸다 보니 '꼭 받아야 하나' 하는 생각이 들게 마련이다. 게다가 CT, MRI, MRA처럼 정확히 한눈에 보이는 검사를 하는 것도 아니고, 눈에 보이지 않는 '기능검사'를 여러 가지 섞어서 한다니… 더더욱 신뢰가 안 간다. '그 돈을 내면 돈값을 해야 할 텐데' 하고 걱정이 된다.

검사 전 의사의 설명을 들어보니 이 검사를 다 한다고 해서 정확한 결과를 다 알 수 있는 보장도 없는 것 같아서 더더욱 망설여진다. 심지어 어떤 검사들은 바로 할 수도 없고 몇 주 후로 예약이 잡힌다고 하니 … 그때가 되면 어지럼증으로 이미 다 힘든 게 지나간 후 아닌가 하는 생각도 든다. 이런 걱정들에 어지럼증 검사에 대해 인터넷으로 검색해 보면, 어지럼증 검사를 받으면서 너무 어지러워서 토한 경우도 있다고 하고, 더 심해진 사람들도 많다고 하니, 더더욱 검사받기가 망설여진다. 이렇게 거부감이 드는 어지럼증 검사인데, 정말 이 검사를 받아야 할까? 도대체 이 검사가 무엇일까?

어지럼증 검사를 의학적인 용어로 이야기하자면 '전정기능검사'로, 말 그대로 전정 기관의 기능을 보는 검사다. 전정 기관이란 평형 기관이라고도 부르며 양쪽 귓속에 있으며, 우리 몸의 균형 감각(평형 기능)을 담당하는 기관이다. 전정 기관에 문제가 생기면 어지럽게 되고, 어지러워서 병원을 방문하는 환자의 약 80%는 이 전정 기관에 문제가 있는 경우이다. 전정 기관에 문제는 '큰 구조적 문제'인 종양이나 뼈의 이상인 경우는 굉장히 드물다. 대신 아주 미세한 변화로 인해 생긴다. 예를 들어,

- 전정 기관 속에 원래 차 있는 물의 양이 많아져서 빵빵하게 부었거나(메니에르병),
- 전정 기관 속 작은 돌들이 제자리에서 떨어져 나와 물에 풍덩 빠졌거나(이석증),
- 전정 기관 속 세포들이 갑자기 기능을 못 하게 되었거나(전정신경염),
- 전정 기관과 뇌의 혈관이 갑자기 수축, 이완되었거나(편두통성 어

지럼증)…

등의 미세한 변화로 인한 문제로 인해 어지럼증이 발생한다. 그렇기 때문에 어지럼증 환자에게는 X-ray, CT, MRI 등의 영상 검사는 특별한 경우가 아니면 촬영하지 않는다. 영상 검사로는 이러한 미세한 기능 문제를 발견해낼 수 없기 때문이다. (영상 촬영으로 어지럼증의 이유를 밝힐 수 있다면 얼마나 좋을까? 이비인후과 의사들도 늘 생각한다. 전정기능검사를 판독, 설명하는 것은 이비인후과 의사에게도 간편한 일은 아니다.) 미세한 변화를 알아내기 위해서는 전정 기관이 기능을 잘하고 있는지를 봐야 한다. 그래서 전정기능검사를 하는 것이다.

전정기능검사들 중 가장 기본적인 검사는 안구의 움직임을 보는 검사이다. '귀'의 문제를 확인하는데 왜 '눈'을 보냐고 물으실 것이다. 전정 기관에 이상이 생기면 우리의 눈, 안구가 평상시와 다르게 움직이기 때문이다. 귓속의 전정 기관을 직접 볼 수 있는 방법이 없으니, 전정 기관의 기능을 대변해주는 안구 움직임을 봐야 한다.

안구의 움직임이 아주 심한 경우는 의사가 맨눈으로 봐서도 확인할 수 있지만, 일반적으로 안구 움직임의 변화는 그냥은 못 알아차린다. 그래서 제대로 관찰하기 위해 프렌즐 안경(Frenzel goggles)이라는 특수 안경을 이용해서 안구를 확대시켜서 관찰한다. 프렌즐 안경을 이용해서 좀 더 발전시킨 방법으로 비디오안진검사(VNG, video-nystagmography) 혹은 전기안진검사(ENG, electro-nystagmography)를 사용한다. 이들은 프렌즐 안경처럼 우리 눈의 움직임을 확대해서 볼 수 있을 뿐만 아니라, 녹화도 해주고, 그래프로 기록도 해준다. 그래서 제대로 된 분석이 가능하다. 또한 어떤 검사들은 안구의 움직임이 빛에 영향을 받지 않아야 하기 때문에 최대한 어두운 방에서 검사를 진행해야 하므로, 단순한 프렌즐 안경만으로는 안구의 움직임 확인이 불가능하고 비디오안진검사나 전기안진검사를 시행해야 한다.

이 검사들을 도구로 이용해서 여러 전정기능검사들이 진행된다. 나열해 보자면 이런 식이다.

1) 가만히 앉은 상태, 고개를 변화시켰을 때, 몸 자세를 변화시켰을 때, 시선의 방향을 바꾸었을 때, 등등의 변화를 주면서 이때마다 변하는 안구의 움직임을 확인한다. 시선을 고정했을 때와 시선을 고정하지 않았을 때도 확인한다. 환자 증상의 변화가 생기는지도 확인한다.
2) 앞에 움직이는 점을 따라보며 안구가 그 점을 잘 따라보는지(정확도, 속도, 시작 시간 등)를 확인한다.
3) 특수 검사를 한다. 귀에 뜨거운 물, 차가운 물을 넣어서 온도에 예민한 전정 기관을 자극시키고 그 반응을 보는 온도안진검사(Caloric test) 가 그 대표적인 예이다.

이렇게 안구의 움직임을 보아서 전정 기관의 상태를 체크하는 검사들이 전정기능검사의 가장 기본적이다. 그 외에도 여러 방법으로 특정한 기관의 기능을 확인해보는 검사들이 많이 있다. 전문적인 전정기능검사들에 대해서 비전문가나 환자들이 다 알아야 할 필요는 전혀 없다.

내가 이야기하고 싶은 것은 전정기능검사가 다양하게 많다는 것이다. 그것은 곧, 하나의 정확한 검사가 없다는 뜻이다. 왜 딱 한 가지의 검사로 기능 파악이 불가능할까? 왜냐하면 우리의 어지럼증과 균형을 담당하는 전정 기관은 하나의 통일된 기관이 아니기 때문이다.

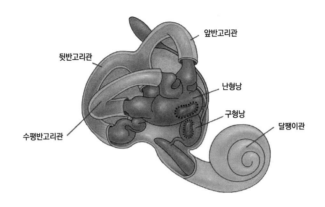

[그림 3-2] 귀 안에는, 듣기를 담당하는 '달팽이관'과 균형을 담당하는 '전정 기관(평형 기관)'이 있다. 이 전정 기관은 '주머니(난형낭, 구형낭)' 2개와 '반고리 모양의 관(반고리관)' 3개로 이루어져 있다. (출처: Northwestern University, 2001)

위 그림에서 보듯이, 전정 기관은 돌(이석)이 잔뜩 들어있는 주머니 두 개(난형낭(utricle)과 구형낭(saccule))와 세 개의 반고리관(semicircular canal)으로 이루어지며, 각각은 수평 직선 운동, 수직 직선 운동, 회전 운동에서의 균형을 유지하는 역할을 한다. 그리고 각각의 전정 기관은 두 개씩 쌍으로 작용한다. (우리의 귀가 두 개이니 말이다) 이러니 검사에서 고려해야 할 것이 많아진다. 어떤 검사들은 하나의 기능을 보기도 하고, 어떤 검사들은 여러 가지를 복합적으로 보기도 한다. 또한 환자의 어떠한 상태나 병에 대해서는 단 하나의 검사만으로 결과가 나오는 것이 아니라, 여러 검사의 결과를 복합적으로 판단해서 결정해야 하기도 한다. 그래서 적절히 검사를 잘 읽어내서 진단해야 한다.

그럼 어지럼증이 있으면 모든 전정기능검사를 다 해야 할까? 그렇지는 않다. 모든 환자에게 '모든' 전정기능검사가 다 필요한 것은 아니다. 환자들이 호소하는 어지럼증의 양상에 따라서, 많은 어지럼증 검사 중에서 골라서 검사를 진행하면 된다. (그래서 환자가 호소하는 어지럼증이 어떤 양상인지 제대로 파악하는 것이 중요하다. 바꿔 말하면, 환자도 본인이 느끼는 어지럼증이 어떤 양상인지를 의사에게 최대한 명확히 이야기해주어야 한다.)

예를 들어 이석증이 강력하게 의심되는 환자에게선 이석증을 확인할 수 있는 검사 외에는 굳이 다른 어지럼증 검사가 필요 없으며, 이석증이 전혀 의심되지 않는 환자에게선 자세 변화에 따른 안구 움직임 검사는 필요 없다.

또한 어지럼증 검사 자체가 어지럼증을 유발하는 경우도 많고, 비용도 어떤 검사는 많이 비싸기 때문에 그렇게 해서라도 어지럼증 검사를 진행해야 하는 경우인지에 대해 의사는 환자 개별 경우마다 고민해서 판단해야 한다. 예를 들어 온도안진검사(Caloric test)는 양쪽 귀에 따뜻한 물과 차가운 물을 번갈아 넣어서, 온도에 따라 우리 전정 기관(그중에서도 수평 세반고리관)이 제대로 반응하는지를 보는 검사이다. 이 검사는 전정기능검사 중에서 널리 쓰이는 편이고 중요한 검사이지만, 검사를 받는 환자 입장에서는 갑작스러운 온도변화로 인해 전정 기관이 반응하면 미친 듯이 빙글빙글 돌기 때문에 (전정 기관이 건강하면 건강할수록 반응이 세게 나타난다.) 굉장히 힘든 검사다. 그러므로 이 검사를 진행할 때는 신중하게 선택해야 한다.

이 모든 검사를 한 번에 싹 다 받고, 쫙 펼쳐 놓고 검사 결과를 판단할 수 있으면 진단하는데 편리하고 큰 도움이 되겠지만, 검사 비용과 걸리는 시간, 검사받는 환자의 괴로움이 있으니 무작정 그럴 수는 없다. 그렇다고 해서 전정 기관 이상이 의심되는데도 검사를 아예 안 하고 그냥 어지럼증을 억제해주는 약을 쓰며 시간이 흐르기를 기다리기만 하는 것도 결코 옳은 방법은 아니다. 될 수 있으면 전정기능검사를 선택적으로 그리고 적절히 단계적으로 진행하는 것이 좋은 방법이라고 할 수 있다.

환자의 증상에 따라 의심되는 진단명을 추려내서, 그에 맞는 기본 검사들을 해보고, 그 결과에 따라 다시 자세한 검사가 필요하다면, 그 검사들을 추가해서 해보는 방법이다. (이때 어떤 환자분들은 불만을 표현하기도 하지만, 이유를 설명해 드리면 대개는 잘 이해해 주신다.) 이렇게 선택적, 단계적으로 검사를 하게 되면, 비용이 덜 드니 환자들의 경제적 부담도 덜 할 수 있고, 어지럼증으로 힘들어하는 환자들의 검사 예약도 너무 뒤로 밀리지 않을 수 있을 것이다.

비싸고 힘든 전정기능검사. 하지만 어지럼증 진단에 꼭 필요한 중요한 검사이니, 개개인의 증상과 의심되는 병에 맞게 꼭 필요한 검사들만 진행하며 어지럼증의 원인이 무엇인지 진단하는 데에 도움이 되도록 해야 한다.

02
내가 과연
귀 때문에 어지러운 걸까?

- 진짜 이석증 이야기
- 메니에르병으로 고생하는 사람들
- 메니에르병을 치료하기 위해서 지켜야 할 것들
- 편두통성 어지럼증
- 갑자기 시작된 심한 어지럼증, 전정신경염

진짜 이석증
이야기

　이석증이란 뭘까? 많은 사람이 이석증을 어지럼증의 대표적인 병으로 잘 알고 있다. 그리고 실제로 이석증을 한 번 이상 경험해본 사람들도 많다. 국민건강보험공단의 발표에 따르면 2018년 우리나라의 이석증 환자가 37만 명으로, 1년간 전 국민의 0.9% 가 진료를 받았다고 하니, 그만큼 이석증은 흔한 병이라고 할 수 있다. 나도 진료실에서 매일 여러 명의 이석증 환자를 만난다. 하지만 이석증이 흔하다보니 많은 사람들이 어지러움이 있을 때 정확한 진단 없이 '나는 가끔 이석증이 있어'라고 잘못 생각한다. 실제로는 이석증이 아닌데도 말이다.

　이석증(耳石症)은 말 그대로 이(耳), 석(石). '귀에 있는 돌'때문에 생기는 증(症). '증상'이다. 돌이라고 하니 엄청 큰 돌 같지만, 아주 아주 미세한, 눈에 보이지도 않게 작고 작은 석회 돌가루 같은 것이라고 생각하면 된다. 이석증일 때 새로 돌이 생기는 건 아니다. 원래 정상적으로도 귓속에는 이석, 즉, 돌가루들이 있다. 이 돌가루들은 귓속 주머니인 난형낭과 구형낭 두 개에 나누어 들어있다. 이 돌가루 주머니 두 개는 연결된 반고리관 세 개와 함께 우리 몸의 균형을 담당하는 '전정 기관(평형 기관)'이다. 반고리관은 말 그대로 반(half) 고리(loop) 모양으로 생긴 관(tube)이다. 이 반고리관 안에는 물이 차 있다. 반고리관은 한쪽 귀에 세 개씩 있는데 (귀가 두 개니까 총 여섯 개가 있는 셈이다) 하나는 뒤쪽으로, 하나는 앞쪽(위쪽)으로, 하나는 옆쪽(수평)으로 볼록하게 붙어있다. 여러 방향으로 있기 때문에 우리 몸의 균형을 어느 방향으로든지 잡아주는 것이다.

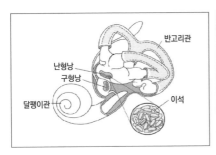
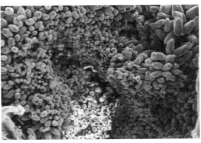

[그림 3-3] 두 개의 주머니에 들어있는 이석들, 이석의 전자현미경 사진
(Lundberg Y. et al. "Proteins Involved in Otoconia Formation and Maintenance". *Biology*, 2012)

정상적으로는 돌주머니에 돌가루들이 진득하게 붙어있어야 하는데, 돌가루가 떨어져 나와서 이어져 있는 '반고리관'으로 풍덩! 하고 빠지기도 한다. 이게 바로 이석증이다.

반고리관, 즉 세 개의 물이 들어있는 튜브 중 하나에 (또는 여러 개에) 돌가루가 풍덩 하고 들어가면, 그 물 안에서 돌이 구를 때마다 물결을 치게 되고, 그럼 그 물결이 튜브 안에 있는 균형감각을 담당하는 세포에 자극을 주게 된다. 그러면 그 세포와 연결된 신경이 자극되고, 신경은 눈알에 연결된 근육에 자극을 주어서, 눈알이 팽팽 돌게 된다. 눈알이 돌면, 내 입장에서는 세상이 빙빙 돈다고 여겨지기 때문에, 엄청나게 어지럽게 느껴지게 된다. 이때의 느낌은 "제 몸이 지옥으로 떨어지는 기분이었어요!"라고 말할 정도다.

이석증이 생기는 원리를 생각해보면 알 수 있듯이, 이석증은 돌가루가 갑자기 떨어질 만한 상황에서 잘 생긴다. 예를 들어, 옆으로 누워서 자다가 고개를 반대쪽으로 갑자기 돌릴 때라든가, 높은 찬장에 있는 물건을 꺼내려고 고개를 갑자기 젖히거나, 교통사고로 인해 고개가 갑자기 젖혀졌다던가… 하는 경우에서 생긴다. 노화나 골다공증, 비타민 D 부족과도 관련이 있다. 또는 원인을 모르게 발생하는 경우도 많다.

80세가 넘은 할머니가 다리 인공관절 수술을 받은 후 한 자세로 오래 누워있다 보니 이석이 떨어져서 이석증이 생기기도 하고, 40대 여성이 아무 이유 없이 자다 깼는데 갑자기 천장이 빙글빙글 돈다면서 병원을 찾기도 한다. 젊은 남성이 축구를 하다가 축구공을 잘못 머리에 맞은 후에 갑자기 어지럼증이 발생해서 뇌의 이상인 줄 알고 뇌 CT 등을 촬영했는데 알고 보니 이석증이라고 진단받기도 한다. 이렇게 다양한 환자들이 호소할 수 있는 병이 이석증이다.

이석증은 보통, 돌가루가 튜브(반고리관) 안에서 구르면서 심하게 빙빙 돌면서 어지럽다가, 몇 초나 몇 분쯤 지나고 나면 돌가루가 반고리관의 바닥에 가라앉으면 어지럼증이 멈춘다. 그러나 괜찮다가도 고개를 어떤 방향으로 다시 움직이면, 돌가루가 움직이면서 어지럼증이 또 발생한다. 또는 빙글빙글 도는 어지럼증은 몇 초나 몇 분이면 사라진다고 하더라도, 속이 울렁거리며 토할 것 같고, 머리가 아프고 몸이 힘든 증상은 더 오래 가기도 한다.

그럼 치료는 어떻게 하면 될까? 돌을 제자리에 갖다 놓는 치료를 하면 된다. 제대로 제자리에 넣어주면 바로 어지럼증이 해결되는 경우도 많아서, 쉽게 명의를 만들어주는 병이기도 하다. 돌들이 빠진 위치를 확인해서, 그에 딱 맞는 물리치료를 시행해서 돌들을 다시 제자리로 돌려놓아주면 끝이다.

이렇게 설명을 읽으면 이석증은 죽는 병도 아니고 치료도 아주 쉬운 병 같은데, 진짜 이석증은 그렇게 간단하지만은 않다. 환자 입장에서는 지옥에 떨어지는 줄 알았다고 표현할 정도로 세상이 빙글빙글 도는 끔찍한 경험이고, 낫더라도 또 그렇게 돌까 봐 계속해서 불안한… 그러다 보니 어지럼증이 오래 가기도 하는 아주 괴로운 병이다.

또한 의사 입장에서는 이석증을 진단하는 것은 상대적으로 덜 어렵지만, 이 이석증 내에서도 어떤 타입의 이석증인지, 돌이 들어간 반고리관의 위치를 판별해내서 그에 맞는 종류의 물리 치료를 하는 것이 꽤 까다로운 문제라서 어려운 병이기도 하다. 빠진 돌들이 어느 반고리관에 위치하는 지(왼쪽, 오른쪽? 뒤, 옆, 앞 반고리관 중 어디? 그 반고리관 내에서도 어느 위치? 돌이 굴러다니는 중인지 아니면 좁은데 꽉 막혔는지…)를 알아내서 치료해야 한다.

특히 돌이 흔치 않은 곳으로 빠지거나, 튜브에 빠진 게 아니라 팽대부릉정이라고 하는 곳에 돌이 붙어버린 이석증(cupulolithiasis)이거나, 두 군데 이상 튜브에 빠지거나, 양쪽 귀에서 빠지거나, 너무 많이 빠지는 바람에 돌이 꽉 껴버렸거나… 등등의 경우는 물리치료 중에서도 특별한 물리치료를 시행해야 하는데, 이럴 땐 돌의 위치 판별이나 물리치료가 더욱 어렵다. 게다가 이걸 오로지 비디오 안진 검사를 이용하여 환자의 자세 변화에 따른 눈알의 움직임으로 알아내야 하니, 잘 관찰해서 판단해야 한다.

하지만 다행히도! 돌은 결국 제자리를 찾아가게 된다. 치료는 더 빨리 치료가 돼서 덜 고생스럽도록, 덜 재발하도록 도와주는 것이다. 만약 아무 치료를 하지 않더라도 시간이 지나면 결국은 낫게 되어 있다. 인공관절 수술 후 이석증이 발생한 할머니도, 아무 이유 없이 이석증이 생겼던 중년 여성도, 뇌의 이상인 줄 알고 뇌 CT 등을 촬영했던 젊은이도… 모두 결국은 나았다!

재발하는 경우도 있으나, 재발하더라도 치료가 가능하고, 제대로 된 치료를 받는다면 재발의 위험도 줄어든다. 골다공증이나 비타민 D 부족이 있는 경우는 이를 함께 치료하는 것도 이석증 재발을 줄여주는 좋은 방법이다. 그러니 이석증으로 어지러운 것은 너무 힘든 경험이지만, 마음을 편하게 갖고 불안해하지 않으면서 물리치료를 적절히 잘 받으셨으면 한다. 불안해하면 오히려 잔 어지럼증이 오래 지속되게 만들기만 할 뿐이다. 결국은 잘 나을 수 있으니 이석증으로 고생하시는 분들은 너무 걱정하지 말고 치료를 잘 받고 낫는 데에만 집중하면 된다.

메니에르병으로
고생하는 사람들

　43세 김미연 님은 어지럼증을 호소하며 병원에 내원했던 환자다. 첫 진료 때 김미연 님은 머리를 양 갈래로 땋은 어린 여자아이와 함께 남편의 부축을 받으며 진료실로 들어왔다. 어지러워서 고개를 들지 못하는 엄마와 그 곁에서 어리둥절하게 앉아있는 딸, 부인을 걱정스럽게 바라보는 남편. 세 가족이 나란히 앉아서, 힘들어하는 김미연 님 대신 남편분이 종이에 적은 것을 보며 이야기하신다.

　"이 사람이 몇 년 전에 한 번 왼쪽 귀가 먹먹해서 병원에 갔다가 돌발성 난청 진단받은 적 있습니다. 그땐 약 먹고 하루 만에 좋아졌구요, 늦게 낳은 애를 육아 중이던 때라서 힘들어서 그러나 보다 했습니다. 그리고 작년에는 전정신경염인가에 걸려서 어지럼증으로 한바탕 고생했었고요. 몇 시간 심하게 어지러워하더라고요. 그 후 며칠을 누워 지냈어요. 그때도 스트레스받은 다음에 그랬었습니다. 이번에는 어제부터 왼쪽 귀가 먹먹한 느낌이 든다고 해서 병원에 가보라고 해도 그 정도는 아니라며 쉬면 된다고 하더니, 오늘 아침부터 이렇게 심하게 어지러워하네요."

　"김미연 님, 지금은 귀 먹먹한 거는 없으세요? 두통은 없으신가요?"

"네, 이제 귀 먹먹한 건 잘 모르겠어요. 하도 어지러워서 귀는 못 느끼는 건지… 두통은 가끔 있긴 한데 심하진 않고요."

"오늘 아침에 일어나자마자 어지러우셨나요? 빙글빙글 도세요?"

"네, 지금도 눈 뜨면 막 돌아요. 아침에 일어나서 눈 뜨자마자 그런 것 같아요."

어지러워하는 김미연 님의 상태 확인을 위해 몇 가지 간단한 어지럼 증 기본 검사를 해보니, 실제로도 안구가 핑핑 움직이는 게 보인다. 고개를 돌리거나 자세 변화에 따라 안구 움직임이 바뀌진 않은 걸 보니 이석증은 아니고, 귀 먹먹함 증상, 예전에 돌발성 난청이나 어지럼증을 진단받았던 과거력을 생각해 보면 메니에르병일 가능성이 가장 유력하다.

"김미연 님, 몇 가지 더 검사를 해봐야겠지만, 지금으로선 가장 가능성 큰 질환은 메니에르병이에요. 메니에르병이라고 들어보셨나요?"

"그 병일 수도 있겠다고 생각했어요. 메니에르병을 들어본 적이 있어서요. 근데 그거 연예인들이 걸리는 병 아니에요?"

대답에 이어서 남편분이 옆에서 대답하신다.

"안 그래도 인터넷에 찾아보니 이 사람 증상이 메니에르병 같더라구요. 메니에르병이면 불치병이라고 해서 걱정입니다. 스트레스가 원인이라던데, 이 사람이 육아하느라 힘들어서, 그래서 그런 거 아닐지…."

아내를 걱정하는 남편의 마음이 안쓰럽기보다 다행스럽다. 걱정해주는 남편이 있으니 분명 치료가 더 쉬울 테다. 그런 마음으로 남편분에게 설명해 드린다.

"네, 맞아요. 스트레스도 메니에르병의 큰 원인이죠. 메니에르병은 우리 귀 안쪽에 있는 달팽이관이랑 평형 기관에 함께 문제가 생기는 병이에요. 달팽이관이랑 평형 기관을 합쳐서 '내이'라고 하는데요, 내이의 구조는 달걀을 생각하시면 돼요. 달걀에는 겉껍질이 있고, 얇은 막으로 된 속껍질이 있죠? 속껍질 안에 액체 상태인 흰자, 노른자가 들어있는 거고요. 달걀처럼 내이에도 겉껍질이 있고 속껍질이 있어요. 얇은 막으로 된 속껍질 안에 물이 차 있고요. 속껍질 안에 차 있는 물이 많아져서 빵빵하게 부풀면, 겉껍질을 꾸욱 누르겠죠? 그러면 겉껍질에 있는 균형 담당하는 세포, 또는 듣기 담당하는 세포가 눌려서 증상이 생겨요. 균형 담당하는 세포가 눌리면 어지럼증이 오고, 듣기 담당하는 세포가 눌리면 청력 증상으로 귀먹먹함이나 이명, 난청이 생깁니다. 이렇게 내이 안에 물이 많아지는 게 반복적으로 나타나는 것이 메니에르병이에요."

"아니, 선생님, 근데 CT나 MRI도 안 찍고 메니에르병이라고 진단할 수 있나요?"

"CT나 MRI를 찍는다고 해서 내이의 압력을 잴 수는 없거든요. 메니에르병이라고 해서 뼈의 구조가 변하는 게 아니기 때문에 CT나 MRI로 진단할 수는 없어요. 오히려 청력검사, 어지럼증 검사, 내이 압력과 관계된 달팽이관 전기 검사인 전기와우도 검사가 진단에 도움이 됩니다."

이야기를 듣고 보호자는 고개를 끄덕이더니 뭔가 생각났다는 듯이 다시 질문하신다.

"그럼 이제까지 진단받은 돌발성 난청이나 전정신경염은 뭔가요?"

"그것도 다 메니에르병 증상이었을 가능성이 큽니다. 메니에르병은 한 번 증상이 있는 것을 가지고 진단하는 병이 아니기 때문에 과거에 전정신경염이나 돌발성 난청을 진단받았다가 나중에 메니에르병을 확진하게 되는 경우가 꽤 있거든요. 전정신경염으로 의심되었던 전정 기능 이상, 돌발성 난청으로 의심되었던 청력 기능 이상이 사실은 메니에르병 때문에 발생했던 것이죠. 물론 지금도 메니에르병이라고 완벽히 진단할 수는 없어요. 앞으로 환자분 상태를 더 지켜보면서 다른 병은 아닌지 가능성을 확인해 봐야하죠. 시간을 두고 지켜보면서 진단해야 하는 병이 바로 메니에르병입니다. 하지만 지금으로서는 가장 가능성이 높은 병은 메니에르병이고, 보호자분이 환자분의 어지러움과 청력에 관련된 스토리를 잘 적어 오셔서 진단에 큰 도움이 되었습니다."

걱정스럽던 보호자의 표정이 조금은 나아진 것처럼도 보인다. 하지만 곧 다시 표정이 어두워지며 보호자가 이야기를 꺼낸다.

"선생님, 육아를 계속해야 하는 데 나을 수 있을지 걱정이네요. 메니에르병은 완치도 없다는데⋯."

아이도 안쓰럽고 환자인 엄마도 안쓰럽고 보호자인 남편도 안쓰럽다.

"우선 빵빵하게 늘어난 내림프액을 줄여주는 약을 처방해 드릴게요. 생활 습관이 무척 중요하니 그에 대해서도 설명해 드릴 텐데 잘 듣고 꼭 지켜 주셔야 합니다."

약과 생활 습관을 처방받고 나가는 부부와 아이의 뒷모습을 보며, 내 가족도 떠오른다. 애가 저 나이 때가 참 스트레스도 많이 받고, 육체적으로나 정신적으로 힘들었었지 하고 그 시절이 떠올랐다. 그러면서 육아 스트레스 때문에 메니에르병이 악화되었던, 또 다른 메니에르병 환자분이 문득 떠올랐다.

자녀가 아니라 손녀 육아 때문이었던 50대 후반의 중년 여성분이었다. 이분은 진료를 받을 때마다 항상 서너 살짜리 손녀를 업고 안고 데리고 오셨어서, 아이가 같이 안 오는 날에는 내가 아이의 안부를 물을 정도였다. 메니에르병을 확진한 후 스트레스 인자에 대해 여쭤보자, 환자분이 이야기하다 말고 울기 시작했다. 이혼하고 혼자가 된 딸의 자녀를 돌보고 있다고… 딸이 일해야 하니 자신이 손녀를 돌봐야 한다고… 딸의 안타까운 사정을 생각하면 손녀를 안 볼 수도 없고, 하지만 아이를 돌보는 일이 쉬운 일이 아니니 몸은 늘 아프고… 이러지도 저러지도 못하는 상황에서 어쩔 수 없이 계속 희생하는 중년 여성….

환자분의 이야기를 들으며 나도 같이 눈물을 흘렸었다. 나도 바쁘게 사는 워킹맘으로서 친정 부모님께 아이들을 맡기고 일하러 나와서, 나는 나대로 부모님은 부모님대로 아이는 아이대로 남편은 남편대로… 각자 자리에서 힘들어하고 있다고 항상 느꼈기 때문이었다. 이 모든 힘듦이 나의 일함 때문인 것 같아서, 이 모든 것이 내 욕심에서 비롯된 일 같아서. 그렇다고 다른 어떤 해결책을 찾지도 못한 채 하루하루를 버티며, 모두에게 미안하다고 느꼈었다. 그리고 동시에 모두에게 미안해해야 하는 이 상황이 화도 났다.

그때 그 환자분의 이야기를 들으며 참 얼마나 힘드실까 싶어서 눈물이 났지만, 한편으로는 나와 나의 부모님의 상황이 생각나 더욱 그랬으리라. 이 환자분처럼, 나의 부모님은 또 얼마나 나 모르는 곳에서 눈물 흘리고 계실까 싶은 생각이 들어 마음 아프기도 했다. 진료실이라는 작은 방에서 나는 진료만 보고 병만 탐구하는 것이 아니라, 환자와 보호자들을 통해 세상도 들여다보고 내 삶도 비추어 보게 된다. 특히 메니에르병처럼 오랫동안 함께 가는 환자들과는 더욱 그렇다.

이런 진료실에서의 나의 경험들로 볼 때, 어지럼증 환자들은 스트레스와 연관이 깊고, 또 유독 메니에르병 환자 중에 스트레스를 많이 받고 있는 분들이 많다. 돌이켜보면, 우리나라에서 메니에르병이 유명해진 것은 몇몇 연예인들이 방송에서 "메니에르병을 앓고 있다"라고 고백하면서부터인데, 연예인 중에 메니에르병이 많은 것도 스트레스가 메니에르병 악화에 중요한 요인이기 때문일 것이다.

연예인 말고도 메니에르병에 걸린 가장 유명한 사람으로는 천재 화가, 빈센트 반 고흐를 들 수 있다. 고흐는 생전에 간질과 조현병을 진단받고 약을 오랫동안 복용하며 힘들어했다고 한다. 그런데 이비인후과 의사들이 현대 의학의 시각으로 고흐의 증상을 분석해보면 그는 사실 메니에르병이었을 가능성이 크다고 몇 년 전 논문을 통해 발표하였다. 그가 귀를 자른 이유는 메니에르병으로 인한 난청과 이명 때문에 괴로워서 귀를 자른 것이며, 그가 그린 아름다운 그림 "별이 빛나는 밤"의 소용돌이치는 밤하늘은 사실, 어지럼증으로 인해 세상이 도는 것을 표현했다는 것이다. 어지럼증이, 메니에르병이 얼마나 환자들을 괴롭게 만드는 것인지… 고흐의 그림과 생애를 보며 우리는 알 수 있다.

아주 심한 메니에르병인 경우엔 걸핏하면 발생하는 반복적인 심한 어지럼증과 청력저하, 그리고 이명으로 고생한다. 아마도 고흐는 메니에르병 중에서도 심각한 상태였을 것이다. 그가 이명이 얼마나 괴로웠으면 오죽했으면 귀를 잘랐을까 싶어서 마음이 아프다. 이명과 난청, 어지럼증. 그리고 그로 인한 불안과 괴로움을 창작 활동에 의지하며 삶을 겨우 붙잡고 있었을 그 시절의 고흐를 생각하면 이비인후과 의사이자 그의 그림에 감동을 받는 사람으로서 참 안타깝다. 그리고 반 고흐와 마찬가지로 내 앞에 앉아있는 메니에르병 환자도 일상생활에서 얼마나 힘들고 불안할지를 생각하게 되어, 마음이 아프다.

하지만 모든 메니에르병이 그런 것은 아니기에 메니에르병을 처음 진단받는 환자들이 반 고흐 이야기만 듣고 너무 불안해하거나 괴로워하지 않았으면 한다. 또 연예인 관련 뉴스만 듣고 메니에르병을 너무 무섭게 생각하지 않았으면 한다. 그리고 지금은 고흐가 살았던 때와는 완전히 다르다. 메니에르병을 진단받기만 하면 치료도 잘 받을 수 있다.

메니에르병을 치료하기 위해서
지켜야 할 것들

　그럼, 메니에르병은 어떻게 치료할까? 메니에르병은 내이 질환 중 하나로, 감기처럼 앓고 지나가는 병이 아니라 고혈압처럼 쭉 갖고 가는 병이다. 메니에르병의 증상으로는 2번 이상의 어지럼증(20분~24시간 지속되는 어지럼증)이 있으면서 청각 증상(귀먹먹함이나 이명, 청력이 나빠졌다 좋아졌다 반복하는 것)이 있을 수도 있다. 하지만 이런 증상은 다른 귀 질환에서도 나타날 수 있기 때문에, 환자를 시간을 두고 지켜보면서 다른 병은 아닌지 확인한 후에야 내릴 수 있는 진단이기도 하다.

　메니에르병을 진단받는 순간, 대부분의 환자는 굉장히 불안해하고 두려워한다. 메니에르병이 반 고흐, 연예인들이 걸린 병이라고 언론이나 인터넷을 통해 알게 되면서 '메니에르병=고치기 어려운 불치의 병'이라는 인식이 있기 때문이다. 환자가 불안해하면 어지럼증이나 청력 증상이 원래보다도 더 심하게 나타날 수 있기 때문에, 진단도 주의해서 해야 하고, 진단 후 환자가 어떻게 받아들이는지에 대해서도 의사가 꼭 개입해서 잘 설명해주고 교육해야 할 필요가 있다.

　사실 메니에르병이 완치되는 병도 아니지만, 불치의+몹쓸+죽을 병도 아니다. 마치 고혈압이 정확히 진단되면, 생활 습관과 약 복용으로 잘

'관리'해서 혈압을 잘 '조절'을 하며 지내면 되는 것처럼, 메니에르병도 그렇다. 고혈압 환자들이 진단받은 후 "고혈압병이라니 불치병이야"라며 절망하지는 않는다. 그 이유는 고혈압이 관리하며 지내는 질환이고 관리만 잘하면 대부분은 혈압이 잘 조절되며 지낼 수 있다는 것을 다들 어느 정도는 이해하고 있기 때문이다. 고혈압을 '고혈압병'이라고 부르지 않는 것도, 고혈압은 말 그대로 혈압이 높은 상태를 의미하는 것이지 그 자체가 병은 아니기 때문이다. 사실 메니에르병도 마찬가지다. 완치도 없지만, 그렇다고 해서 불치의 병을 진단받았다고 괴로워할 필요도 없다. 고혈압처럼 잘 관리하며 증상을 잘 조절하며 지내면 된다.

실제로도 메니에르병은 '귀의 고혈압'과 마찬가지라고 할 수 있는데, 메니에르병의 원인이 '내림프압이 높은 상태'인 고-내림프압이기 때문이다. 고-내림프압 때문에 전정 세포와 청각 세포가 눌려서 어지럼증과 청각 증상이 생긴다. 그래서 메니에르병의 치료는 결국 내림프압을 낮추면서, 어지럼증이나 청각 증상을 완화시켜주는 치료가 되겠다.

가장 중요한 치료 방법으로는 식이, 생활 습관 요법이 꼽힌다. (마치 고혈압 환자에서 그러하듯이.) 특히 네 가지, 1) 소금 2) 알코올 3) 흡연 4) 카페인을 제한해야 한다. 이 네 가지가 메니에르병의 상태와 증상에 영향을 주는 정도는 사람마다 굉장히 다르다. 어떤 환자들은 커피를 아무리 마셔도 문제가 없기도 하고, 어떤 환자들은 커피 한 잔에도 귀먹먹한 증상이 나타나기도 한다. 어떤 환자는 커피에는 아무 문제가 없지만 조금만 짜게 먹어도 증상이 발생하기도 한다. 하지만 어떤 원인에 의해 증상이 악화되는지는 정확히 예측하고 판단하기는 쉽지 않으므로, 기본적으로 이 네 가지는 피하도록 노력하는 것이 좋다.

이 중 알코올, 흡연, 카페인은 완전히 끊는 것이 좋지만, 소금은 완전히 끊을 수는 없으며 완전히 끊으면 그것대로 문제다. 그래서 소금은 적당량을 섭취해야 하는데, 어느 정도가 적당량인지 감을 잡기가 어렵다. 저염식을 어느 정도로 해야 하냐고 묻는 환자들에게 이렇게 이야기한다.

"대부분의 사람은 소금을 매일 권장량의 두 배 이상 섭취하고 있어요. 소금을 조금 줄이면 권장량 섭취가 되고, 국물이나 김치, 젓갈, 가공식품, 외식은 전혀 하지 말고, 소금 간을 거의 안 하다시피 확 줄여서 음식을 해서 먹어야 그게 저염식이 됩니다."

이말대로 시행하기란 어려운 일이지만, 저염식을 제대로 하기 위해서는 어쩔 수 없다. (저염식 및 식생활에 대해서는 '어지럼증 질환별 식사법'에서 자세히 설명할 것이다.) 그런데 왜 메니에르병 환자에서 저염식을 해야 할까? 앞서 이야기한 것처럼 메니에르병은 일종의 "귀(내림프액) 고혈압"이라서 그렇다. 고혈압 환자에서 저염식을 해야 하는 것처럼 메니에르병 환자에게서도 저염식이 필요하다.

메니에르병 환자에겐 "생활 일기"를 쓰는 것이 매우 매우 중요하며 무엇보다 식생활에 대한 기록이 중요하다. 특히 메니에르병 진단받은 처음에는 이 생활 일기를 열심히 챙길 필요가 있다. 너무 꼼꼼히 적으며 스트레스를 받아서는 안 되겠지만, 내가 하루 종일 무엇을 어떻게 먹고 사는지를 '의식'하는 것은 메니에르병 환자에게는 너무나도 중요한 일이며 어쩌면 약물이나 다른 치료보다도 제일 우선으로 해야 하는 일이라고도 할 수 있다.

　두 번째 치료는 약물이다. 이뇨제, 베타히스틴 같은 약물을 주로 쓰며, 알레르기 치료도 도움이 된다고 보고되어 있다. 이뇨제를 왜 쓸까? 메니에르병은 귀 속의 내림프액이 너무 많아져서 내림프낭이 빵빵해져서 생긴 문제이기 때문에, 그 림프액을 줄여주는 목적으로 내림프액의 전해질을 조절해주는 이뇨제를 사용한다. 베타히스틴은 내이의 혈관을 확장시켜서 혈류를 증가시켜주는 역할을 한다. 메니에르병이 생기게 된 원인이 면역과도 관련이 있다 보니, 알레르기와도 연관이 있어서 알레르기 치료를 적극적으로 받을 때 증상 완화에도 도움이 된다.

　단순히 증상 경감을 위해서 약을 쓰기도 한다. 어지러움 증상이 심할 때 진정제를 복용해야 하는 것이 그런 경우이다. 다만 이런 약들은 증상을 조절해주는 약이지 내림프압에 영향을 주는 약은 아니므로 증상이 없을 때도 반드시 복용해야 하는 것은 아니다. 오래 복용하면 오히려 우리의 평형기능이 회복되는 것을 방해하기도 하니, 너무 장기간 복용하지는 않아야 한다. 그러나 증상이 있을 때는 적절히 사용하는 편이 좋다. 가끔 어떤 환자분들은 진정제를 복용하는 것에 대한 거부감을 갖고 있기도 한데, 굳이 그럴 필요는 없다.

　세 번째 치료는 식이요법이나 약물로 치료가 안 되는 경우에 사용하는 치료들로서 고막 내 스테로이드 주사요법이나 겐타마이신 주사요법, 심한 경우는 수술적 치료인 내림프낭 감압술 등으로 증상을 완화시켜주는 방법들이다. 이런 치료는 환자의 청력 정도와 어지럼증 빈도, 전정 기능 상태 등을 종합하여 결정하게 되니 전문가와 제대로 상의해야 할 치료법이다.

병의 치료라고 하면 '약 복용' 또는 '수술'로 한큐에 완치! 를 기대하는 사람이 많다. (나 역시 사람이기에 내가 심한 손목 통증으로 고생할 때는 그런 치료를 찾고 바라는 경험을 하기도 했다.) 하지만 메니에르병은 결국 '관리'하는 치료이다. 메니에르병은 완치가 따로 있는 병은 아니며, 안타깝지만 환자가 갖고 있는 기질에 따라 똑같이 치료해도 곧 좋아지는 사람도 있고 내이가 많이 파괴되어 버리는 사람도 있다.

하지만 메니에르병은 얼마나 치료와 관리를 잘하는지에 따라 예후가 많이 바뀌는 병이기도 하다. 제대로 진단받고 병을 잘 이해하고, 불안을 줄이고, 평상시 스트레스 관리와 식이요법을 하면서 지내다가 증상이 올 때는 자신의 상태에 잘 맞는 약을 제대로 사용하면, 내이도 보호하고 증상도 잘 조절하며 지낼 수 있다. 메니에르병의 치료는 환자와 의사가 신뢰를 바탕으로 서로 이해하면서 세심하게 치료를 조절하고, 전문적으로 치료를 선택하며 나아가야 한다.

의사로서 메니에르병 환자들을 진료하면서 중요하게 생각하는 치료 원칙들이 있다.

- 시간을 두고 제대로 진단한다: 진단에 따라 치료 방향이 완전히 바뀔 수 있기 때문에 신중히 진단해야 한다.
- 환자를 제대로 교육한다: 진단이 확실히 되었다면 그다음 중요한

것은 환자 교육이다. 평상시 어떻게 관리하는지가 약보다 더 중요하다. 또 환자에 따라 너무 무심한 환자는 좀 더 생활에서 주의하도록 교육해야 하며, 반대로 너무 불안해하는 환자들은 불안을 낮추고 편안한 마음으로 일상을 지내도록 상담해야 한다. 의사가 병원에서 제대로 교육해야 환자들이 인터넷의 너무 많은 가짜 정보들에 현혹되어 불안해하지 않을 수 있다.

- 환자의 증상에 관심을 가진다: 증상의 변화를 제대로 파악해야 치료를 선택할 수 있다. 의사에게 약물은 일종의 무기다. 무기를 어떻게 쓸지 (약용량을 어떻게 할지, 종류를 바꿀지 말지)가 중요한데, 환자의 증상과 검사 결과를 통해 잘 결정해야 한다: 물론 환자들의 힘든 하소연을 오랜 시간 들을 수는 없다. 의료 현실도 그렇고 너무 불필요할 정도로 자세한 정보는 오히려 판단에 해가 되기도 한다. 하지만 환자가 힘들어하는 증상에 관심을 갖고 처방약을 조절하는 의사와, 큰 부작용이 없으면 몇 달치 씩 반복 처방하는 의사의 진료에는 큰 차이가 있다.

- 적절한 검사와 적극적인 치료를 해야 할 때를 놓치지 않는다: 골든타임이란 게 있다. 약은 안 쓰다가 써야 할 때가 있고, 약을 쓰다가 고막 주사로 치료를 변경해야 할 때가 있다. 이런 치료의 변경은 환자의 증상 뿐 아니라, 청력검사와 전기와우도 검사, 전정기능검사 등을 적절히 이용해서 확실히 치료해야 한다.

- 약을 불필요하게 오래 쓰지 않는다: 증상 조절에 힘쓰되, 경중을 판단해서 미미한 정도의 증상일 때는 약을 너무 오래 쓰지 않아야 한다. 이 역시 환자와의 상담과 적절한 검사를 통한 의사의 판단이

중요하다. 불안하다는 이유로 증상이 경미한데도 불구하고 의미 없이 약을 오래 쓰지 않아야 한다. 그렇기 때문에 몇 달씩 약을 처방받고 몇 달 만에 주치의를 만나는 것은 반대한다. 다른 병도 아니고 메니에르병은 더더욱 그렇다.

- 침습적인 치료라도 해야 할 땐 한다: 만약 메니에르병으로 난청과 어지럼증이 심해서 보청기가 필요하거나, 겐타마이신 주사 치료나 수술 등이 필요한 환자라면 그것이 침습적이라고 해서 피해서는 안 된다. 그렇다고 해서 전혀 기다림 없이 마구 보청기를 하고 주사 치료나 수술을 해서는 안 되지만 말이다.

결국 메니에르병은 주치의와 환자의 신뢰 관계가 중요하다. 대부분의 귀 질환이 그렇지만, 메니에르병은 더더욱 그렇다.

진료실에서 메니에르병 환자들을 비롯한 많은 어지럼증 환자들을 만나며 마음속에 되새기는 시가 있다.

사람이 온다는 건
사실은 어마어마한 일이다
그는
그의 과거와
현재와
그리고
그의 미래와 함께 오기 때문이다

한 사람의 일생이 오기 때문이다

부서지기 쉬운

그래서 부서지기도 했을

마음이 오는 것이다.

그 갈피를

아마 바람은 더듬어 볼 수 있을 마음.

내 마음이 그런 바람을 흉내낼 수 있다면

필경 환대가 될 것이다.

- 시 '방문객', 정현종

'모든 메니에르병 환자는 다 다르다' 나는 이비인후과 의사로서 이 말을 명언처럼 기억하고 진료를 보려 노력한다. 메니에르병 뿐만 아니라 어지럼증 환자에게도 '모든 어지럼증 환자는 다 다르다.'라고 적용할 수 있다. 어지럽다는 증상 자체가 워낙 다양하고, 원인이 될 수 있는 병이나 인자들이 많기 때문이다.

주치의는 환자 개개인의 상태에 맞게 진단하려 노력하고, 세심하게 진료해야 한다. 환자는 환자대로 본인에게 맞는 주치의라는 판단을 내렸다면 너무 조바심 내지 않고, 의심하지 않고 믿고 상의하고 결정한 대로 따르는 것이 필요하며, 전문가의 도움 하에 자신의 몸을 관리하기 위해서 일상생활에서 자기조절력을 가지고 절제하는 것이 필요하겠다.

편두통성
어지럼증

편두통성 어지럼증도 흔한 어지럼증 원인 질환 중 하나이다. 메니에르병보다 더 흔하게 나타나지만(미국 조사에 따르면 전체 인구의 0.2%가 메니에르병을, 전체 인구의 2.7%가 편두통성 어지럼증을 앓고 있다고 한다), 우리나라에서는 오히려 메니에르병만큼 잘 알려져 있진 않다. 그래서 진료실에서 환자들에게 "환자분이 어지러우신 이유는 편두통성 어지럼증 때문입니다"라고 하면 의아해하시는 분들이 많다. '두통이면 두통이고 어지럼증이면 어지럼증이지, 둘이 무슨 관련이 있나?', '게다가 편두통(두통 중에서도 좀 무섭게 느껴지는!)과 어지럼증이 무슨 관련이 있지?' 하고 생각하시는 듯하다.

김민아 씨는 직장에서 갑자기 느낀 어지럼증 때문에 진료를 받으러 왔다. 30대 후반의 그녀는 얼마 전 육아 휴직에서 복직하면서 부서가 바뀌었다고 했다. 김민아 씨가 새로 간 부서는 예전에 비해 공간도 넓고 사람들도 많아 시끌시끌한 곳이었다. 오랜만에 출근하는 첫날이라 간만에 커피도 한 잔 마시고, 새로운 자리의 새로운 컴퓨터 앞에 앉아 작업을 하는데, 갑자기 컴퓨터 화면이 주변과 다르게 붕 뜨는 것처럼 느껴지더니, 컴퓨터 화면 주변으로 아지랑이 같은 것이 보이면서 주변이 컴컴해지고, 머리가 멍해지고 양쪽 머리가 조이는 느낌이 들면서 쓰러질 것처럼 어지러웠다고 했다. 깜짝 놀라서 동료의 부축을 받아 휴게실에 가서 누워서 쉬었더니 증상은 좋아졌지만, 계속해서 소화가 안 되는 것 같이 속이 울렁거리고 기운 없이 쳐지는 느낌이 남아있어서 혹시 메니에르병이나 이석증, 뇌의 문제는 아닐까 걱정되어 내원한 것이었다. 김민아 씨는 최근 복직 예정 날짜가 다가오며 불안했고 스트레스를 많이 받은 상태였으며, 이렇게 심하게 어지러운 적이 예전에 학교 다닐 때도 두 번 가량 있었으며 이번과 비슷한 양상이었다고 하였다. 평상시 두통은 월경 전 증후군으로 한 달에 하루 이틀은 두통을 느끼는 것 외엔 없다고 하였다.

김민아 씨의 이야기는 외래에서 많이 만나는 편두통성 어지럼증 (migrainous vertigo, vestibular migraine, migraine associated vertigo)이 의심되는 전형적인 경우이다. (엄격하게는 이런 어지럼증이 5회 이상 있는 경우에만 편두통성 어지럼증의 진단 기준에 부합한다.) 대부분은 그냥 갑자기 이 증상이 생기는 것이 아니라, 어떤 유발 요인이 있어서 어지럼 증상이 오게 되는 경우가 많다. 그 유발 요인은 대개 음식(술, 초콜릿, 커피 등)이나 스트레스인 경우가 많은데, 밝은 빛이나 시끄러운 소리, 새로운 환경, 도수가 안 맞는 안경 등의 시각 또는 불쾌감이 드는 청각 자극 때문인 경우도 많고, 여성의 경우, 여성호르몬의 변화와 상관있어서 월경 주기와도 관련 있는 경우도 많다.

편두통이나 편두통성 어지럼증이나 모두 뇌 쪽의 혈관의 문제로 생기는 증상이다. 혈관이 수축했다가 이완되면서 주변에 있는 구조물들을 누르면서 자극하게 되어 두통이 발생하거나 어지럼증이 발생할 수 있다. 또한 뇌혈관이 수축하면서 일시적으로 달팽이관과 전정 기관으로 가는 혈류가 줄어들게 되어서, 또는 혈류가 바뀌는 것의 영향으로 신경전달물질이 분비되면서 이를 신호로 여겨 달팽이관과 전정 기관의 이상 현상이 생기면서 귀먹먹함, 이명, 어지럼증이 발생하게 되는 것으로 여러 연구 결과가 나와 있다.

이때 발생하는 어지럼증은 실제로 빙글빙글 도는 양상이 아니라, 머리가 멍한 느낌, 쓰러질 것 같은 느낌, 흔들거리거나 불안정한 느낌으로 많이 생긴다. 자세에 따라 혈류 흐름에 변화가 올 수 있어서 움직임에 따라 어지럼증이 심해지기도 한다. 뇌혈관 수축 이완이 문제이므로 뇌의 증상으로 머리가 깨질 듯이 심한 두통(한쪽 머리만 아픈 두통, 쿵쿵쿵 박동성 두통, 일상적인 움직임에도 증상이 심해지는 두통)이 함께 나타나기도 하고 안 나타나기도 한다. 전정 기관과 함께, 달팽이관 혈류에도 문제가 생기는 경우엔 귀먹먹함이나 이명 증상이 어지럼증과 함께 일시적으로 나타날 수도 있다. 귀먹먹함과 어지럼증이 같이 나타나기 때문에 메니에르병으로 오해하기도 하며, 자세 변화에 따라서 어지럼증이 심해지거나 약해지기도 해서 간혹 이석증으로 착각하기도 한다.

편두통성 어지럼증이 의심되는 환자 중에는 편두통을 진단받은 적이 없는 분들도 많아서, "제 어지럼증이 편두통 때문이라고요? 저는 편두통이 없는데요?" 하고 놀라기도 하신다. 이 증상이 뇌혈관의 수축, 이완과 관련되어 있다는 이야기에 다시 한번 놀라서 "그럼 제가 지금 어지러운 게 뇌졸중이 오려는 초기 증상은 아닌가요?" 하고 물어보시기도 한다. 편두통이나 편두통성 어지럼증이 심하게 있다고 해서 이것이 곧 뇌졸중이 생기는 것을 나타내는 것은 아니니 그 점에서는 너무 걱정할 필요는 없다. 하지만 편두통이나 편두통성 어지럼증은 뇌혈관의 수축, 이완이 발생하며 증상이 생기는 병으로, 뇌혈관이 수축하며 혈소판의 응집을 일으킬 가능성도 커지기 때문에 뇌졸중의 위험을 높일 수 있다. 그래서 더더욱 편두통이나 편두통성 어지럼증을 치료하고 증상을 조절하는 것은 중요한 일이다.

편두통성 어지럼증이 자주 반복하는 환자의 치료로써 가장 먼저 시행하는 것은 '생활 일기 쓰기'이다. 어떤 것이 뇌혈관의 수축 이완을 유발시키는 지를 알아보는 게 중요하기 때문이다. 사람마다 유발 원인이 다 다르고, 한 가지인 경우도 있지만 여러 가지인 경우도 있다.

이 유발 원인은 어떤 특정한 검사를 통해 알아낼 수 있는 것이 아니라 본인이 본인의 생활을 돌이켜 보고 관찰하며 찾아내야 한다. 식생활이나 운동 활동, 생리 주기, 수면 습관, 스트레스, 마음 상태 등과 두통이나 어지럼증의 양상이 어떻게 관련이 있는지 자세히 들여다보아서, 그 관련성을 찾아내는 것이 필요하다. 스트레스를 많이 받았을 때나 잠을 못 잤을 때 증상이 생기는 경우가 많으며, 식생활도 큰 관련이 있는데 술과 담배, 카페인이 원인인 경우가 많다.

술과 담배는 직접적으로 혈관 수축에 작용하기 때문에, 혈관 수축이 주 문제인 편두통성 어지럼증을 일으킬 수 있다. 커피와 초콜릿, 레드와인, 치즈, 에너지 드링크 등에 많이 들어있는 카페인 역시 편두통을 일으키는 대표적인 주범이다. 카페인을 너무 많이 섭취해서 편두통성 어지럼증이 오기도 하지만, 반대로 주중에 커피를 늘 마시던 회사원이 주말에는 커피를 안 마시면 카페인 섭취가 갑자기 끊기면서 오히려 두통이나 어지럼증이 나타나기도 한다. 이런 연관성은 '생활 일기'를 세심히 기록하면서 살펴봐야지만 알아낼 수 있다.

이렇게 알아낸 원인을 생활에서 예방하는 것이 가장 중요한 치료법이다. 물론 명확한 원인을 찾지 못하거나, 증상이 심하고 빈도가 잦다면, 약을 복용하기도 한다. 편두통성 어지럼증 환자들에게는 편두통 환자에게 사용하는 급성기 약(진통제, 트립탄 계열 약물, 얼고트 알칼로이드 계열 약물)이나 예방약(베타차단제 등 혈압강하제, 항경련제, 항우울제 등)을 사용할 수 있으며, 어지럼증이나 속 울렁거림을 줄여주는 약도 사용하기도 한다.

또한 편두통성 어지럼증은 어린이들이나 학생들이 호소하는 어지럼증의 가장 흔한 원인이기도 하다. 어린 학생들이 어지럼증과 두통을 호소할 때는 부모는 혹시라도 뇌종양은 아닐까 걱정이 되기 마련이다. 그래서 뇌 MRI까지 찍었는데 아무 이상이 없고, 아이는 계속 어지러워 한다면 부모와 아이는 모두 무슨 병인지 몰라서 더욱더 불안해지게 된다. 이런 아이들에게서 자세히 어지럼증의 양상을 들어보고 필요한 검사를 통해 다른 병이 아닌지를 확인해본 후 편두통성 어지럼증을 진단하게 되는 경우가 많다.

편두통성 어지럼증을 진단받는 아이들은 평상시 멀미를 자주 하거나 빛이나 소리에 예민한 경우가 많고, 부모 중에 편두통이 있는 경우가 흔하다. 이런 경우 진단이 늦으면 아이들도 부모들도 불안해지기 때문에 어지럼증이 더 악화되기도 한다. 빠른 진단과 상담, 적절한 치료를 통해 아이들과 부모의 불안은 없애고 일상생활을 잘 할 수 있도록 돕는 것이 전문가의 역할이다.

메니에르병과 편두통성 어지럼증은 증상이 생기게 된 발병 기전과 치료법이 서로 다르다. 하지만, 두 병 모두 나의 증상이 무엇에서 시작되었는지를 잘 살펴보는 것이 증상 조절에 중요하며, 적절한 약물 복용 등의 전문적인 치료가 필요하다는 점에서는 일맥상통하는 질환이라고 할 수 있겠다. 전문가의 도움과 셀프 케어가 동시에 이루어져야 하는 질환이다.

갑자기 시작된 심한 어지럼증,
전정신경염

물 나르는 남자에 대한 "슬프지만 다행"인 옛날이야기가 있다. 이 이야기를 들어 보셨는지…

옛날 어느 마을에 물을 길어 나르는 일을 하는 남자가 살았습니다. 산골짜기 옹달샘에서 마을까지 너무 멀어서, 하루에 딱 한 번 물을 길어올 수 있었지요. 남자는 긴 막대를 어깨에 지고, 막대 양쪽 끝에 큰 양동이를 달아서, 왼쪽, 오른쪽 양동이에 물을 꽉 차게 가득 담고 물을 날랐습니다. 한 번에 많이 날라야 하니까요. 남자는 양쪽 끝에 물이 가득 든 양동이를, 물이 넘치지 않게 조심조심 들고 가느라, 균형을 잡으며 걸어야 했습니다. 그래도 남자는 균형을 잘 잡으며 하루하루 물을 잘 나르면서 열심히 살았습니다.

그런데 어느 날, 남자가 여느 때와 마찬가지로 물을 지고 가고 있는데, 왼쪽 양동이가 구멍이 나 있었던 모양입니다. 왼쪽 양동이에서 물이 조금씩 새기 시작했습니다. 남자는 양동이에서 물이 새는 걸 알아차리지 못하고 걸어갔습니다. 자기도 모르게 왼쪽 팔에 힘을 더 줘서 균형을 맞춰가면서요. 그리곤 도착해서야 알게 되었어요. 왼쪽 양동이에 물이 다 빠져버렸다는 것을요. 먼 산길을 걸어오는데, 물 한 양동이만 옮긴 꼴이 되어서, 남자는 슬펐습니다.

다음 날 남자는 왼쪽 양동이 바닥의 구멍을 잘 이어 붙이고, 다시 두 개의 양동이에 물을 담았지요. 그런데 걸어가는 중에 갑자기 왼쪽 양동이가 퍽! 하고 깨져버렸습니다. 순식간에 물이 확 쏟아졌어요. 갑자기 왼쪽이 가벼워지자, 아뿔싸, 남자는 균형감각을 잃고 거의 넘어질 뻔했습니다. 하지만 다행히도 남자는 넘어지지 않았고, 바로 왼쪽 팔에 힘을 더 줘서 오른쪽과 균형을 맞추었습니다. 그래서 남자는 남은 오른쪽 양동이의 물은 지키면서 물을 도착지까지 나를 수 있었답니다.

슬프기도 다행이기도 한 이 물 나르는 남자에 대한 이야기는 사실, 우리의 평형 감각에 대한 이야기이다.

- 왼쪽 오른쪽 두 양동이는 우리의 전정 기관이다. 이 전정 기관은 두 개가 짝을 이루기 때문에 우리가 균형을 잘 유지할 수 있다. (왼쪽 오른쪽 두 양동이에 물이 비슷하게 차 있어야 물을 잘 나를 수 있는 것처럼.)
- 그런데 한쪽 전정 기관의 기능이 조금씩 조금씩 약해진다면, 우리 뇌가 이를 보상해주기 때문에 우리는 별로 어지러움을 느끼지 못한다. (왼쪽 양동이에서 물이 조금씩 샐 때는 자신도 모르게 균형을 맞추며 물을 잘 나를 수 있듯이.)

• 하지만 서서히가 아니라 갑자기 전정 기관이 확 망가지면 어떨까? 이때는 굉장히 어지럽다. (왼쪽 양동이의 물이 갑자기 쏟아지면, 순간적으로 휘청~ 하는 것처럼 말이다.)

그런 경우가 바로 '급성 일측성 전정 기관 장애(acute unilateral vestibulopathy)'이다. 통상 '전정신경염'이라고 한다. 이름에서만 보면 신경에 염증이 생긴 것 같지만, 그보다는 전정 기관의 세포에 문제가 생긴 것을 일컫는 병이다. 아직 그 원인이 정확히 밝혀지진 않았지만, 대부분은 바이러스 때문에 세포가 파괴되는 것으로 생각하고 있다. 또는 전정 기관의 혈관이 막혀서 세포가 기능을 못 하기도 하고, 피로나 스트레스가 기저 요인이 되어 발생하기도 한다.

어떤 이유로 발생하였든지 간에 한쪽 전정 기관의 세포가 마치 태풍이 지나가는 것처럼 갑작스럽게 확 타격을 입으면, 정상인 쪽과는 균형이 맞지 않게 된다. 그러면 우리 몸은 물지게 장수처럼, 휘청~ 할 수밖에 없다. 전정 기관이 망가지면 안구의 움직임에 영향을 주어 눈알이 빙글빙글 돌아간다. 환자 입장에서는 세상이 빙글빙글 돈다. 그리고 자세를 바로잡을 수가 없어서 쓰러지고 만다. 말 그대로 '극심한 어지러움'이다.

전정신경염으로 병원을 찾는 환자들은 정말 쓰러질 듯한 자세로 온다. 한쪽 전정 기관이 망가졌기 때문에 몸의 균형을 잡지 못하고 한쪽으로 쓰러질 듯이 걷는다. 고개도 그쪽으로 기울어져 있다. 눈이 빙빙 돌기 때문에 눈을 감아야 그나마 덜 어지러워서 눈을 감고 말을 한다. 이때 환자의 눈을 들여다보면, 정말 눈알이 핑-핑- 도는 것을 확인할 수 있다. 이렇게 심한 어지럼증이 하루 이상 지속되니 환자들은 죽을만큼 힘들어한다. 이 시기에는 어지럼증을 진정해주는 약을 복용하며 전정기관 내에 태풍이 지나가기를 가만히 누워 기다려야 한다. 태풍은 반드시 지나가게 마련이니까. 왼쪽 양동이가 깨져도 주저앉지 않고 잠깐 휘청하고, 다시 오른쪽 양동이를 나르며 걸어가는 물지게 장수처럼 말이다.

물지게 장수에게는 휘청하는 순간이지만, 실제 우리는 며칠이 걸릴 뿐이다. 그 며칠간 너무 힘들 때는 의학의 도움을 받으면 된다. 전정신경염이 아니라 다른 문제는 아닌지 확인도 받아보고, 너무 구토를 많이 해서 전해질 불균형이 왔거나 너무 못 먹어서 영양이 필요하다면 그에 맞는 수액 치료를 받을 수도 있다. 또는 전정신경염이 온 이후 바로 이석증이 함께 오는 경우도 10~15% 정도나 되니, 이석증이 의심되는 상황이라면 그에 대한 검사와 치료도 필요하다.

대부분의 전정신경염 환자들은 약 3~4일 정도 지나면 눈이 돌아가는 것이 가라앉고, 환자도 심하게 어지럽다고 느끼는 게 줄어들며, 70%의 환자들에서는 1주일 후엔 극심한 어지럼증은 다 사라져있다. 하지만 처음의 극심한 어지럼증은 가시더라도, 미세한 속 울렁거림이나 어지럼증, 걷는 데 불편함 등은 계속 남아 있기 마련이다. 이때부터는 누워서 쉬면 오히려 안 되고, 재활, 즉 '균형 잡기 연습'을 해야 한다. 이 시기에는 진정제도 복용하면 안 된다. 완전히 낫는 데에 방해가 되기 때문이다.

간혹 전정신경염에서 정상으로 돌아오는 과정에서 남아있는 어지럼증이나 속 울렁거림 때문에 불편해서 계속해서 진정제를 먹고 누워 계시는 분들이 있는데, 그러면 낫는 데 시간이 더 많이 걸리게 된다. (제대로 재활이 이루어지지 않는다면 1년 후에도 계속해서 어지러움을 느끼는 분들도 있다. 이런 경우가 25%나 된다고 하는 연구 결과도 있으니, 전정신경염 환자에서 재활은 반드시 신경 써야 하는 부분이다.) 아직 완벽하지 않더라도 조금씩 활동량을 증가하며 생활하고, 균형 잡기 운동을 통해 재활을 해주어야만 한다. 그러기만 한다면 다시 반드시, 반드시 정상으로 돌아올 수 있다.

전정신경염 환자는 그래서, '슬펐지만 다행인' 병에 걸린 환자다.

03
오랫동안 낫지 않는
만성 어지럼증

교통 사고 후
지속되는 어지럼증

　어느 날 고등학교 동창에게서 연락이 왔다. 그녀의 친구가 어지러운데 이유를 못 찾고 있다고 하니, 나에게 진료를 보라고 해도 되겠냐는 연락이었다. 그리고 며칠 후 윤미정 님을 진료실에서 만났다.

　"안녕하세요, 문 원장님, 친구에게 얘기 많이 들었어요. 진료 봐주셔서 감사해요. 몇 군데 병원 다녔는데, 오지 말라는 말도 듣고, 마지막으로 간 병원에서는 정신과에 가보는 게 좋겠다고 해서 엄청 울었거든요."

　"아, 그러셨어요? 어지럼증이 어떻게 시작되었나요? 이야기 해줘 보실래요?"

　"네, 3달 전에 교통사고를 당한 후에 어지럼증이 생겼어요. 운전하는 중에 뒷차가 제 차를 박았는데, 그렇게 세게 박은 건 아니었어요. 하지만 저는 한동안 목디스크로 고생했어요. 오랫동안 목에 깁스도 했고 물리치료도 받았고요. 목이 괜찮아진 것 같아질 때쯤, 그러니까 한 달 전쯤부터 어지럼증이 시작되었어요. 어쩌면 사고난 이후부터 어지러웠는데 제가 목이 아픈데 집중하느라 어지러운 건 잘 몰랐던 것 같기도 해요. 아주 빙글빙글 돌게 심한 건 아닌데, 저는 너무 괴롭네요. 계속 붕떠 있는 느낌이 들고요. 그 이후로 차도 멀미가 나서 오래 못 타겠고요.

모니터 화면을 보면 더 울렁거리는 것 같아서 회사도 계속 쉬고 있어요. 자동차 보험도 아직 종결 못 했고요. 머리에 문제인가 싶어서 MRI도 다 찍어봤는데 정상이라고 해요. 대학병원에서 어지럼증 검사도 받아봤는데 결과는 잘 모르겠어요. 병원에서는 절 심각하게 생각하지 않는 것 같은데 저는 너무 힘들어요. 보험회사에서도 저를 은근히 꾀병 취급하는 것 같아서 기분도 나쁘고요… 하지만 진짜 어지러워서 생활하기도 힘들고 계속 약도 필요한데 어떡하나요."

윤미정 님이 가져오신 진료 기록지들을 보니 정말 전정기능검사도 정상이었고, MRI 검사도 다 정상이었다. 사실, 윤미정 님의 이야기를 들으면서 짐작 가는 질환이 있었다. 경추성 어지럼증(cervical vertigo)이라고 하는 병이다. 경추성 어지럼증은 대개 머리에 직접적인 충격이나, 교통사고 후 목이 뒤로 갑자기 젖혀지는 경우, 또는 거북목이나 경추 디스크가 있을 때도 생길 수 있다. 목에 문제가 있는 게 어떻게 어지럼이라는 증상으로 연결되는 걸까? 원래 뇌혈관은 뒷목, 즉 경추를 지나는데 이 경추에 일시적인 충격이나 만성적인 문제가 있다면, 뒷목 근육의 긴장도가 높아져서 경추를 지나는 뇌혈관의 흐름이 좋지 않게 된다. 뇌혈관은 뇌에 산소를 공급하는 혈관이므로 흐름이 좋지 않으면 뇌의 산소 공급에 문제가 생겨서 어지럼증이 발생할 수 있다. 또한 경추가 바른 자세로 있는 것 자체가 균형을 잡는 데 도움이 되는 중요한 정보를 뇌에 전달해주는데(서 있을 때 발과 다리의 감각이 균형을 잡는 데 중요하듯이), 경추가 갑자기 젖혀지게 되거나 자세가 틀어지게 되면, 뇌에 균형 잡는데 필요한 정보 전달에 오류가 생기게 되어 어지럼증이 발생하게 되기도 한다.

여기까지 설명하자 윤미정 님은 환하게 웃으셨다.

"아. 선생님, 제가 왜 어지러웠는지 알게 돼서 너무 기뻐요. 솔직히 제가 어지러운데 하는 검사마다 정상이라고 나오니, 정상이라면 기뻐야 하는데 오히려 암울했어요. 미궁에 빠지는 것 같고요. 보험회사 직원이나 남편이나 회사 동료들은 다 절 꾀병으로 보는 거 같아 그게 또 억울하고 속상했고요. 귀 평형 기관에 문제는 없지만, 어지럼증이 실제로도 있는 거라는 걸 인정받은 게 웃프기도 한데 기쁘네요. 이제 알았으니까 고칠 수 있을 것 같아요"

이렇게 어지럼증의 원인이 무엇인지 진단받고 설명을 들으면 오히려 기뻐하는 분들이 계시다. 아마도 오랫동안 어지럼증으로 고생하였지만, 원인을 찾지 못하고 계속 불안하고 힘들었기에 그럴 것이다.

하루 종일 어지러워 못 살겠어요: 심인성 어지럼증

진료실에 찾아오는 어지럼증 환자 중에는 이석증, 메니에르병, 편두통성 어지럼증 등 귀로 인한 어지럼증이나, 뇌졸중 등 뇌로 인한 어지럼증 등등의 진단을 명확히 내리지 못 하는 경우도 많다. 모든 검사에서 다 정상이 나오니 무어라 진단할 수 없는데 환자들은 진짜 어지럼증을 느끼니, 환자들은 답답할 수밖에 없다. "선생님, 치료가 안 돼도 좋으니, 제가 왜 어지러운지만 알아도 좋겠어요."라고 이야기하는 경우도 종종 있을 정도다. 이런 경우는 도대체 무엇 때문인 것일까?

이를 기능성 어지럼증(functional vertigo) 또는 심인성 어지럼증(psychogenic vertigo)이라고 통칭한다. 어떤 의사는 이를 '공포성 체위성 어지럼증(phobic postural vertigo)'라고 명명하고 진단기준을 제시하였고, 어떤 의사는 '지속적 체위 지각 어지럼증(persistent postural perceptual dizziness)'이라고, 어떤 의사는 이를 '만성 주관성 어지럼증(chronic subjective dizziness)'이라고도 하였다. 각각의 진단기준이 있는데 중복되는 기준도 많다. 참 진단명이 중구난방 많기도 하다.

어쨌든 다른 검사에서 다 정상이라 어지럼증의 원인을 밝힐 수 없는데 환자는 지속적으로 어지러운 경우가 이에 해당한다고 할 수 있다. 연구에 따르면 어지럼증으로 방문하는 환자들의 10~15%가 이에 해당한다고 하니 적은 수는 아니다.

　이런 경우는 나의 경험으로 보면 크게 두 부류의 환자로 나눌 수 있었다. 한 부류는 심한 어지럼증이 발생했었고, 그 이후 어지럼증 병의 원인은 치료가 되었는데도 계속해서 어지럼증을 느끼는 경우다. 예를 들어서 앞서 이야기한 경추성 어지럼증의 윤미정 님 같은 경우이다. 처음 어지럼증의 시작은 경추 손상으로 인한 경추성 어지럼증이었지만, 경추의 문제는 물리 치료와 약물 치료로 어느 정도 해결이 되었고, 게다가 시간도 충분히 흘러서 더 이상 문제 될 것이 없는데도 뇌에서는 계속해서 어지럼증을 느낀다. 이는 어지러웠던 기억이 너무 강렬해서 뇌에서 아직 어지러운 느낌을 계속 기억하고 있기 때문이다. 거기에다가 심한 어지럼증을 겪었던 기억 때문에 '또 언제 어지럽기 시작할까?', '다시 심하게 어지럼증이 오면 어쩌지?' 하는 등의 불안이 나도 인식하지 못하는 사이에 생긴다. 그래서 평상시 정상인들에게도 생길 수 있는 잠시 잠깐의 몸의 불균형도 이런 상태의 사람들의 뇌에서는 크게 인식되어 버린다. '조금만 불균형이 있어도 어지럼증이 느껴져 버리는 상태', '어지러울까 봐 어지럼증이 생기는 상태'가 되어버리는 것이다.

　두 번째는 일종의 신체화 장애로, 스트레스나 불안, 우울감이 '어지럼 양상'으로 나타나는 경우다. 예를 들어 공황 장애 환자 중에 공황 발작 시 어지럼증을 호소하는 경우가 있는데, 이는 공황 발작 시 우리의 뇌 상태가 어지럼을 야기하기 때문이다. 또는 어지럼증을 지속적으로 호소하던 환자의 어지럼증이 알고 보니 불안 장애 때문에 생긴 것이거나 특정한 스트레스 때문에 생긴 것일 수도 있다. 스트레스는 메니에르병이나 이석증, 전정신경염, 편두통성 어지럼증 등을 불러일으키기도 하지만, 이런 진단 없이 단지 어지럼증만 일으키기도 하는 것이다.

중학생인 지민이는 오랫동안 지속되는 어지럼증으로 찾아왔던 친구다. 지민이는 서 있거나 걸을 때 구름 위에 있는 것 같은 느낌이 들고 학교에서 몇 차례 심하게 어지러워서 기절하듯이 쓰러질 뻔한 적도 있다고 하였다. 지민이의 전정기능검사는 모두 정상이었으며 신경과에서 찍었다고 가져온 뇌 MRI도 모두 정상이었다. 지민이와 대화를 나눠보니 지민이의 어지럼증은 학업과 친구 관계 스트레스가 영향이 커 보였다. 잠깐의 대화에서도 느껴질 정도라서 정신의학과 전문가의 상담이 필요할 것으로 생각되었다. 하지만 부모님은 그럴 리가 없다며 다른 병원에 가보겠다며 지민이의 손을 잡고 밖으로 나갔다….

어린 학생들은 스트레스나 불안, 우울감이 두통이나 어지럼증, 속 울렁거림 등으로 나타나는 경우가 성인보다 많다. 이런 경우 어지럼증에 대한 약만 복용하고 내면의 문제가 해결되지 않으면, 증상이 지속되거나 다른 종류의 신체화 증상들이 나타나기도 한다. 그러니 꼭 주의해서 심리적인 부분을 체크해야 한다.

하지만 심인성 어지럼증(또는 기능성 어지럼증)이라고 진단 내려진다고 해서, 단순히 정신과쪽 질환이라고, 정신이 약해 빠져서 그렇다고, 꾀병이라고 할 수는 없다. 왜냐하면 심인성 어지럼증 환자들 모두 뇌에서 실제로 어지럼증을 느끼는 것이 맞기 때문이다. 심인성이라고 하지만 마음의 문제가 아니라 뇌의 문제다.

이런 어지럼증 환자들의 뇌를 기능성 MRI(functional MRI)로 촬영을 해본 연구들이 많이 있다. 환자들의 휴식 상태의 뇌를 기능성 MRI로 촬영해보았을 때, '균형 감각을 담당하는 부분'과 '공간을 인지하는 역할을 하는 부분'이 정상인들에 비해 활동성이 약해져 있다는 연구 결과, '균형 감각과 소뇌 간의 연결'이 정상인들과 다르다는 연구 결과 등이 보고된 바 있다. 즉, 전정기능검사, 뇌 MRI 검사에서 다 정상이 나오는 환자라고 하더라도 실제로 균형을 잡는 뇌 기능은 떨어져 있을 수 있다는 것이다.

이렇게 심인성 어지럼증으로 통칭되는 여러 진단명의 환자들에게 병원에서는 쉽게 "스트레스 때문에 어지러운 거예요", "마음먹기에 따라 다른 거예요" 라고 말하면서 치료를 포기해버리기도 한다. 환자들은 이런 진료를 받으면서 '마음 때문에 생긴 어지럼증이라고? 내가 꾀병이라도 부린다는 건가?'하면서 서러운 마음이 들기도 한다. 지민이의 부모님처럼 어떤 보호자들이나 환자들은 이를 받아들이지 못하고 여러 병원을 전전하기도 한다.

이런 환자들은 스트레스나 불안, 우울감을 들여다보는 것이 우선순위 치료다. 그런 면이 좋아져야 어지럼증이 좋아질 수 있다. 그러나 그렇다고 해서 마음의 문제로만 여기지는 말아야 한다. 환자의 실제 뇌에 변화가 있는 것이 맞고, 이비인후과나 신경과에서 어지럼증과 관련된 치료를 받아야 하는 게 맞다. 적절한 약물 치료와 균형 잡기 연습이 바로 그 치료다. 이렇게 통합적으로 접근한다면 오래 되고 이유를 알 수 없는 어지럼증도 나을 수 있다.

일어나다가
어지럽다면?

개그 코너나 드라마에 많이 나오는 장면으로, 연약해 보이는 여성이 갑자기 일어나면서 현기증을 느끼며 "아, 빈혈!"하며 쓰러질 뻔~ 하다가 겨우 중심을 다시 잡는 장면이 있다. 이런 장면처럼 실제로도 앉아 있다가 일어날 때 갑자기 어지럼증을 느끼는 사람들이 있다. 이때 사람들은 빈혈이 아닌가 염려하는데, 이런 증상을 보이는 대표적인 질환은 빈혈보다도 다른 병으로, 기립성 저혈압(orthostatic hypotension)과 체위성 기립성 빈맥 증후군(postural orthostatic tachycardia syndrome)이라고 하는 질환이다.

이 두 질환은 드라마나 개그 코너에 많이 나오는 장면이라고 이야기한 것처럼 사실 꽤 흔하다. 특히 젊은 여성에 많다. 왜 이런 증상이 생기는 것일까?

앉거나 누워있다가 일어날 때는 정맥이나 심장에서 중력을 이겨내고 위쪽으로 피를 올려주어야 하니, 더 세게 짜 올려주어야 피가 뇌까지 갈수 있다. 그런데 바로 태세 전환을 하지 못 하면, 뇌로 이동하는 혈류량이 줄어들게 되어서 뇌에 산소가 잠시 부족해진다. 그러면 일시적으로 눈앞이 깜깜해지며 쓰러질 것 같고, 속이 울렁거리며 어지러워진다. 이때 혈압이 떨어지는 경우를 기립성 저혈압이라 하고, 체위성 기립성 빈맥 증후군은 혈압은 그대로이지만 맥박이 빨라지는 경우를 일컫는다.

이 증상이 앉아있거나 누워있다가 갑자기 일어나면서 생기기도 하지만, 오래 서 있던 중에 어지럽기도 하고, 걷거나 운동하는 중에, 혹은 샤워 중에 어지럼증이 생기기도 한다. 그래서 결국 서 있지 못하고 앉거나 누워야 이 어지럼증이 해결된다. 혹은 실제로 쓰러져 버리는 경우도 있다. 또한 이 증상이 잠시 잠깐 생기기도 하지만, 어떤 경우에는 하루 종일 피로하고 머리가 아프며 어질어질한 느낌이 들기도 한다. 임신이나 생리주기와 관련해서 증상이 발생하기도 한다. 스트레스나 음주 때문에, 또는 수술이나 바이러스 감염 이후에 이런 증상이 심해지기도 한다.

진료실에서 만났던 25세 박세나 씨가 바로 이런 경우였다. 박세나 씨는 딱 보기에도 여리여리하고 연약해 보이는 여성이었는데, 최근에 양쪽 귀가 먹먹하고 자꾸 어지러워서 이비인후과 진료를 보고 메니에르병을 진단받았다고 하였다. 메니에르병의 치료로서 이뇨제를 복용하기 시작했는데, 어지럼증이 낫지 않고 계속 먹먹하고 어지럽고 오히려 더 심해지는 것 같다고 하였다.

귀가 먹먹한 증상 때문에 해 본 청력검사에서 결과는 양쪽 모두 저음역이 아주 약간 떨어져 있을 뿐 청력은 정상 범위 안에 있었고, 고막도 모두 정상이었다. 또한 세나 씨가 호소하는 어지럼증의 양상은, 실제로 천장이 빙글빙글 도는 느낌은 아니고 앉아있다가 일어날 때 쓰러질 것 같은 느낌이라고 하였다. 하루에도 여러 차례 어지럼증이 나타나며, 평상시에도 피로하고 머리가 맑지 않고 뿌예서 어지러운 느낌으로, 귀먹먹함도 어지럼증도 누워있으면 좀 편안해서 짬이 날 때마다 누워있다고 하였다.

세나 씨의 증상이 전형적인 메니에르병은 아닌 것 같다는 의심 하에, 단서를 찾기 위해 전기 와우도 검사를 시행해보았는데, 검사 결과 정상 소견을 보였다. (메니에르병에서는 대개 전기 와우도 검사 결과 S/P ratio 라고 하는 값이 비정상적으로 높게 나타난다.) 또한 기본적인 전정기능검사를 시행해보았을 때도 모두 정상 소견을 보였다. 세나 씨에게 증상과 과거력을 좀 더 자세하게 물어보자, 세나 씨는 고등학생 때에 오랫동안 운동장에 서 있다가 쓰러진 적이 있다고 했다. 최근에 다이어트를 해서 평상시에 짜지 않게 먹고 있으며, 원래도 뚱뚱한 편이 아닌데 몸무게가 2달 사이에 3킬로 정도가 빠졌다고 했다.

이런 정보들을 종합하자, 세나 씨는 메니에르병이 아닐 가능성이 매우 크다는 판단이 들었다. 귀먹먹함과 어지럼증이 함께 있다고 하면 메니에르병을 제일 먼저 의심하지만, 사실 각각의 증상이 다른 이유로 왔을 수도 있다. 특히 젊고 마른 여성에서, 귀먹먹함은 '이관 기능의 장애'로 인해 오고 (갑작스런 체중 변화는 이관에도 영향을 주기 때문에, 이관이 하는 역할인 고막 안쪽 공기 압력의 항상성 유지가 잘 안되게 되고, 그로 인해 귀먹먹한 증상이 나타날 수 있다) 어지럼증은 또 다른 이유인 '기립성 저혈압'이나 '체위성 기립성 빈맥 증후군' 때문에 생기는 경우가 종종 있다.

세나 씨의 경우 워낙 마른 체형이라 혈류량이 적어서 기립성 저혈압이나 체위성 기립성 빈맥 증후군이 잘 올 수 있는 데다가, 최근에 다이어트를 해서 짜지 않게 먹었으니, 몸의 전해질 불균형으로 인해 더더욱 이런 증상이 심하게 올 수 있겠다는 생각이 들었다.

세나 씨에게 자세 변화에 따른 혈압과 맥박의 변화를 체크해보니, 눕거나 앉아있을 때에 비해 일어서 있을 때에 혈압은 변화가 없지만, 맥박이 현저하게 높아짐을 알 수 있었다. 원래 사람들은 눕거나 앉아있을 때에 비해 일어서 있을 때는 다리 쪽의 정맥에서 더 열심히 피를 위쪽으로(심장과 뇌쪽) 짜올려줘야 한다. 이는 다리 정맥의 자율신경계가 '어, 이 사람이 앉아있다가 섰네, 더 열심히 피를 짜야지 피가 위쪽으로 올라갈 수 있겠구만!'하고 알아차려야 가능한 일이다.

그런데 다리 정맥의 자율신경계가 이를 알아차리지 못하면, 피가 충분히 위로 올라오지 못한다. 그러면 심장이 대신해서 더 열심히 쿵쾅쿵쾅 피를 짜야지만 위쪽으로 혈류가 공급되니 심장이 빨리 뛰게(빈맥)된다. 그럼에도 불구하고 뇌에 산소가 일시적으로 결핍되면 어지럼증이나 속울렁거림 등이 발생한다. 이를 '체위성 기립성 빈맥 증후군'이라고 하며, 이 병명이 알려지고 연구된 지는 그리 오래되지 않았다.

세나 씨는 무리한 다이어트로 인해 평소보다 더 혈류량이 적어지면서 증상이 악화되었다고 볼 수 있다. 이런 경우 치료로서 혈류량을 다시 증가시키기 위해, 수분을 많이 섭취 하고, 나트륨도 많이 섭취하도록 권한다. 평소보다 물도 많이 마시고 좀 더 짜게 먹는 것이 치료의 방법의 하나다. 이 증상은 이른 아침에 더 악화되는 경향이 있기 때문에 환자들에게 아침에 국을 먹을 것을 권하기도 한다.

그런데 세나 씨는 오히려 메니에르병으로 알고 저염식을 열심히 하면서 메니에르병에 대한 약으로 이뇨제를 먹고 있었으니… 증상이 더 안 좋아질 수밖에 없었다. 또한 심장의 근육을 튼튼하게 해서 피를 잘 짜주고 뇌로 산소 공급이 빨리 잘 되게 하기 위해서 유산소운동을 습관 화하는 것도 중요한 치료법이다.

세나 씨처럼 일어설 때 맥박이 높아지기도 하지만(체위성 기립성 빈맥 증후군), 혈압이 떨어지는 경우도 있다. 이를 '기립성 저혈압'이라고 한다. 일어설 때 피가 충분히 위로 올라오지 못하니 혈압이 떨어지는 것이다. 체위성 기립성 빈맥 증후군이나 기립성 저혈압의 치료는 비슷하다. 심장 근육을 단련시켜주기 위해 운동을 하는 것, 혈류량을 증가시키기 위해 수분과 나트륨을 충분히 섭취하는 것, 저혈압을 일으킬 만한 원인 질환이나 복용하는 약이 있는지 체크해보는 것, 다리에 압박 스타킹을 신어서 다리로 피가 많이 쏠리는 것을 방지해주는 것, 이러한 생활요법 외에도 약을 처방하기도 한다. 혈압을 올리는 약이 도움이 되며, 또는 자율신경계가 체위의 변화를 잘 알아차리라고 자율신경계 관련 약물을 사용하기도 한다.

빈혈이 있는 경우도 비슷한 양상의 어지럼증이 생길 수 있다. 빈혈로 인한 어지럼증은 단순히 혈류량 분포의 문제가 아니라, 핏속에 산소를 운반하는 적혈구를 이루는 단백질인 헤모글로빈, 또는 적혈구 자체가 부족해서 생기는 저산소증이 문제다. 저산소증으로 인해 뇌로 가는 혈류 속 산소가 부족해서 어지럼증이 발생하게 된다. 빈혈이 확인된다면 빈혈의 원인이 무엇인지를 찾고 이를 치료하는 것이 필요하다.

결국 환자의 어지럼증의 양상을 잘 파악하고 적절한 검사를 이용해서 정확히 '진단'하는 것이 어지럼증 치료에서 필수적인 부분이다. 한

번에 안 될 수도 있고 정확한 진단을 위해서 시간이 필요한 경우도 있다. 시간이 걸리더라도 정확한 진단을 내리는 것은 매우 중요하다. 그래야 환자에게 딱 맞는 제대로 된 치료를 제공해줄 수 있기 때문이고, 한 끗 차이로 진단이 어긋난다면 오히려 환자에게 해가 되는 치료를 하게 될 수도 있기 때문이다.

멀미가
계속 될 때

간혹 차로 오랜 장거리 이동 후에 멀미가 생겼는데, 멀미가 사라지지 않고 계속된다고 하는 분들이 있다.

- 젊은 신입 승무원이었는데, 난기류에서 비행을 오래 한 날 이후, 땅에 있을 때도 그 기분이 느껴지는 게 한 달이 넘게 계속된다며 힘들다고 내원한 환자
- 크루즈 여행을 하고 난 이후에 땅에서도 계속 뱃멀미를 하는 것 같은 기분이 든다고 하며 찾아온 중년 여성
- 롯데월드에서 바이킹을 타고 난 후 계속해서 바이킹에 타 있는 것처럼 어지럽다고 찾아온 남자 고등학생

왜 이런 일이 생기는 걸까? 이 증상도 병명이 있다. Mal de Debarquement Syndrome 라고 한다. 병명이 있다는 것의 의미는 이런 증상을 가진 사람이 나 뿐이 아니라는 점이다. 대개 차나 비행기 배로 긴 여행을 한 이후에 생긴다. 이동 수단에서 내려서 잠시 약간 어지러운 느낌이 드는 것은 흔히 말하는 땅 멀미 증상으로 정상적인 반응이지만, 이 사람들은 그 증상이 오래 가는 게 문제다. 몇 달에서 드물게는 몇 년

까지 가기도 한다. 생기는 이유가 명확히 밝혀지진 않았으나, 움직임에 대해 뇌에서 적응하는 기전에 문제가 생겨서 그렇다고 생각되고 있다.

예를 들어, 배에 있을 때 우리 몸의 움직임은 오른쪽에서 왼쪽, 왼쪽에서 오른쪽, 위에서 아래로, 아래에서 위로… 복잡하게 움직인다. 우리의 뇌는 이 복잡하고 지속적인 움직이는 느낌에 처음에는 어색해하지만 곧 적응한다. 머리의 위치도 돌리고, 눈도 여기저기 보면서 적응하는 것이다. 바다에 겨우 적응했는데 다시 땅에 내리면, 뇌는 움직이지 않는 땅에서 균형 잡기에 다시 적응해야 한다. 대부분 사람들은 곧 땅에 적응하지만, 시간이 오래 걸리는 사람들도 있다. 뇌가 배 위의 '움직임 모드'에 멈춰버려서 그렇다.

이 환자들은 대개 빙글빙글 도는 느낌이라기보다는 균형이 맞지 않는 느낌이라고 호소한다. 다른 질환과는 달리 차에 타서 이동하거나, 뭔가 움직이는 중일 때 오히려 어지럼증이 좋아진다는 특징도 있다. 대개는 실생활에 집중하고 있을 땐 덜 느끼고, 쉬거나 앉아있을 때 증상이 더 나빠진다. 실제로 걸을 때 넘어지는 등의 문제가 생기진 않는다.

이런 환자들이 괴로운 이유 중 하나는 자신의 상태에 대해 병원마다 "정상입니다"라고 하고 끝난다는 게 문제다. 균형감각에 이상이 있나 싶어서 이비인후과에서 귀와 관련된 청력, 평형기능 검사를 해봐도 정상, 뇌에 이상이 있나 싶어서 신경과에서 뇌 MRI MRA 등을 촬영해봐도 정상. 이 병원, 저 병원에 다니게 되고, 그러면서 점점 더 실망하게 되고 불안해지고 증상은 더 심해지게 된다.

기본적으로 이 질환은, 결국 '중추신경계의 기능 부전' 때문에 생긴 문제라고 할 수 있다. 그럼 치료는 어떻게 할까? 아직 제대로 확립된 치료 체계는 없지만, 이 병이 이제 뇌에서 적응을 못하는 문제임을 알게 되면서 그에 대한 치료가 여러 방법으로 시행되고 있다.

항우울제나 항불안제가 뇌에서 멀미를 느끼는 것을 줄여주는 데에 도움이 되기도 한다. 진정제 사용은 일시적으로 도움될 수 있지만, 오래 복용하지는 않아야 한다. 약보다는 전문적인 전정 재활 치료인 균형 잡기 연습(이 장의 마지막에서 설명할 것이다)을 시행하는 것이 가장 중요하다. 전문적인 치료를 받는 것 외에도 내가 환자들에게 추천하는 것은 '걷기'와 '요가'가 있다. 밖에서 여기저기 바라보고 시선을 맞추며 걷는 것은 뇌에서 시각 정보, 체성 감각 정보 등을 통합해서 균형잡는 데 큰 도움이 된다. 또한 자신의 수준에 맞춘 요가를 하며 내 몸을 컨트롤하는 연습을 하는 것도 좋다.

낫기 위해 가장 중요한 것은 제대로 진단받아서, 자신의 상태에 대해 정확한 설명을 듣는 것이다. 그래서 자신의 상태와 앞으로 나아가야 할 방향에 대해 제대로 인식하는 것이 중요하다. 그런 상담 과정을 거치면서 나의 현재 문제가 뇌의 적응이 안 됨을 파악하고, 어지러움에 대한 불안을 줄이면, 뇌가 적응하는 데 도움을 줄 수 있다. 무엇보다 중요한 것은 초조해하지 않고 멀리서 자신을 바라보며 여유를 갖고, 포기하지 않고 나 자신이 나를 돕도록 만드는 것이다. 그리고 혼자서 힘들다고 해서 좌절하지 말고 의료진의 도움을 꾸준히 받아야 한다.

나이 든다고
어지럽기까지 하나?

　나이가 들면 난청도 생기지만 어지럼증도 생긴다. 이런 노화성 어지럼증을 나는 우리 집 개를 보며 경험한 바 있다. 나에게는 내 나이 열아홉 살 때부터 키운 강아지, 요크셔테리어 '똘이'가 있다. 털이 새까맣고 눈은 크고 동그랗고 코도 오똑해서 데리고 산책 나가면 보는 사람 모두가 잘 생겼다고 이야기했었다. 비록, 요크셔테리어치고는 한 덩치 해서, 사람들이 "슈나우저에요?"라고 가끔 묻기는 했지만… 똘이는 내가 열아홉 살에 우리 집에 와서 함께 살다가, 내가 마흔 살에 세상을 떠났으니, 21살이나 산, 대단한 강아지다.

　똘이가 처음 우리 집에 왔을 땐 모든 가족의 관심과 귀여움을 한 몸에 받았었다. 녀석의 표정 하나 몸짓 하나에 친정 식구 6명이 함께 열광했었다. 우리 집 막내라며 아빠를 닮아 덩치도 크고 성질도 있고 용감하다고 했었다. (개가 사람 주인을 닮는다고 믿다니…!) 이름에도 성을 붙여서 "문똘똘"이라고 불렀었다. 6명이 서로에게 뾰족하게 감정의 날을 세우던 때에도 똘이 이야기를 나눌 때면 모두 입에 미소를 띠게 되고, 집안 분위기가 솜처럼 보송보송 가벼워졌었다. 나와 동생의 결혼식에도 똘이는 넥타이에 양복을 입고 참석하여 의젓하게 가족사진도 함께 찍은, 진정한 우리 가족 멤버였다.

그렇게 똘이는 우리 집 귀염둥이로 지내다가, 내 자녀들이 태어나며 찬밥 취급도 받았다가 하며 점점 나이 들어갔다. 나보다 어린 똘이가 나보다 빨리 나이 들어버린 모습을 보는 일은 정말이지 짠 한 일이었다. 검버섯이 잔뜩 낀 등, 백내장으로 혼탁해져서 어디를 보는지 모르겠는 투명해져 버린 눈, 너무 노견이라 위험하다고 미용실에서 털 자르기를 거부해서 길게 늘어뜨린 회색 털… 눈이 안 보여 어디가 어딘지도 모르면서 방을 걸어 다니는, 털이 눈을 찌를까 봐 잘라주려 하면 쉰 목소리로 으르렁 대던 성질 나쁜 강아지 똘이. 나나 엄마 아빠보다도 오랜 시간 나의 친정집에 항상 있었던 조그만 강아지 똘이.

똘이의 나이 든 모습을 보며, 삶의 시계의 속도가 나와 다름이 느껴져서, 그리고 나도 너도 부모님도 늙는구나 싶어서 마음이 아팠다. 내가 해 준 게 없어서, 나에게 바라는 것도 없어서 생각하면 마음이 아픈 똘이… 친정 식구 모두가 그렇게 똘이를 보며 마음 아파했지만, 티 내는 순간 걷잡을 수 없을 것 같아 서로 맘 아픈 걸 내색하지 않고 일부러 똘이에게 장난치듯 대하곤 했었다.

어느 날 혼자, 아무도 없는 친정에 들어갔는데, 똘이가 여기저기 부딪치며 걷고 있었다. 혼자 어둠 속에 있는 게 무서웠는지 낑낑 소리를 내며. 귀가 잘 안 들려서 내가 들어온 것도 모르는 듯 했다. 전정 기관의 기능이 떨어져서 똑바로 걷지 못하고, 걷다 보면 한쪽으로 치우쳐서 빙글빙글 원을 그리며 걷던 모습. 헤매고 헤매다가 자기의 아지트인 방구석에 자리 잡고 웅크려 누운 모습. 털이 듬성듬성한 등 피부에 검버섯이 잔뜩 끼어 있는 모습… 이제 나와 동생들은 다 독립해서 조용해진 친정집에서 똘이의 셀 수 없이 많은 검버섯을 보며 혼자 눈물을 펑펑 쏟았던 기억이 난다.

나이 드는 것은 생기 있는 젊은 날과 비교하면 쓸쓸하다. 슬프다. 안타깝다. 나이 들어 생기는 모든 변화는 몸의 노화에서 시작되는데, 귀 역시 노화를 피해갈 수 없다. 귀는 노화가 되면 잘 안 들리고(노화성 난청, presbycusis) 균형을 잘 못 잡게(노화성 어지럼증, presbystasis) 된다. 노화성 난청은 나이 들며 생기는 중요한 변화로 이미 많이 알려져 있고, 연구도 활발히 진행되어왔다. 그에 대한 대책으로 보청기 착용이나 인공 와우 등의 기술도 개발되어 계속 발전 중이다.

노화성 난청에 비해 노화성 어지럼증에 대해서는 크게 알려지지 않았었는데, 최근 점점 노인 인구가 많아지면서, 노화성 어지럼증을 호소하는 사람들이 많아지고 있다.(연구에 따르면, 60세 이상 인구의 50% 가량에서 전정 기능이 줄어든다고 한다.) 이에 세계 어지럼증 학회인 Barany 학회에서 2019년 처음으로 노화성 어지럼증에 대한 진단 기준을 세우는 등의 활동과 연구가 점차 진행되고 있다.

나이가 들어 전정 기관과 뇌에 노화가 오면, 젊었을 때처럼 쉽게 빙글빙글 돌거나 앉은 자리에서 빠르게 일어나지 못한다. 가만히 서 있어도 중심 잡기가 힘들 수도 있고, 걸을 때 한쪽으로 쏠리기도 한다. 하루 종일 어지러운 기분을 느끼거나, 침대에서 떨어지는 등 낙상 사고도 쉽게 발생한다. 꼭 빙글빙글 도는 어지럼증이 아니라고 해도, 약간은 몸의 균형이 안 맞는 느낌을 만성적으로 느낄 수 있다.

문제는 이런 증상들과 다른 문제들이 함께 나타난다는 점이다. 연세 드신 분들에게서 어지럼이 있을 때, 이것이 뇌졸중의 전조 증상인지 이석증인지 소뇌위축 같은 특수 질환인지 노화성 어지럼증인지 혹은 눈의 노화 때문에 생기는 현상인지, 근육이 손실되어 생기는 증상인지… 그 구별이 어렵고, 원인이 복합적인 경우도 많으며, 치료도 까다롭고 오래 걸린다. 게다가 나이 드신 분들은 약도 여러 종류를 복용하는 경우가 많으므로, 약에 의해서 어지럼증이 나타나는 것은 아닌지도 확인해야 한다.

예를 들어, 이석증도 나이가 들면 더 잘 생긴다. 이석이 젊었을 때처럼 제자리에 딱 붙어있지 않고 쉽게 떨어지기 때문이다. 한데 연세 드신 이석증 환자들은 평상시에도 자세불균형이 있다 보니, 이석증이 있어도 이를 의심하지 못해서 병원에 방문하는 데까지 시간이 더 걸린다. 또한 노인 환자에서 생기는 이석증은 전형적인 양상이 아닌 경우가 많아 치료도 더 까다롭고 오래 걸리는 경향이 있다. 하지만 제대로 진단하고 치료해서 증상이 곧 호전되는 경우도 많기에, 치료를 받고 난 후에 왜 치료를 빨리 안 받았을까를 후회하시기도 한다.

그러니 어지럼증의 진단과 치료가 까다롭지만, 노인 환자라고 해서 '원래 그러려니' 하고 소극적으로 대응해서는 안 된다. 반대로 노인 환자이니 뇌졸중 등의 위험이 높다고 해서 '큰 문제일까 염려되어' MRI 같은 고가의 검사들을 남발하는 것도 안 되며, 적절한 경우에서만 시행해야 할 것이다. 또한 여러 검사에서 아무 이상이 없다고 해서, "나이 들어 생긴 어지럼증이니 그냥 그대로 사세요"라고 쉽게 말해서도 안 된다. 노화성 어지럼증을 호전시켜 줄 여러 방법들로서 운동과 전정 재활 치료(균형 잡기 운동)가 있기 때문이다. 운동과 재활 치료를 하면 노화성 어지럼증의 증상 호전에 효과가 있다. 어지럼 증상을 줄여주는 진정제는 도움이 되지 않으며, 노인 환자에서 여러 부작용을 일으키고, 장기적으로는 균형 감각 저하만 만든다.

얼마 전 개방된 청와대에 다녀오신 부모님이 핸드폰으로 보내주신 사진 중에 "불로문(不老門)"이라는 곳이 있었다. 그 문을 들어갔다 나오면 늙지 않는 문이라고 하니, 사람들의 늙지 않고 싶어 하는 열망을 보여주는 것 같았다. 사진 속의 불로문 앞에는 머리가 하얗게 센 부모님이 서 계셨다. 고향을 떠나와 타지에서 열심히 자녀 넷을 키우며 건강하고 치열했던 젊은 시절을 보내고 이제 나이 든 부모님.

부모님께 "불로문에 들어가셨다 나오셨으니 앞으로 늙지 마세요!"라고 문자를 보내려는데, 갑자기 며칠 전 인터넷에서 읽은 글귀가 생각났다. "나이듦은 죽지 않은 자에게만 주어지는 포상이다"라는 문장이었다. 어쩌면 너무 원초적인 문장일지도 모르겠다. 하지만, 나이듦에 대해 여러 가지 깊은 철학과 감상, 생각들이 있겠지만, 가끔은 그냥 이렇게 심플하고 긍정적으로 생각해보면 어떨까 싶었다. 안쓰럽고 슬픈 노화가 아닌, 힘든 젊은 시절을 치열하게 보내고 죽지 않고 살아남았기에 받을 수 있는 대단한 포상. 젊음을 그리워하며 노화를 속상해하는 게 아니라, 오늘을 상으로 주어진 하루라고 생각하고, 지금을 축복하며 살 수 있는 마음가짐. 그런 마음을 자꾸 되새겨야겠다는 생각이 들었다.

그러고 사진을 다시 보니, 머리카락은 하얗지만 큰 키에 자세가 꼿꼿하고 여전히 멋진 아버지, 스카프와 모자가 잘 어울리는 단아한 어머니.

두 분 다 연세와 상관없이 여전히 멋있고 예쁘셨다. 하긴, 원래도 멋있고 예쁘셔서, 왜 나는 우리 부모님 자식인데 이 모냥일까를 고민하게 만드셨던 분들이시니! 그 미모와 아우라가 어디 가겠어, 하고 웃음이 났다.

나도 40대 중반의 나이가 되면서 더 마음도 약해지고, 안쓰러운 것도 많이 생기는 것 같다. 너무 고민하고 너무 배려하느라 생각 없이 웃고 즐길 기회를 놓치기도 한다. 머리가 하얘진 나의 부모님도, 나를 찾아오시는 할아버지 할머니 환자분들도, 그리고 천수를 누리고 간 그리운 우리 강아지 똘이도… 너무 세월을 아쉬워하고 늙음을 안쓰러워하지 말아야겠다. 지금을 충실히 즐겨야겠다. 우리 모두 오늘이라는 상을 받은 승자들이니까.

04
어떻게 하면
나을 수 있을까?

- 어지럼증 질환별 식사법
- 마음 챙김과 스트레스 완화
- 어지럼증, 누워 있으면 낫지 않는다
- 사막에서 만난 균형 잡기 전문가
- 스스로, 함께 고치는 어지럼증: 균형 잡기 연습
- 균형 잡기 연습 6단계

어지럼증
질환별 식사법

어지럼증 환자를 보다 보면 진료실에서 꼭 듣는 질문이 있다. "선생님, 무슨 음식이 좋은가요?"이다. 사실, 모든 어지럼증에 좋은 음식은 없다. 하지만, 질환별로 섭취하면 좋은 음식, 섭취해서는 안 될 음식, 식습관 등이 있어서 이를 소개하고자 한다.

1) 이석증 환자의 식사법

이석증은 귀의 작은 돌(칼슘 덩어리)들이 제자리에서 벗어나 물속에 풍덩 빠지면서 생기는 병이다. 그래서 몸의 칼슘 성분 즉, 뼈와 관계가 크다. 골다공증이나 골감소증이 있는 사람의 경우, 뼈의 밀도가 낮아져 있는데, 칼슘 성분인 이석 역시 밀도가 낮아지게 된다. 밀도가 낮아진 이석이 제자리에 붙어있지 않고 쉽게 떨어져 나와 이석증이 발생하게 된다.

폐경기 여성에서 에스트로겐 여성호르몬이 줄어들게 되면, 에스트로겐이 하는 역할 중 하나인 골밀도를 높여 뼈를 튼튼히 하는 것을 못 하게 되니 골다공증이나 골감소증이 생기기 쉽고, 이석증도 생길 가능성이 커진다. 그래서 이석증 환자에서, 특히 중년 여성의 경우에는 골밀도 검사를 받았는지 확인한다. 이석증 환자 중 50세 이상 중년 여성에서 골밀도 검사를 해보았더니 75% 환자가 골다공증 또는 골감소증이었다는 보고도 있을 정도다.

인터넷에서 자주 "아이 키 키우려면 어떤 걸 먹이면 좋을까요?"라는 글들을 본다. 엄마들의 고민 중 하나가 아이들 키 키우기이니까 말이다. 성장기 아이들을 위해 뼈가 잘 자라게 하는 음식을 열심히 챙겨주는 것은 물론 중요하다. 하지만 엄마들은 아이들을 챙기느라 자신을 안 돌보기 쉬운데, 엄마들 본인을 위해서도 뼈를 튼튼하게 해주는 영양을 섭취하도록 노력해야 한다. 이는 골다공증과 골감소증 뿐만 아니라 이석증의 예방과 재발 방지에도 도움이 된다.

뼈를 튼튼하게 해주는 영양소는 많이 알려져 있다시피 칼슘과 비타민 D이다. 칼슘은 우유, 요구르트, 치즈 등 유제품에 많이 들어있으며, 비타민 D가 많이 함유된 음식은 기름기가 많은 생선(연어, 송어, 참치 등), 달걀노른자, 버섯 등이 있다. 최근에는 칼슘과 비타민 D를 더 첨가한 오렌지 주스도 생산되고 있어 이를 마시는 것도 방법이다.

비타민 D는 널리 알려진 대로 햇빛을 쬐는 걸로도 많이 생성되니 야외활동을 하는 것도 권장된다. 하지만 야외활동을 하더라도 피부 건강을 위해 자외선 차단제를 바르는 경우에는 비타민 D의 체내 생성이 부족할 수 있다. 비타민 D 결핍이 아니라 부족한 정도만 되어도 골다공증의 위험이 높아진다는 연구들이 보고 되고 있으니, 비타민 D를 영양제로 복용하거나 주사제로 맞는 방법도 고려해볼 만하다.

2) 메니에르병 환자의 식사법

메니에르병 환자에서 식생활이 매우 중요하고 이를 위해서 생활 일기를 써야 함은 이미 앞에서도 설명하였다. 그중 메니에르병 환자에서 가장 중요한 식생활인 '저염식'에 대해 조금 더 자세히 설명하고자 한다. 저염식이란 염분(salt)을 줄여서 먹는 식생활을 말한다. 염분에는 나트륨(sodium)과 칼륨(potassium) 등의 전해질 성분이 포함되는데, 특히 메니에르병 환자에서 줄여야 할 것은 나트륨 성분이다.

세계 보건 기구(WHO)에서 권고하는 1일 염분 섭취량은 5g 미만이며 1일 나트륨 권장량은 2g 미만이다. 세계 보건 기구의 조사에 따르면 현재 전 세계 평균 1인당 1일 염분 섭취량은 9~12g이라고 하니, 권장량의 거의 2배를 섭취하고 있는 셈이다. 염분 섭취가 이렇게 높다는 것은 나트륨과 칼륨의 섭취도 높다는 의미이며, 이중 특히 나트륨은 우리 체액의 볼륨을 조절하는 중요한 성분이라서 나트륨 성분이 높아지면 삼투압 현상으로 인해 우리 체액의 볼륨이 높아지게 된다. 쉽게 말해 붓는다는 이야기다. 나트륨 수치가 높은 대표적인 음식인 라면을 먹고 자면 다음 날, 얼굴이 퉁퉁 붓듯이 말이다.

짜게 먹으면 내이 림프액의 나트륨 농도가 높아지고, 삼투압을 맞추기 위해 물도 함께 내이 안으로 스며들어 가면서 내이의 림프액이 많아 빵빵하게 붓게 된다. 메니에르병의 치료는 이렇게 부푼 내이 림프액을 다시 줄이는 것이다. 그래서 메니에르병 환자에게서는 나트륨을 최소한으로 줄이는 식습관이 중요하다.

나트륨을 줄이기 위해서는 짜게 먹지 않으면 된다. 소금에 절인 음식인 젓갈, 김치 등을 먹지 않아야 하며, 찌개나 국, 소스 등 국물도 먹지 말아야 한다. 빵이나 감자칩 같은 과자에도 소금이 많이 들어있으니 먹지 않아야 한다.

짜게 먹지 않기 외에도 지켜야 할 또 한 가지는 인공조미료나 합성보존제가 함유된 제품을 먹지 않는 것이다. 인공조미료인 MSG(Monosodium Glutamate- sodium이 나트륨이다)이나 합성보존제인 아황산 나트륨, 아질산 나트륨에도 이름에서 알 수 있듯이 나트륨이 들어있다. 그래서 저염식을 할 때 인공조미료나 합성보존제가 들어있는 음식을 먹지 않아야 한다. (MSG는 일반 소금에 비해서는 나트륨 함량이 낮아 요즘엔 일부러 저염식에 사용하기도 한다. 하지만 직접 요리할 때 전략적으로 소금을 빼고 MSG를 최소량 사용하는 것이 아니라면 굳이 권하지는 않는다.) 특히 외식할 때 인공조미료나 합성보존제는 우리가 얼마큼의 양이 들어있는지 알기가 힘드므로 조절이 어렵다. 최대한 안 먹는 것이 방법이니 외식하는 것을 줄이고, 집에서 먹더라도 가공식품을 최대한 먹지 말아야 한다.

저염식을 하기 위해서 저염 간장이나 저염 소금을 사용하여 요리할 수도 있다. 그런데 이때 유의할 사항이 있다. 저염 간장이나 소금은 나트륨 대신에 칼륨이 많이 들어있다. 그래서 이를 섭취하면 우리 몸의 칼륨 섭취가 증가하는 셈이 된다. 대부분은 문제가 없지만, 너무 과다하게 섭취하면 안 된다. 메니에르병의 치료로 많이 사용되는 이뇨제 중에서 '칼륨을 보존하는 이뇨제 성분(스피로노락톤)'이 있는데, 이 이뇨제를 복용하는 중에 저염 간장이나 저염 소금을 많이 먹으면 몸 안의 칼륨이 너무 증가할 수도 있어서 주의해야 한다.

또한 짜지 않게 먹어야 한다고 하면, 물도 줄여야 하는 것이 아닐지 궁금해하시는 분들이 많은데, 물은 오히려 평상시보다 더 섭취하는 것이 좋다. 물이 우리 몸을 통과하면서 씻어내 주기 때문이다. 물을 너무 적게 마시면 내림프액의 나트륨 농도가 높아지면서 삼투압 효과에 의해 내림프액이 더 불어나게 된다. 1kg당 35mL의 물(60kg의 환자의 경우 약 2L)을 매일 먹은 메니에르병 환자들에게서 어지럼증이나 청력이 호전되었음을 보고한 연구도 있어, 충분한 물을 섭취하는 것은 권장한다. 그리고 앞서 이야기한 것처럼, 당연히 카페인도 줄여야 하고, 금연 금주는 필수다.

사실, 너무 많은 것을 하지 말라고 이야기해서 환자분들에게 죄송하기도 하다. 스트레스도 메니에르 병의 악화의 큰 원인인데 하지 말라는 게 하도 많아서 더 스트레스받겠다고 하시는 분들도 많다. 또 사회생활을 하다 보면 어쩔 수 없이 외식을 해야 하는 때도 생기고, 커피도 마셔야 하는 때도 생긴다.

그럴 땐 어떡하냐고 환자분들이 물으면, 정말 어쩔 수 없을 때는 어쩔 수 없다고 생각해야지 어쩌겠냐고 너무 스트레스받지 말라고 말씀드린다. 하지만 곰곰이 생각하면 각자 나름대로 현명하게 그 상황을 타개할 방법을 찾을 수 있을 것이라고도. 그리고 만약 어쩔 수 없이 먹었다고 하더라도 이를 생활 일기에 적어서 기록해두고 내 몸이 어떻게 반응하는 지를 보는 것도 경험이 되어서 꼭 피해야 할 음식들은 피할 수 있는 계기가 될 수 있다.

어쨌든 생활 일기에 적어가면서 나의 식생활을 의식적으로 하면 어지럼증을 유발하는 음식들도 안 먹게 되고, 혹시 먹더라도 기록을 통해 반성하고 다음엔 줄일 수 있으니, 생활 일기는 메니에르병의 치료에 중요한 도구다.

생활 일기에는 하루 동안 몇 잔의 물을 마셨는지, 세 끼의 식사(주식과 반찬)와 간식으로 무엇을 먹었는지를 기록한다. 그리고 할 수 있다면 끼니마다 얼마큼의 소금을 섭취한 걸로 예상되는지, 카페인은 얼마나 섭취했는지를 기록한다. 그리고 금연과 금주가 필요한 사람이라면 그에 대한 내용도 기록한다. 그리고 어지럼증이나 귀먹먹함 증상에 대해 0-10까지 주관적으로 느끼는 점수를 적고, 만약 어지럼증이 심하게 느껴졌던 때가 있다면 얼마 동안이나 그랬는지도 적는다.

나 자신이 귀 증상 때문에 생활 일기를 적어보았던 사람으로서, 이런 기본적인 생활 일기에다가 그날의 수면 시간과 몸무게, 기분과 스트레스받았던 일도 간단히 쓰기를 추천한다. 힘들거나 불안했던 마음도 일기로 적는 순간, 그 정도가 줄어든다. 신기하게도 그렇다. 그리고 이렇게 기록하다 보면 점점 균형 잡힌 식생활과 수면 습관, 규칙적인 생활 습관이 만들어지는데 큰 도움이 된다. 그리고 내 경험상 생활 일기를 적으며 그날의 사건이나 기분을 적을 때 맨 마지막에 감사한 일을 적는 것은 생활 일기를 감사 일기로 만들어주는 좋은 습관이 된다.

3) 편두통성 어지럼증 환자의 식사법

편두통성 어지럼증 환자에게도 생활 일기 적는 것을 추천한다. 편두통성 어지럼증을 유발하는 많은 인자 중에 가장 흔한 것이 스트레스와 음식, 수면으로 생활 습관적인 부분이 크기 때문이다. 편두통성 어지럼증 환자들의 생활 일기도 식생활에서 염분 제한이 없다는 것만 빼면 위에 적은 메니에르병 환자들과 마찬가지의 방법으로 기록하면 된다. 거기에다 편두통성 어지럼증 환자에서는 나의 증상을 유발하는 것이 무엇인지를 잘 관찰하는 것이 중요하므로, 매 끼니 무엇을 먹는지 적고 어지럼증이나 두통이 어떠했는지 체크해서 기록해야 한다.

편두통성 어지럼증을 유발할 수 있는 식품들은 개인마다 너무나 다양하다. 어떤 사람들은 초콜릿만 먹으면 증상이 생기기도 하고, 어떤 사람들은 레드 와인을 마시면 증상이 발생하기도 한다. 특히, 치즈 종류, 레드 와인이나 맥주 같은 발효술, 초콜릿이나 코코아, 요거트나 치즈 케이크 같은 유제품, MSG가 많이 들어있는 식품, 가공육류(햄, 소시지, 베이컨 등), 견과류 등이 편두통성 어지럼증을 많이 일으킨다고 알려져 있는 식품들이니 이를 섭취하지 않도록 노력해야 한다. 또한 의외의 식품에서도 증상이 유발될 수도 있으니, 섭취한 음식들에 대해 자세히 기록하고, 이를 통해서 무엇이 나의 증상을 유발하였는지 잘 살펴보도록 한다.

4) 기립성 저혈압 또는 체위성 기립성 빈맥 증후군 환자의 식사법

기립성 저혈압이나 체위성 기립성 빈맥 증후군인 경우는 메니에르병과 달리 오히려 나트륨을 섭취해야 한다. 이 병으로 인해 생기는 어지럼증은 오전의 경우 더 심하게 나타나기 때문에 환자들에게 아침에 국이나 수프를 먹으라고 권한다. 너무 급격히 살을 빼지 않도록 주의하며, 이 환자들은 적절한 정도의 운동이 필수적이다.

마음 챙김과
스트레스 완화

어지럼증의 특징이 '다양함'이라고 앞에서 적은 바 있다. 환자들마다 어지럼증의 양상도 다양하고, 어지럼증의 원인으로도 워낙 다양한 병들이 있기 때문이다. 그런데 어떤 원인에서 생긴 어지럼증이든지 심하게 악화시키는 공통된 요인이 있는데, 그것은 바로 '스트레스'이다.

이석증도 메니에르병도 편두통성 어지럼증도 전정신경염도… 모두 스트레스가 병을 키우는데 큰 원인을 제공한다. 실제로 진료실에서 환자들을 보면 스트레스를 받을 때 증상이 악화되는 경우가 굉장히 많다. '스트레스를 받으니 더 어지러운 것 같아요' 정도가 아니다. 실제로 스트레스를 받으며 괴로워한 후에 실제로 청력이 떨어지고, 실제로 이명이 생기며, 실제로 전정 기능이 나빠진다. 이 얼마나 괴로운 일인지… 스트레스는 스트레스대로 힘든데, 이 스트레스 때문에 어지럼증 병도 심해지니 말이다.

물론 현대 사회를 살면서 스트레스를 아예 안 받을 수는 없다. 나 또한 스트레스에서 자유로운 사람이 아니기에 환자들의 괴로운 마음을 백분 이해한다. "스트레스 안 받고 싶죠?! 누가 모르나요, 스트레스가 나쁜 거! 하지만 어떻게 그러냐구욧!!"라고 외치고 싶은 마음. 하지만 치료를 위해서는 스트레스 완화가 꼭 필요하다. '스트레스를 안 받는다'가 아니라, '받은 스트레스를 잘 완화시키자'이다. 모든 사람이 스트레스를 받는다는 점은 같지만, 받은 스트레스를 얼마나 금방 없애는지는 모두 다르다. 스트레스를 오랫동안 붙잡고 있는 사람이 있는가 하면, 곧 흘려보내 금방 없애는 사람도 있다.

스트레스를 금방 없애는 사람들은, 방법은 사람마다 다르지만, 각자의 스트레스 완화 방법이 있다. 그것도 자기 파괴적인 방법이 아니라 건강한 방법으로 말이다. 잠시 아무것도 안 하고 멍때리기, 따뜻한 차를 마시기, 반신욕 하기, 소확행 물건을 사기, 잠을 푹 자기, 여행을 가기, 음악을 들으며 걷기, 열심히 땀 흘리며 운동하기, 애완동물과 시간을 보내기, 책을 읽거나 영화를 보며 잠시 현실을 잊기, 친한 친구와 수다 떨기… 등등 자신만의 방법들이 있을 것이다.

이런 소소한 좋은 방법들 외에도 내 마음을 직접 마주하고 스트레스를 이완하는 방법으로 전문가들이 추천하는 방법인 마인드풀니스(mindfulness 마음 챙김) 기법이 있다. Mindfulness Based Stress Reduction(MBSR)이라고 하는 '마음 챙김에 기반한 스트레스 완화' 방법인데, 내 머릿속에서 일어나는 생각이나 감정을 그대로 인정하고 수용하면서, 판단을 하지 않고 '지금 이 순간에 집중해서 알아차리는 것'이다. 내 생각이나 감정을 확대 해석이나 자기 연민이나 불안감 없이, 있는 그대로 바라보는 방법이다. 나의 마음을 온전히 들여다보는데 집중하는 경지에 이르기 위해서는 신체적인 트레이닝이 필요한데, 복식 호흡 훈련과 몸의 이완을 느끼는 이완 훈련을 하는 것이 도움이 된다. 이는 별로 대단한 방법이 아닌 것 같으면서도, 효과가 훌륭하고, 정말 도움이 되게 제대로 하려면 배움이 필요한 방법이기도 하다.

2022년, 수학계의 노벨상 격인 필즈상을 받은 허준이 교수가 서울대학교 졸업식에서 연설한 축사를 읽으며 나는 '마음 챙김'이 떠올랐다.

취업 준비, 결혼 준비, 육아 교육 승진 은퇴 노후 준비를 거쳐 어디 병원 그럴듯한 일인실에서 사망하기 위한 준비에 산만해지지 않기를 바랍니다. 무례와 혐오와 경쟁과 분열과 비교와 나태와 허무의 달콤함에 길들지 말길, 의미와 무의미의 온갖 폭력을 이겨내고 하루하루를 온전히 경험하길, 그 끝에서 오래 기다리고 있는 낯선 나를 아무 아쉬움 없이 맞이하길 바랍니다. …(중략)… 자신에게 친절하시길, 그리고 그 친절을 먼 미래의 우리에게 잘 전달해 주길 바랍니다.

철학을 좋아한다는 천재 수학자가 쓴 축사에는 인생의 오묘한 진리와 따뜻한 격려가 들어있었다. 특히 축사 중 "의미와 무의미의 폭력을 이겨내고 하루하루를 온전히 경험하길"이라고 하는 부분은 '마음 챙김(midnfulness)'과 일맥상통하는 이야기라는 생각이 들었다. 무의미한 것들에 한눈 팔지 말고, 또는 의미와 무의미를 구별해내느라 정신을 쓰지 말고, 그냥 단순히 하루하루를, 지금 이 순간을, 지금의 나를… 온전히 인식하고 경험하고 꿰뚫기. 이것이 바로 마음 챙김이다. 마음 챙김을 통해서 우리는 스트레스를 떠나보낼 수 있다.

또한 우리가 스트레스받는 힘든 상황에서는 자신의 마음과 몸을 더 학대하게 된다. 어쩌면 어지럼증도 내가 내 마음과 몸을 나도 모르게 학대한 결과다. 스트레스를 받고 힘들고 지친 상황에서 자기 자신마저 자신을 괴롭히지 말고, 타인한테 하듯이 '자신에게도 친절'을 베풀고 따뜻하게 감싸 안아주자. 그럼 그 친절이 먼 미래의 우리에게 닿아 결국 좋은 결과로 나타날 수 있을 것이다. 어지럼증도 사라지고 재발이 줄어들 수 있을 것이다.

어지럼증으로 힘들어하는 다양한 어지럼증 병 환자들이 마음 챙김 방법 등을 이용해서 스트레스를 내려놓고 어지럼증을 극복할 수 있기를 바란다.

어지럼증, 누워 있으면
낫지 않는다

여기, 한 여자가 서 있다. 갑자기 여자는 "앗, 어지러워!"라고 말하며 휘청하고 쓰러지려 한다. 그러면 주변 사람들은 "여기 누워"라고 하며 여자를 눕힌다.

갑자기 어지러워하는 사람들을 우리는 이렇게 눕힌다. 눕는 것은 갑자기 생긴 어지러움에 대해서 일반적으로 많이 하는 반응이며, 또한 적절한 대응이기도 하다. 누우면 뇌혈류량을 일시적으로 증가시켜주고, 또한 어지러워서 균형을 못 잡다가 쓰러져 다치는 것을 방지해주는 효과도 있으니 말이다.

그런데 갑작스런 어지럼증이 아니라, 어지러움이 오랜 기간 지속되는 경우에는 어떨까? 심하게 빙빙 도는 어지럼증은 좋아졌고, 이제 걸을 때 아찔아찔 하는 정도가 남아있다고 한다면, 그래도 오래 누워지내며 어지럼증이 싹 좋아지기를 기다렸다가, 어지럼증이 하나도 안 남아 있을 때가 되어서야 움직이는 것이 옳은 방법일까?

그렇지 않다. 어지럼증이 생긴 초기에는 누워서 쉬는 것이 좋은 대처법이지만, 시간이 흘러 어지럼증 급성기가 지나고 나면 그땐 오래 누워 있는 것이 오히려 독이 된다. '그때는 맞고 지금은 틀리다'라는 말이 여기에도 적용된다.

축구 선수가 다리를 다쳤을 때, 초반에는 수술이나 약물 치료와 함께 다리를 움직이지 않아야 하지만, 시간이 지나서도 계속 움직이지 않는다면 그 선수의 다리 근육은 약해져 버린다. 축구 선수들이 부상 후에 최소한의 휴식 시간만 갖고 재빨리 재활 훈련에 돌입하는 이유다. 어지럼증 환자도 마찬가지로 초기에는 잘 쉬어야 하지만, 시간이 지나면 빨리 재활을 해주어야 한다.

그런데 많은 환자들은 대개 어지럼증이 조금이라도 있으면 '완전히 깨끗이 낫지 않았다'라는 마음에 괴로워하고, 불안해서 누워 있으려고만 하거나, "며칠 약을 먹으면 나을까요?"라고 물어본다. 하지만 너무 오래 쉬고 약(진정제)을 오래 먹는 것은 오히려 완전히 회복하는데 해가 될 뿐이다. 심한 어지럼증이 사라졌다면, 우리의 몸이 회복되도록 재빨리 재활을 시작해야 한다.

어지럼증의 재활 치료란 우리 몸의 균형 감각을 담당하는 귀, 눈, 발(체성) 감각과 여기서 받은 정보들을 통합하는 뇌까지 모두를 다시 적절히 조절되도록 기능을 높여주는 방법이다. 우리의 무너진 균형 감각을 향상시켜 주도록 매일 조금씩 연습하는 것이다. 운동선수들은 "훈련만이 살길이다!"라고 외치며 매일 연습을 통해서 근육을 기른다. 부상이 있었던 운동선수들도 자신의 상태에 맞는 운동을 계속하며 다시 정상 상태로 회복한다. 어지럼증 환자들도 그래야 한다. 매일 하는 전정 재활 훈련(균형 잡기 연습)을 통해서 무너진 균형 감각을 원래대로 되돌릴 수 있다.

사막에서 만난
균형 잡기 전문가

몇 년 전, 아이들을 데리고 아랍에미리트로 여행을 갔었다. 여행의 하이라이트는 사막 투어였는데, 가이드가 운전하는 사륜구동 지프차를 타고 사막에 들어가서, 사막을 차로 달리기, 사막에서 걷기를 해보는 체험이었다. 그리고 해 질 무렵이 되자, 가이드는 사막 속의 한 작은 마을 같은 곳으로 우리를 데려갔다. 여행객들은 거기서 아랍식 뷔페로 저녁을 먹고, 다 같이 옹기종기 앉아서 공연을 구경했다. 공연은 마치 '진기명기 쇼' 같은 것이었는데, 신기한 사람들이 나와서 자신의 특기를 선보이며 쇼를 진행했다.

처음 아저씨는 접시를 돌리다가, 긴 막대기 위에 돌아가는 접시를 얹고, 다른 손으로도 또 접시를 돌리며, 접시돌리기 쇼를 보여주었다. 그런 기술자들이 몇몇 나왔는데 마지막으로 나온 아저씨가 가장 히트였다. 그는 캉캉 치마 같은 치마를 입고 나와서 음악에 맞춰 춤을 추다가, 음악이 점점 빨라지자 그에 맞춰 360도로 쉴 새 없이 계속 돌았다.

당시 9살이었던 둘째, 동하가 넋을 놓고 이 공연을 구경했다. 특히 마지막 아저씨의 공연을 신기해했다.

"엄마, 어떻게 저 아저씨는 저렇게 어지러워하지도 않고 계속 빙글빙글 돌아요?"

"연습하니까 그렇지. 저 아저씨는 빙글빙글 도는 게 직업이니까, 매일 같이 연습하셨을 거야."

매일 어떻게 연습했길래 쉬지 않고 빙글빙글 돌 수 있게 되었을까? 일반 사람이 제자리에서 빠른 속도로 빙그르르 360도를 도는 모습을 상상해 보자. 그 사람의 몸(고개)이 한 바퀴 돌 때, 눈에 보이는 시야는 반대로 한 바퀴를 도는 셈이 된다. 그 시각 정보는 눈을 통해 뇌(시각 정보를 받아들여 평형 감각을 조절하는 부위)로 들어온다. 이런 자극은 이제까지 받아본 적이 거의 없는 자극이므로, 뇌에서는 "시야가 빠르게 360도 돌다니, 이 무슨 해괴한 일이람!" 하고 놀라서 평형 감각 조절에 실패하고, 그러면 우리는 쓰러지게 된다.

하지만 이 아저씨는 여기서 끝내지 않고, 계속해서 도는 연습을 했을 것이다. 처음에는 반 바퀴씩, 그다음에는 360도로 한 바퀴, 두 바퀴, 세 바퀴, 네 바퀴… 처음에는 천천히 돌다가 속도도 빠르게 도는 것으로 차근차근 매일 몇 시간씩 연습했을 것이다. 그러면서 아저씨의 뇌에선 빨리 회전하는 시각 정보에 익숙해지게 되고, 그 시각 정보에 평형을 맞추는 반응 속도도 빠르게 일어나게 된다. 뇌가 결국 안구의 빠른 움직임에 적응하게 된다.

그래서 아저씨는 360도로 빠르게 많이 돌기 전문가가 되었고, 그 공연의 피날레를 장식하는 공연가로 활동할 수 있었으리라. 결국 연습을 많이 해서 빙글빙글 돌 수 있게 된 것이다. 마치 팔씨름 세계 챔피언은 팔의 근력과 지구력을 키우기 위한 운동을 매일 같이 열심히 해서 세계 챔피언이 되듯이. 100m 달리기 선수가 100m 달리기에 맞는 근육 키우기 훈련, 속도 내기 훈련을 통해서 금메달리스트가 되듯이. 그 아저씨도 그렇게 치열한 연습 결과를 통해 360도로 빙글빙글 도는 멋진 공연을 선보일 수 있게 된 것이다.

　우리도 그 아저씨처럼 될 수 있을까? 그 아저씨 정도까지는 아니더라도 연습을 통해 균형 감각을 키울 수 있다. 이런 연습이 중요한 경우는 평범한 사람이 균형 감각을 올리기 위해서는 아니다. 실제 생활에서 360도로 빙글빙글 도는 것을 업으로 삼는 사람은 거의 없으니. 사실 이 연습이 필수적인 경우는 어지럼증으로 고생하는 사람들이다. 급성 전정신경염, 이석증, 경추성 어지럼증, 심인성 어지럼증, 노화성 어지럼증 등등의 환자들에게, 급성 어지럼증이 지나간 후에도 약간의 흔들림과 균형이 잘 안 잡히는 느낌으로 고생하는 환자들에게 꼭 필요한 것이 바로 이 연습이다. 이 연습을 유식한 전문 용어로는 '전정 재활 훈련(vestibular rehabilitation training)'이라고 한다. 말이 너무 어려우니 우리는 앞으로 '균형 잡기 연습'이라고 하자. 이 균형 잡기 연습을 제대로 한다면, 약으로 고치지 못하는 어지럼증을 고칠 수 있다.

　'1만 시간의 법칙'이라는 말이 있다. 말콤 글래드웰이 그의 저서 '아웃라이어'에서 이야기한 것으로, 한 분야에서 전문가가 되기 위해서는 1만 시간을 노력해야 한다는 법칙이다. 어떤 사람이 갖고 있는 자질이나 능력보다도 그 분야에 들인 노력이 어느 임계치를 넘어서는 것이 성공에 있어 필수적이라는 이야기다. 어지럼증의 치료에서도 이 법칙이 적용된다. (다행히 1만 시간까지는 아니다!) 하나의 대단한 약물, 대단한 식품, 대단한 영양제에 사람들은 혹한다. 그리고 그런 환자들의 약해진 마음을 노리고 전문가들(인 척하는 사람들)은 약물이나 식품, 영양제를 광고한다. 하지만 중요한 것은 우리가 어지럼증 극복을 위한 연습에 들이는 노력과 시간이다.

결국 연습이다.

우리는 계속된 연습으로 우리의 능력을 향상시킬 수 있다.

어지럼증도 균형 잡기 연습으로 치료할 수 있다.

스스로, 함께 고치는 어지럼증:
균형 잡기 연습

70대의 김정란 할머니는 전정신경염으로 치료받은 이후에도 어지럼증이 계속되는 문제로 진료실을 찾아오셨던 분이다. 할머니는 할아버지와 함께 오셨는데, 두 분은 살뜰한 사이로 보이진 않았다. 할머니가 진료받는 동안 할아버지는 특별히 말씀도 없고 할머니와 이야기도 없이 그저 뒤편 의자에 앉아 계셨다.

전정신경염이 있었던 김정란 할머니는 심하게 빙글빙글 도는 어지럼증은 일주일 내에 사라졌지만 두 달이 지났는데도 계속해서 어지러운 기분이 남아 힘드신 상태였다. 그래서 몸을 거의 움직이지 않고 집에서 지내는 상태라고 하셨다. 자녀들이나 주변 사람들도 "어지러운데 걸어 다니다가 쓰러지면 어쩌려고 하시냐"며 계속 누워있거나 집에서 쉬기를 권하니, 할머니는 계속해서 집안에만 머무르면서 거의 누워서 쉬며 지내셨다. 심지어 아직도 진정제를 자주 드신다고 하였다. 꾸준히 복용 중인 것은 아니지만 어지럼증이 심하다고 느낄 때면 약을 먹고 누워서 쉬면 나아져서, 약을 일주일에 한두 번씩은 먹게 된다고 하였다.

그런 김정란님께 나는 균형 잡기 연습을 할 것을 권하였다. 그러자 놀라시면서 "걷는 것도 힘든데 어떻게 균형 잡는 걸 연습해요?"라고 하신다.

"김정란 님, 귓속 평형 기관이 심하게 망가져 어지러우셨던 거라서, 그때는 쉬는 게 맞았지만, 지금은 그렇게 계속 쉬시면 다시 평형 기관의 기능이 돌아오질 못해요. 게다가 뇌에서 한번 심하게 어지러웠기 때문에 다시 또 그렇게 어지러울까 봐 불안해서 오히려 더 어지럼증을 느끼게 돼요. 그리고 자꾸 쉬기만 하시면 근육도 손실이 돼서 더더욱 못 움직이게 됩니다. 그러면 더 어지러워지고요. 악순환이 되어버려요. 지금 조금씩 움직이셔야 해요."

"어지러운데 어떻게 움직여요… 움직이고 싶어도 몸이 말을 들어야 말이지."

김정란 님의 목소리가 오랜 어지럼증으로 인한 기력 소모 때문인지 활력이 없어 안스럽다.

"몸이 말을 듣게 조금씩 강도를 높여가며 어지럼증을 극복하는 운동을 해 볼게요. 귀의 평형 기관이 문제였으니까, 평형 기관 말고 다른 기관을 이용해야 해요. 첫 번째가 눈, 두 번째가 발이에요. 귀가 안 좋아서 이비인후과에 왔는데 왜 눈 운동이랑 발 운동을 해야 하나 궁금하시죠? 눈이랑 발 감각, 귀의 평형감각, 원래 이 세 가지가 뇌로 올라가서, 뇌에서 균형을 잘 잡게 해주는 거거든요.

근데 귀의 평형감각에 문제가 생겼으니까, 눈 운동이랑 발 운동을 해서 뇌로 자극을 더 해주어서 뇌가 균형을 잘 잡을 수 있도록 도와주는 거예요. 이걸 안 하면 뇌에서 계속 균형 잡는 걸 힘들어해요. 눈 운동 발 운동을 해주면 뇌에서 균형 잡는 능력이 확 좋아질 수 있어요. 어렵지 않으니까 우선 일주일 따라 해 보시기에요.

먼저, 눈 운동을 가르쳐 드릴게요. 따라 해 보세요. 눈을 뜨고, 고개는 가만히 있는 채로 두 눈을 함께 왼쪽을 보고 열을 세세요. 그 다음은 오른쪽을 보고 열을 세세요. 그다음은 위쪽을 보고 열을 세세요. 그다음은 아랫쪽을 보고 열을 세세요. 이때 고개는 움직이지 않고, 눈은 방향을 돌릴 수 있는 만큼만 돌리세요. 무리하지 않고요. 이게 제일 쉬운 단계의 눈 운동이에요.

두 번째, 발 운동으로는 걷는 거예요. 걷는 건 발 운동 뿐 아니라 눈 운동도 되죠. 걸으면서 눈이 여기저기 보며 균형 잡으려 노력하니까요. 하지만 지금은 넘어질 게 걱정되시는 상태이니, 눈을 여기저기 보시려 하시진 마시고 그냥 앞을 보세요. 제자리에서 걸으시면 안 되고, 앞을 향해 걸어야 해요. 우선 집에서 마루를 왔다 갔다 반복해서 걸으세요.”

뒤에 앉아 계시던, 좀처럼 말씀이 없으시던 보호자 할아버지가 내 이야길 들으며 고개를 끄덕이신다. 관심 없으신 듯 보였어도 다 열심히 듣고 계셨던 것이다.

“눈 운동은 하루에 세 번, 식사 후에 열 번씩 하시고, 그 이후에 발 운동으로 10분씩 걸으세요, 식사 후마다 10분씩, 하루에 세 번이니까 하루 총 30분을 걷게 되시는 거죠. 그렇게 하시고 다음 주에 오시면 다음 방법을 알려드릴 거에요. 아버님이 잘 챙겨주실 수 있으시죠?”

할아버지가 그러겠다고 짧게 대답하신다.

다음 주에 오신 김정란 할머니는 여전히 어지럽다고 하셨지만, 그래도 일주일 동안 어지럼증 진정제도 한 번도 드시지 않았으며, 눈 운동도 발 운동도 열심히 시키는 대로 하셨다고 했다. 외출도 거의 못 했었는데 집 앞 공원에도 한 번 나갔다 왔다고 하셨다.

"이 사람이 자꾸 시키니까 안 할 수가 있어야지"라고 투덜대듯 말씀하시는 할머니, 그리고 여전히 무심히 뒤에 앉아 계신 할아버지. 두 분을 보며 나는 살짝 웃음이 났다.

결국 할아버지는 김정란 할머니를 이 '균형 잡기 연습 6단계'를 다 하도록 해내셨다. 그뿐만 아니라 싫다는 할머니를 데리고 다니시며 산책도 하고, 버스도 타고 다니셨다. (산책은 걸어 다니며 아파트 동 숫자 읽어보기, 왼쪽 오른쪽 가게 간판에 쓰여 있는 글자 읽어보기, 나무의 꼭대기가 어떻게 생겼나 고개 올려 들여다보기, 바닥의 보도블록 모양이 어떤가 고개 숙여 내려다보기… 이 모두 발 운동과 눈 운동이 조화롭게 되는, 훌륭한 균형 잡기 운동이다. 버스 타고 다니기도 마찬가지다. 어지러운 초기에는 힘들 수 있지만, 버스 창가 자리에 앉아서 바깥을 보며 차의 움직임에 적응하는 것 역시, 훌륭한 균형 잡기 운동이다.) 노인이라 근력이 떨어지면 더더욱 어지러울 수 있다는 말씀을 드렸더니 유튜브로 노인 다리 근력을 키우는 운동까지 검색해서 하기 시작하셨다.

무심한 듯 보이던 할아버지는 적극적인 보호자이셨고 심지어 개인 트레이너 역할까지 아주 잘 해내셨다. 김정란 할머니가 많이 나아 건강해질 수 있었던 데에는 보호자인 할아버지의 공이 컸다.

가수 성시경의 '두 사람'이란 노래가 있다.

지친 하루가 가고 달빛 아래 두 사람 하나의 그림자

눈 감으면 잡힐 듯 아련한 행복이 아직 저기 있는데

(중략)

먼 훗날 무지개 저 너머에 우리가 찾던 꿈 거기 없다 해도

그대와 나 함께 보내는 지금 이 시간들이 내겐 그보다 더 소중한 걸

때로는 이 길이 멀게만 보여도 서글픈 마음에 눈물이 흘러도

모든 일이 추억이 될 때까지 우리 두 사람 서로의 쉴 곳이 되어

주리

'두 사람'

노래 성시경

작사, 작곡 윤영준

내가 젊었을 때는 이 노래를 들으면 한창 연애하는 두 사람이 함께하는 미래를 꿈꾸는 모습이 떠올랐었다. 노래를 부르는 성시경 씨의 달콤한 목소리처럼 젊은 두 남녀의 달달한 사랑으로 말이다. 지금은 이 노래를 들으면 같이 걸어가는 노부부의 모습이 상상이 된다. 노부부가 지나온 길을 회상하며 읊조리는 이야기처럼 들린다. 김정란 할머니 부부같이 진료실에서 만난 할머니 할아버지 노부부나 나의 부모님, 시부모님의 모습으로 말이다.

젊은 시절 가정을 꾸리고, 바쁘게 일해서 돈 벌고 아이들을 키우고, 아마도 불같이 싸우기도 하고 서로 실망시키기도 했을. 하지만 가정을 유지하고 아이들을 잘 키워내려는 공동의 목표를 가지고 이 거친 세상에서 살아남기 위해 열심히 살았을 부부. 어느덧 치열하게 살아가던 때

는 지나가고, 아이들은 각자의 자리를 찾아 떠나가고, 둥지에는 나이 든 서로만 남아있을 부부. 힘든 일과 좋은 일을 함께 겪어온 두 사람 사이에 켜켜이 쌓였을 시간.

난청 때문에 목소리가 크고 호통만 치는 남편이 힘들다면서도 항상 남편을 걱정하며 난청의 새로운 치료는 없냐고 물으시던 보호자 할머니. 비인두암으로 수술받은 후 코가 없어 남들이 보기엔 괴상할 수 있는 얼굴의 할아버지를 항상 손을 잡고 다니시며, 그렇게 사랑스러울 수가 없다는 표정으로 남편의 얼굴을 쓰다듬으시던 보호자 할머니. 휠체어에 할머니를 밀고 다니면서 힘드실 텐데도 항상 웃으며 다니는 보호자 할아버지. 유전적 문제로 시력과 청력이 동시에 나빠진 남편을 항상 곱게 모시듯 함께 다니던 씩씩한 젊은 엄마….

내가 진료실에서 보는 환자들은 난청이나 어지럼증 중에서도 만성적인 병이 많고, 특히 노인 환자에서는 더더욱 그렇다. 그리고 급성으로 발생한 난청이나 어지럼증과는 다르게, 만성적인 문제로 병원에 다닐 때는, 자식보다도 부인이나 남편이 동행하는 경우가 많다. 어쩌다 시간을 낼 수 있는 성인 자녀들은 급하고 위중한 병일 때 함께 오고, 만성적인 난청이나 어지럼증인데 혼자서 올 정도는 안 되는 경우에는 집에서 함께 지내는 남편이나 부인이 함께 보호자로 내원하는 것이다.

어쩌면 환자분 본인에게는 가끔 오는 성인 자녀가 훨씬 반가운 존재이고, 곁에 있는 배우자는 못 미더운 존재일 지도 모른다. 배우자도 만성 질환의 보호자로서 병원에 동행하는 것이 귀찮기만 한 일일지도 모른다. 하지만 그래도 병원에 함께 와주는 이는 결국 배우자다. 물론 자주 마주치는 환자와 보호자 부부의 모습들이 항상 이상적인 것만은 아니다. 환자가 배우자에게 너무 불평하기도 하고, 배우자 보호자는 환자가 얼마나 힘들지 전혀 이해하지 못하는 모습을 보이기도 한다.

하지만 그래도 함께 진료받으러 오는 부부들은 기본적인 신뢰가 있는 '동반자'관계를 쌓은 부부들이기에, 환자와 보호자로 오는 부부들이 나는 항상 대단해 보인다. 긴 인생에서 그런 동반자가 내 곁에 있다는 것은, 얼마나 대단한 업적인가. 사업의 성공이나 엄청난 명예보다도 더 얻기 힘들고 대단한 일이니, 이분들은 진정으로 성공하신 분들이다.

젊었을 때의 열정은 사라졌어도, 마냥 봄일 것 같았던 날들은 어느새 끝나버렸어도, 세상 사람들이 이야기하는 화려함은 없어도, 함께 꿈꾸던 삶은 어느덧 지나가고 현실의 늙고 초라한 모습만 남았어도, 곁에서 툴툴대고 티격태격하더라도….

서로에게 마지막까지 함께 있어 줄 두 사람인 부부. 허락하는 데까지 최대한 건강한 모습으로 지금처럼 함께 계시기를… 오늘도 진료실에 함께 들어오시는 노부부를 보며, 나의 부모님과 시부모님을 보며 기도드린다.

균형 잡기 연습
6단계

사실, 성시경 씨의 노래 가사 마지막 부분에서 노부부만 생각나는 것은 아니다.

> 때로는 이 길이 멀게만 보여도, 서글픈 마음에 눈물이 흘러도, 모든 일이 추억이 될 때까지

이 가사는 어지럼증 환자들의 상황도 비슷하다는 생각이 든다. 물론 모든 어지럼증이 오래가는 것은 아니다. 많은 어지럼 환자들은 약 복용이나 물리 치료를 받으며 며칠만 지나면 어지럼증이 싹 없어진다. 하지만 어떤 어지럼 환자들은 시간이 오래 걸리기도 한다. 그 어지럼이 나을 때까지 그 길이 멀게 느껴지고 힘들어도, 시간이 지나면 아팠던 것도 추억이 될 수 있을 테니 그때까지 조금 더 기다리는 마음으로 이 균형 잡기 연습을 하며 지내다 보면, 어느덧 어지럼증에서 벗어날 수 있다고 말씀드리고 싶다.

전정신경염이나 이석증, 경추성 어지럼증, 메니에르병, 편두통성 어지럼증의 급성 상태가 지난 후이거나, 노화성 어지럼증, 심인성 어지럼

증, 오래 지속되는 멀미 등을 진단받은 경우에 하면 좋을 셀프 균형 잡기 연습(전정 재활 치료) 6단계 방법이다. 한 단계당 1주일씩 시행하며, 매일 빠지지 않고 하루에 세 번씩 반복한다.

1단계)

눈 운동: 고개는 가만히 앞을 본 상태로 눈만 왼쪽 10초, 오른쪽 10초, 위 10초, 아래 10초 바라본다. (10번 반복)

발 운동: 앞을 보고 걷는다. (10분)

2단계)

눈 운동: 오른쪽 엄지손가락을 따봉 자세로 세우고 팔을 앞으로 쭉 뻗는다. 눈으로 엄지손가락을 바라본다. 손은 가만히 두고, 눈은 엄지손가락을 보는 채로 고개만 왼쪽으로 돌려 10초, 오른쪽으로 돌려 10초 바라본다. (20번 반복)

발 운동: 앞쪽으로 걷되, 앞을 바라보다가 고개를 왼쪽으로 돌려 바라보고 오른쪽으로 돌려 바라보기를 반복하며 걷는다. (10분)

3단계)

눈 운동: 2단계와 똑같은데 이번에는 고개를 위쪽으로 젖혀서 10초, 아래쪽으로 숙여서 10초 바라본다. (20번 반복)

발 운동: 앞쪽으로 걷되, 앞을 바라보다가 고갤 위쪽으로 젖혀 바라보고 아래쪽으로 젖혀 바라보기를 반복하며 걷는다. (10분)

4단계)

눈 운동: 2,3단계와 똑같은데 이번에는 왼쪽 10초, 오른쪽 10초, 위쪽 10초, 아래쪽 10초 바라본다. (10번 반복)

발 운동: 앞쪽으로 걷되, 앞을 바라보다가 고개를 왼쪽, 오른쪽, 위쪽, 아래쪽으로 돌리면서 바라보면서 걷는다. (10분)

5단계)

눈 운동: 양쪽 엄지손가락을 따봉 자세로 세우고 두 팔을 앞으로 쭉 뻗는다. 두 팔 사이의 간격은 어깨너비 정도가 적당하다. 눈으로 왼쪽 엄지손가락을 바라본다. 고개를 그대로 둔 채로 오른쪽 엄지손가락을 바라본다. 할 수 있는 범위 내에서 빠른 속도로 반복한다. (5분 반복)

발 운동: 오른발을 왼발 앞에 두고 선다. 팔을 벌려서 균형을 잡고 서있는다. 중간에 힘들면 쉬면서 한다. (5분) +4단계 발 운동 걷기(10분)

6단계)

눈 운동: 오른쪽 엄지손가락을 따봉 자세로 세우고 팔을 앞으로 쭉 뻗는다. 눈으로 엄지손가락을 바라본다. 고개는 왼쪽, 엄지손가락은 오른쪽으로 엇갈리게 이동한다. 그동안 눈은 계속 엄지손가락을 바라본다. 멈추지 않고 반대로 고개는 오른쪽 엄지손가락은 왼쪽으로 이동한다. 그동안 눈은 계속 엄지손가락을 바라본다. 할 수 있는 범위 내에서 빠른 속도로 반복한다. (5분 반복)

발 운동: 5단계와 똑같이 균형을 잡고 서되 팔을 벌리지 않은 채로 균형을 잡고 서있는다. 중간에 힘들면 쉬면서 한다. (5분)+ 4단계 발 운동 걷기(10분)

여기까지 마무리되고 어지럼증이 많이 호전된다면 더 이상의 균형 잡기 연습은 필요 없다. 혼자 이 연습을 하기 힘든 경우에는 병원에서 기기를 이용하는 전정 재활 치료를 전문가의 코치 하에 받을 수도 있다.

어지럼증이 많이 호전된 후에도 일상생활 속에서 균형 잡기 운동은 계속될 수 있다. 경치를 즐기며 산책하기, 바깥 구경하며 버스 타고 다니기, 테니스나 탁구, 게이트볼, 본인 수준에 맞는 요가 등은 우리의 균형 잡기 능력을 유지시켜주는 좋은 운동이니 적극 권장한다.

몇 년 전 내가 나이 마흔이 되면서, 마치 '마흔이 되면 몸이 크게 아프다'는 미신이 나에게 온 것처럼 정말 몸이 아팠다. 원래부터 가끔씩 안 좋던 왼쪽 어깨, 팔꿈치와 손목이 심하게 아프기 시작한 것이다. 미국에서 코로나 시대에 집에만 있으며 애들과 지내던 시절이었다. 약간 아플 때 무시하고 열심히 손을 쓰며 지냈더니 증상이 점점 심해졌다. 그러다 어느 날 갑자기 왼손을 아예 못 쓰는 상태가 되었다. 게다가 왼손 대신 오른손을 많이 쓰다 보니 오른손도 아프기 시작했다. 외국이라 도움받을 곳도 많지 않고… 정말이지, 절망스러웠다.

몸이 아프니 다른 사람들에게 부탁하거나 양해를 구해야 할 일들이 많아졌다. 그때마다 설명하기도 힘들어서, 아파도 그냥 내가 하고 말기도 했다. 온라인으로든 실제로든 사람들과의 연락을 끊고 혼자 있는 게 차라리 더 편하게 느껴지기도 했다. 일일이 설명할 필요가 없으니. 아, 몸이 불편하면 마음도 위축되고 관계도 멀어지는구나, 몸의 통증이 갖고 오는 마음의 병, 사회적 관계의 단절을 이해하게 되었다. 사실 손이 아프다는 건 별로 심한 병도 아닌데도….

예전에 보았던 TV 프로가 떠올랐다. 일반인들이 나와서 하는 노래 경연대회 프로그램이었는데 그중 한 3~40대쯤 되는 남자가 노래를 마치고 인터뷰를 하였다. 사회자가 남자에게 가족한테 하고 싶은 이야기를 하라고 하자, 남자는 "우리 애가 아파서 이제까지 너무 고생을 했어요. 힘든 치료를 견뎌준 아이가 너무 고맙고, 아내에게 감사하고…." 말을 하다 갑자기 펑펑 울기 시작했다. 옆에 서 있던 사회자가 걱정스러운 표정으로 조심스럽게 물었다. "아이가 무슨 병인가요…?" 그 답을 듣고 나는 놀랐다. 생사를 가르는 큰 병이 나올 것으로 예상한 시청자들과 사회자의 예상을 깨고 나온 답은 "흑흑, 아토피요."였다.

처음 대답을 듣고는 실소했다. '아니, 세상에 더 심한 병으로 아픈 애들이 얼마나 많은데, 아토피 갖고?' 사회자나 방청객도 나와 비슷한 생각인 듯했다. 그런데 아토피로 고생 중인 조카가 생각났다. 동생이 밤새 가려워하는 딸 때문에 매일 밤 못 자고, 피부 보습에 신경 써주고, 건강식으로 밥해 먹이기 몇 년째… 그러다 보니 젊고 예뻤던 동생이 흰 머리가 늘고 살이 쪽 빠진 모습을 생각하니 그 남자의 터진 울음이 이해가 갔다.

이비인후과 레지던트 시절, 한 번은 회진이 끝난 후 레지던트들이 모두 모인 자리에서 교수님이 이런 질문을 던지셨었다. "이 세상에서 제일 아픈 통증이 뭔지 아니?" 우리는 맹장염, 대동맥 박리, 골절, 통풍… 등 여러 답을 냈다. 교수님은 씩 웃으시며 "세상에서 젤 아픈 건 my pain(나의 통증)이야. 우리가 생각하기에 경한 질병의 환자들이 통증을 호소하면 우리는 가볍게 여기고 무시하지만, 그 사람들은 정말로 너무 아픈 거야. 의사는 그걸 이해해야 해."하셨었다. 그때는 그 말씀이 인상은 깊었지만, 정말 마음 깊이 공감 가진 않았었다.

이제 내가 손이 아파 아무것도 못 하고 지내보니 그 'My pain 이론'을 진심으로 이해하게 되었다. 누가 보기엔 별거 아닌 손목 통증(손목 종양도 아니고 골절도 아닌)이 이렇게 사람 삶을 정상 트랙에서 벗어나게 할 수 있구나 싶었다. 일상적인 것들을 그동안 얼마나 당연한 것으로 받아들이고 있었는지에 대해서도 반성했다. 핸드폰을 두 손에 쥐고 두 엄지손가락을 이용해 타타타타 빠르게 타이핑하던 것을. 아이들의 손을 왼손으로 잡고 오른손으로는 손톱을 깎아주던 것을. 와인 따개를 이용해 와인을 따던 것을. 음악을 들으며 장거리 운전을 하던 것을. 약통을 돌려 여는 것을.(소아들이 약통을 열어서 먹는 사고를 방지하기 위해 약통을 꾹 눌러서 열게 되어있는 것은 좋은 아이디어라고 생각했는데, 손에 힘이 없는 노인 환자들에게는 오히려 고통을 주는 아이디어이기도 했다.) 당연하게 여겼던 모든 것들은 당연히 되어야만 하는 것들은 아니었다.

그리고 누가 "어디 어디가 아파 아무 일도 못 해요"라고 할 때, 그 통증을 다 이해하진 못하더라도, 그 사람이 정말 힘든 시기를 겪고 있다는 걸 헤아려야겠구나, 환자가 "소리가 들릴 때 귀가 너무 아파요", "어지러워서 꼼짝도 못 하겠어요" 하는 말에, 무심하게 "큰 문제 아니에요"라고 이야기하진 말아야겠구나, 각자의 My pain이야말로 각자에게는 제일 고통스러운 것이구나….

난청, 이명(청각과민), 어지럼증 역시 나만 느끼는 My pain이다. 다른 사람들은 전혀 이해해주지 못한다. 남들이 보기에는 죽을병이 아닌 증상들이지만, 청력이 떨어지고 이명이 들리고 어지럼으로 균형을 못 잡는 증상들은 우리의 에너지를 정말 많이 털어간다. 일상생활에 큰 제약이 생기게끔 하고 삶의 질을 떨어뜨린다. 사람 사이에 오해를 만들고 서로 서운하게 만든다. 결국은 세상에서 멀어져 고립되게 한다.

나의 손목 통증이 만성화되면서, 통증만큼이나 나를 힘들게 만들었던 것은 통증으로 인한 이차적인 괴로움이었다. 불안함과 우울감, 자책하는 마음, 서운한 마음…이었다. '손목이 왜 이렇게 됐지?', '앞으로도 이러면 어떻게 살지?', '설마 류마티스는 아니겠지?', '내 인생이 왜 이렇지?', '아픈데도 해야만 하는 일들이 있네.', '내가 얼마나 아픈지 아무도 안 알아주네.' … 꼬리에 꼬리를 물고 진행되는 걱정들과 괴로움들이 손목 통증과 함께 어떨 때는 정말 쓰나미처럼 몰려왔다.

난청, 이명, 어지럼증 환자들도 증상 자체 때문에도 힘들지만, 이 증상이 언제 좋아질지도 모르고, 어쩌면 평생 지속되는 건 아닐지, 더 악화되는 건 아닐지 불안하고 우울해서 더 힘들다. 증상이 나타나기 전에 내가 또는 남이 어떻게 했는지를 곱씹으며 나 자신을 자책하고 남을 원망하느라 더 힘들다. 증상 때문에 사람들과 멀어지니 삶이 더 힘들어진다.

하지만 결국 나을 수 있다. 시간이 지나면 분명히 좋아진다. 난청도 정확히 원인을 파악하면, 수술이나 약물치료 혹은 보청기와 인공와우 등으로 잘 듣게 할 수 있다. 이명과 청각과민증도 귀, 뇌, 몸을 체크해서 올바른 방향으로 꾸준히 치료하기만 하면 확실히 나아질 수 있다. 급성으로 빙글빙글 도는 어지럼증도 병에 알맞은 치료를 하면서 기다리며 푹 쉬고 이후에는 균형 잡기 연습을 하다 보면 분명히 낫고, 고질병이라 생각되는 만성적인 어지럼증 병들도 관리하고 치료받으면 조절이 가능하다.

나의 손목도 심한 통증에서는 많이 벗어났고, 악화와 호전을 반복하긴 하지만 점점 더 나아지는 방향으로 가고 있다. 돌이켜보면, 결국 시간이 흘러야 나을 수 있는 증상이었다. 그 시간이 흐르기를 기다리며 손목을 최대한 안 쓰되, 급성기가 지나면 적절한 스트레칭과 운동을 통해 손목, 팔, 어깨의 유연성과 근력을 키우는 것이 당시에 내가 할 수 있는 가장 현명한 일이었다.

지금의 증상 때문에 괴롭지만, 그 괴로움 때문에 더 괴로워하지는 말

자. 불안해하지 말자. 나을 수 있다는 자신감을 가지고 시간을 버텨내면 된다. 힘들고 어려운 길이지만, 나를 사랑하는 사람들과 의료진의 도움을 받아 관리하고 조절하면 된다. 그 시간을 버텨내면 어느새 많이 나아 있는 자신을 발견하게 될 것이다.

알렉상드르 뒤마는 소설 '몬테크리스토 백작'에서 이렇게 말했다.

모든 인간의 현명함은 이 두 단어에 들어있다,
'Wait and Hope' (기다림과 희망).

우리가 할 일은 희망을 갖고 기다리는 것이다. 기다리되 수동적으로 가만히 앉아서 괴로워하며 기다리는 것이 아니라, 나을 수 있다는 자신감과 희망을 가지고 적극적으로 올바른 치료를 받으며 기다리는 것이다.

먼저, 초고를 읽고 격려해주신 아버지께 감사드립니다. '건강서적이지만 동화책처럼 쓰면 어떨까' 하는 조언이 큰 도움이 되었습니다.

귀 전문 클리닉에서 8년 동안 귀 수술과 귀 진료에만 매진하며, 교과서적이고 앞서가는 진료를 하는 행복한 경험을 쌓을 수 있게 해 주신 소리 귀 클리닉의 전영명 원장님께 감사드립니다. 원장님은 귀 수술과 진료 뿐 아니라 삶을 대하는 모범적인 모습으로도 저에게 많은 가르침을 주셨습니다. 세계적인 이비인후과 대가이시면서도 항상 배우는 자세로 열심히 공부하고 경험을 나누어 주셨던 故 김종선 교수님과 故 이광선 교수님께 진심으로 감사드립니다. 정말 대단한 대가들의 수술을 곁에서 보고 배우고 질문하고, 함께 공부하며 자유롭게 토론했던 시간은 제 이비인후과 귀 전문의 인생의 토양이 되는 경험이었습니다.

이비인후과 의사가 될 수 있도록 해 주시고 수련 과정 동안 많은 것을 알려주신 정성민 교수님, 꼼꼼하게 환자보고 수술하는 법을 알려주신 저의 첫 귀 스승님이신 변성완 교수님, "귀(耳)를 전공하니 귀(貴)한 사람이 되겠구나"라는 평생 기억에 남을 말씀을 해 주신 이승신 교수님, "세상에서 제일 아픈 통증은 my pain 이야"라고 아픈 환자들의 마음을 항상 입장 바꾸어 생각하게 하는 깨달음을 주신 김한수 교수님, 실수에도 항상 미소 띠며 격려해 주셨던 배정호 교수님… 이화여대 이비인후과 은사님들께 깊은 감사드립니다.

일선 병원에서 진심으로 환자를 대하고 진료 보는 법과 베푸는 인생이 무엇인지 가르쳐 주신 박미향 원장님, 항상 몇 걸음 앞서 나가는 존경하는 신유리 선배님, 그리고 모든 이화여대 이비인후과 동문 선후배님들, 어려운 이비인후과 수련 과정을 서로 도와주고 격려하며 견뎌냈던 선후배들과 동기에게도 진심으로 감사를 표하고 싶습니다.

존경받는 의사로서 늘 비전을 갖고 긍정적으로 삶을 대하는 본보기가 되어주시는 저의 멘토, 이화여대 의과대학 이선영 지도교수님께 감사드립니다. 중학교 1학년 때 '목표는 80이 아니라 120으로 잡아야 한다'고 얘기해주셨던 오인석 선생님, 고3 시절 부족한 반장이지만 아껴주시고 '이명이 들린다니 외계에서 보내는 소리일 지도 모르니 잘 들어봐라'라고 말씀하시며 항상 긴장을 풀어주셨던 김흥기 선생님 등 세화여자중·고등학교 선생님들께도 감사드립니다.

누구보다도 저를 많이 가르쳐준 스승은, 이 책에 적힌 사례들처럼 진료실에서 만났던 환자분들과 보호자분들이었습니다. 어떤 이는 환자들과 저의 관계를 너무 이상적인 모습으로 적은 것 아니냐고 의아해할 수도 있을 것입니다. 하지만 모두 제 진료실에서 있었던 일이며(개인정보는 각색하였습니다), 진심으로 환자, 보호자분들은 저에게 많은 가르침을 주셨습니다. 귀 질환에 관련해서 뿐만 아니라 인생에 관련해서도요. 진료실에서의 귀(耳)를 보는 짧은 시간 동안이 서로 진심과 응원을 나누는 귀(貴)한 시간이 되기도 합니다. 그래서 수술하고 진료 보는 시간은 고되고 힘들기도 하지만 오히려 힘이 나는 시간이기도 했습니다. 늘 감사한 분들을 만날 수 있는 이 귀한 직업을 갖게 된 행운에 감사합니다.

지금 저의 삶이 대단한 성공을 이룬 것도 아니고 지극히 평범한 삶일 뿐이지만, 이 평범한 이비인후과 전문의로서의 삶을 이루는 데까지는 이처럼 감사한 도움들과 행운들이 작용했을 것이라고 생각합니다. 내 지금의 삶에는 나만의 노력 뿐 아니라, 수많은 다른 사람들의 피땀이 들어있습니다. 힘들게 키워 주신 부모님, 많은 것을 가르쳐 주신 선생님들과 교수님들, 동료들, 그리고 사회와 이 시대의 도움.

그 뿐만 아니라 자신의 몸을 나에게 맡겨준 감사한 환자·보호자분들, 내가 공부란 이름으로 희생시켰던 무고한 많은 생명들, 샅샅이 파헤치며 해부했던 시체 기증자 두 분…(항상 죄송함이 남아있던 분들께 지면을 빌어 진심으로 감사함을 전합니다. 일반인들이 선뜻하지 못하는 일을 뜻을 가지고 용기 있게 해 주신 덕분에 많은 것을 배울 수 있었습니다. 저도 본받아 추후 그러고자 합니다.) 정말 문자 그대로 나의 삶에는 다른 이들의 '피'와 '땀'이 들어있다는 것을 느낍니다. 진심으로 감사함, 그리고 이를 헛되이 하면 안 되겠다는 사명감을 느낍니다.

사랑하는 남편과 두 아이들, 항상 응원해주시는 시부모님, 나의 애틋한 동생들 경영, 아름, 승호, 지연. 그리고 든든한 지원군이 되어 주시는 사랑하는 나의 어머니 김혜란과 아버지 문대영 두 분께 진심으로 감사의 말씀과 사랑을 전하고 싶습니다.

마지막으로, 귀한 시간 들여 저의 귀 이야기를 읽어 주신 독자님들께 감사드립니다. 제 이야기가 조금이라도 위로가 되었기를… 희망이 되었기를… 도움이 되었기를… 바랍니다.

감사합니다.

2022년 11월
문경래 드림